환자중심의 NBM으로 전하는

냉증의 한의치료

- 각과 질환의 치료전략 -

How to approach cold syndrome in korean medicine

- to be learned from narrative based medicine -

조기호 · 박주영 지음

군자출판사

조기호 曺基湖

경희대학교 한의과대학 부속한방병원 2내과에서 순환기와 신경계질환을 전공하고 있다. 여분으로 일본의사들의 한방치료 이야기에 관심을 두고 이를 국내에 소개하는 일도 꽤 하였다. 또한 WHO전통의학협력센터인 동서의학연구소의 소장, 국제한의학교육원 원장으로서 한의학의 컨텐츠의 국제교류에 힘쓰고 있다.

박주영 朴珠榮

경희대학교 한의과대학 부속한방병원 2내과에서 전문수련의를 마치고 같은 기관에서 2년간 임상연구원으로 있었다. 그동안 다양한 분야에서 많은 임상연구를 진행하였으며 2013년부터 서울 강남에서 부부한의원을 개원하여 잘 낫지 않는 제질환의 한방치료 진면목을 보여주려 한다.

환자중심의 NBM으로 전하는

냉증의 한의치료

첫째판 1쇄 인쇄 | 2013년 02월 20일
첫째판 1쇄 발행 | 2013년 02월 28일

지 은 이 조기호 · 박주영
발 행 인 장주연
표지디자인 김명애
편집디자인 권재희
발 행 처 군자출판사
등 록 제 4-139호(1991. 6. 24)
주 소 (110-717) 서울특별시 종로구 인의동 112-1 동원회관 BD 6층
Tel. (02) 762-9194/5 Fax. (02) 764-0209

ISBN 978-89-6278-693-4

정가 40,000원

환자중심의 NBM으로 전하는

냉증의 한의치료

조기호 · 박주영 지음

책을 내면서

「뼛속까지 한방하는 일본 의사들에게 한 수 배우다」

「냉증」에 관한 책을 한 권으로 정리하여 세상에 내놓기까지 무려 15년이라는 세월이 걸렸다. 물론 집필하는데 이렇게 많은 시간이 소요되었다는 얘기는 아니다. 냉증이라는 테마가 내 머리에서 떠나지 않았다는 것이다. 1997년 3월로 거슬러 올라간다. 난 그때 토야마의약대학(지금은 토야마대학)에 연수중이었는데, 3월 봄방학을 맞이하여 토쿄에 있는 키타사토 동양의학 종합연구소에 파견되었다. 어느 날 컨퍼런스 중에, 「냉증 클리닉」을 개설하려는 프로토콜을 가지고 열띤 토론이 있었다. '냉증이라니' 하는 생각이 스쳐 지나가면서 처음에는 무슨 얘기를 하는지 전혀 몰랐다. 왜냐하면 냉증은 질병명이 아니었기 때문이다. 두통이나 현훈같이 증상명이 질병명으로 혼용되는 경우는 있으나, 「냉증」이라는 것은 그 어디에도 질병범주에는 포함될 수 없었기 때문에 이를 표방하는 클리닉이 성공 할 수 있을까 하는 의문을 가졌다. 전통의학의 입장에서 재미있겠다는 생각을 하면서도 상당한 문화충격을 받았다고 고백한다.

그 후 임상에서 「냉증」이라는 호소가 떠나지 않았다. 손발이 시리다는 원초적인 호소에서부터 머리나 등이 시리다, 양말을 신고 자야 한다, 여름에도 내복을 입어야 한다, 심지어 남성들의 성기 끝이 시리다, 여성 성기에서 바람이 나와 못 견디겠다는 등 참으로 다양한 환자들을 만나게 되었다. 이 모두 '차다', '시리다' 라는 냉증과 관련된 것으로 한방에서 아니면 해결될 수 없는 증상들이다. 그러면서 이들을 가지고 좀 더 동료들과 의견을 나누고자 대한중풍학회에서 「말초순환장애」, 「냉증」이라는 타이틀로 2회에 걸쳐 특집으로 다루기도 하였다. 이를 통해 가정의학과 전문의, 혈관외과 전문의를 통하여 많은 지식을 얻게 되었다. 각종 매스미디어들도 냉증을 가지고 레이노증후군 또는 레이노병, 또는 말초순환장애로 소개하기도 하고, 이에 맞추어 양방의 류마티스 내과 또는 혈관전문과에서 전문 클리닉이 개설되기도 하였다. 그러나 치료약물은 한방이 더 우수하지 않을까 하는 생각을 하게 되었다. 왜냐하면 역사성을 보더라도, 한약물의 효능을 보더라도, 증상치료의 장점을 보더라도 한방의 우월성을 짐작할 수 있기 때문이다. 치료8법에서 *溫法*의 유효성을 다시 들여다보았으며, 이들에 속한 처방들을 재음미하게 되었다.

한방 순환기내과를 전공한다는 점에서 블루오션으로 등장할 「냉증」전문 클리닉을 놓치고 싶지 않았다. 그러나 한편, 냉증과 관련되지 않은 科는 없으므로 쉽게 내 마음대로 될 일은 아니었다. 마침내 작년, 어느 날 좋은 소스를 만나게 되었다. '혈관' 을 전문으로 하는 의사가 냉증으로 뜨고 있다는 소식이었다. 옥스퍼드대학에서 박사학위를 받은 니이미 마사노리 테이쿄대학 혈관외과 전문의가 「냉증클리닉」을 한다는 일본책을 접하게 된 것이다. 책 제목도 『서양의사가 권하는 한방』(한국어 번역판:『의사의 한방 열공기』, 군자출판사) 이었다. 동시에 쯔무라제약회사가 제공하는 월 2회 발행지, 『Kampo Square』에서 「냉증과 한방치료」라는 연재가 각 방면의 냉증치료 증례를 접하게 해

주었다. 이들은 레이노라는 단어와는 관계없이 한방에서 말하는 한 · 냉증이라는 terminology를 가지고 논하였다. 우리가 생각하는 것 보다 범위가 훨씬 더 넓다. 요즘 유행하는 말로 '뼛속까지 한방하는 일본의사' 들이라고 할까. 이 과정에서 '훔치고 배우고 익히는 재미' 가 쏠쏠하였다.

2011년 12월에는 니이미 마사노리 혈관전문의가 일본 국영 텔레비전 NHK건강코너에서 '냉증의 한방치료' 를 설명하였다. 여담이지만, 1997년 키타사토 연구소에서 일본 처음으로 냉증외래를 개설하였던 와타나베 카코 선생은 Azabu Muse 클리닉을 개원하여 냉증전문으로 문전성시를 이루고 있고, 일본 국영방송 NHK 건강코너에서 '냉증'을 담당하기도 한다. 그 내용이 NHK에서 단권으로 나오기도 하였다.

이런 나의 직간접 경험이 이번에 '되새김위' 의 작업을 하게 하였다. 한의사들이 쉽게 접근하도록 하는 하나의 커넥터, 중매쟁이, 연결자... 뭐 그런역할을 자임하였다고 보면 된다. 유능한 예술가는 모방하고 위대한 예술가는 훔친다는데...... 이 작업에는 제자이지만, 공저자이기도 한 박주영 선생과 늘 함께 진행할 수 있어 더 없이 좋은 공부시간이 되었다. 연구 펠로우로 있는 바쁜 와중에 마무리할 수 있어 역량 있는 젊은이와 같이 일하는 보람을 느끼기도 하였다.

이 책에 사용된 증례는 우리들이 직접 경험한 것을 위주로 하였지만, 국내외 동료들의 최신 증례보고에도 신세를 많이 졌다. 그래서 증례 하나하나를 소중히 여기면서 있는 그대로를 보여주고자 부제를 〈환자중심의 NBM narrative based medicine으로 전하는〉을 달았다. 한의학은 진단과학적 측면보다는 실제적 치료 임상측면이 강하다. 지금까지 내려오는 한의학의 이론과 치료처방은 치료행위에 대한 명의의 지식과 경험을 바탕으로 하고 있다. 그러나 대부분 이러한 지식과 경험은 과학적 방법론으로 완전하게 기술하기 힘들다. 여기에 기술적 흠결을 가지고 있다하여 치료 근거를 가지기 어렵다고 말하면 경험의 지혜를 파묻게 되는 오류를 저지르게 된다. 이때는 과학적 접근의 다면성과 함께 방법론 개발이 필요하게 되는데, 우리들은 여기서 스승이 제자에게 전하는 '感' 인 NBM narrative based medicine을 택한다. 메타분석의 결과나 이중맹검 비교연구 등에서의 통계적 유의한 값만이 가치가 있는 것이 아니고, 내가 경험한 하나하나가 의학 발전에 밑거름이 된다는 것을 알려주고 싶은 것이다. 증상위주의 대증요법이든, 內外邪 원인치료이든, 한방치료의 장점이 담겨진 이 졸저가 강호제현들에게 도움이 되기를 간절히 바라면서 이를 딛고 더 발전된 업적물이 나오길 기대한다.

2013년 2월

저자 대표 조기호 적는다

Introduction

한방 임상현장에서는 서양 의학적으로 정확한 병명을 듣지 못하거나 딱 들어맞는 병명을 찾지 못하면서 자각증상만을 가지고 오는 환자들을 만나게 된다.

여기에는 주로 이해하기 힘든 '통증' 이 위주지만 의외로 '손발이 차다' 는 주 증상을 가지고 오는 경우도 있다. 한방에서는 초기의학부터 수족냉증이라 하였지만, 양방에서는 무시하는 경향이 있었다. 그러나 최근 2~3년 사이에 류마티스 내과 등에서 수족냉증을 레이노병 혹은 레이노 증후군과 연결시키면서 의학정보를 제공하기 시작하였다. 여러 가지 검사를 통하여 수족냉증에 관련한 진단이 가능하게 되어 환자들의 질병에 대한 인식은 많이 향상 되었다. 한편, 진단 후 치료 약물에서 근거를 가진 데이터를 구하기가 쉽지 않은 한계, 실제 적절한 약물이 없는 이유로 한방으로 치료 방법을 찾고자 오게 된다. 타각적인 객관적 검사보다는 자각적 현상이 우선시 되는 '냉증' 에 대해서 엄밀하게 말하면 서양의학에는 개념이 없다고 할 수 있다. 즉 '냉증' 을 레이노증후군, 레이노병으로 대비할 수는 있지만, 현상론의 입장에서 보면 '냉증' 의 의미는 훨씬 더 포괄적이다. 이것이 실제 임상에서 더 절실한 인식이다. 한편 한방에서는 냉증의 개념을 중요시 여겨 왔으며 그에 따라 냉증 개선을 목표로 하는 치료법이 큰 비중을 차지하고 있다. 외부적 한냉자극이 직접적인 원인으로 작용하여 유발된 냉증만을 말하는 것도 아니다. 실제 임상 각과에서 접하는 여러 질환 혹은 증상들 중에서는 내적 이자로 인한 냉증을 기본 병태로 하는 경우도 많다. 이는 단지 「냉증」이라고 정의되고 있는 하나의 독립적인 증후군 그 이상의 무엇이 존재함이 틀림없다.

특히 고령자의 각종 만성 통증이나 피로호소에서 냉증이 악화인자가 된다는 사실에서도 알 수 있듯이, 냉증이라는 요인은 가볍게 넘길 일이 아니다. 최근에는 정상인의 평균체온의 저하 등의 문제가 제기되고 있고, 레이노증후군에 대한 관심이 높아짐에 따라 일반인들의 냉증 관련 증상의 호소에 귀를 기울이기 시작하는 분위기이다.

오리베 내과 클리닉의 오리베 카즈히로 선생은 '양약에는 특효약이 없는 「냉증」 분야는 한방의 독무대라고 할 수 있는 만큼 「냉증」의 각종 병태를 정확하게 감별하여 처방을 결정하는 것이 중요하다' 고 강조하고 있다. 그러기 위해서는「냉증」의 개념을 어떻게 정의하고 해석할 것을 고찰해야 하며, 이를 일으키는 원인에 대하여 한방치료에서의 치료지침을 정리해 나가야 한다. 한의사는 실제 임상에서 냉증을 호소하며 내원하는 환자를 많이 접한다. 냉증에 속하는 환자들이 서양의학으로는 이렇다 할 특효약이 없는 케이스가 많은 것이 이유가 될 수 있다. 실제 환자들은 '몸이 차다' 또는 '몸이 차서 이불을 덮지만 발은 화끈거린다' 는 등의 호소를 하면서 의료 기관을 많이 찾는다. 그러나 생화학검사, 신경학적 검사, X선 검사 등등의 관련 검사에서 이상이 없으면, '특별한 문제가 없으니 당분간 경과를 지켜보시고 심해지면 다시 한 번 나와 주시죠.' 하는 것이 대부분의 진료실에서 이루어지는 상황이다. 그러나 이런 경우 한방에서는 곧장 환자의 삶의 질을 높이기 위하여 치료를 시작 할 수가 있다.

여기에서는 위와 같은 맥락에서 수족냉증 뿐 아니라 각과 영역에서 다양하게 접할 수 있는 냉증과 관련된 질환들과 한방치료 전략 그리고 환자들의 증례 등을 정리하여, 냉증 치료에 있어 이해하기 쉽고, 적용 가능한 한방치료의 묘를 살리는데 목표를 두었다. 실제 임상에서 곁에 두고 활용하기에 부족함이 없도록 노력하였다.

Contents

PART 03 2차성 냉증과 한방치료

PART 04 냉증과 생활관리

체표온도 회복률 90% 이상

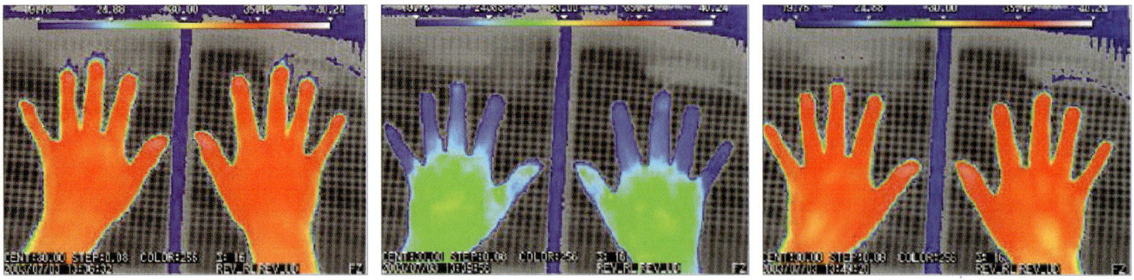

체표온도 회복률 50% 미만

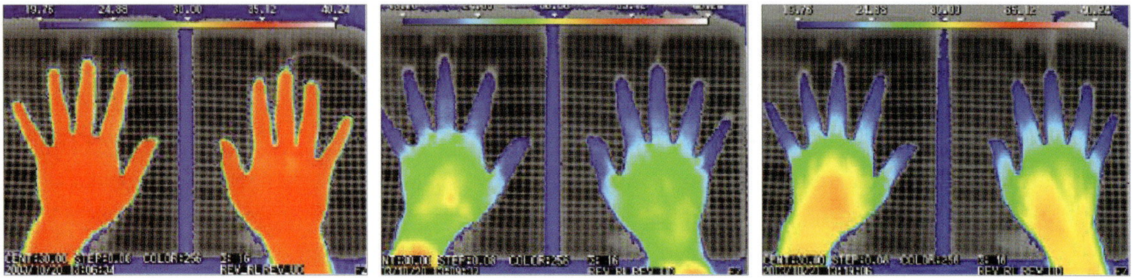

■ **냉수 부하 적외선 체열 검사** [본문 p. 27]

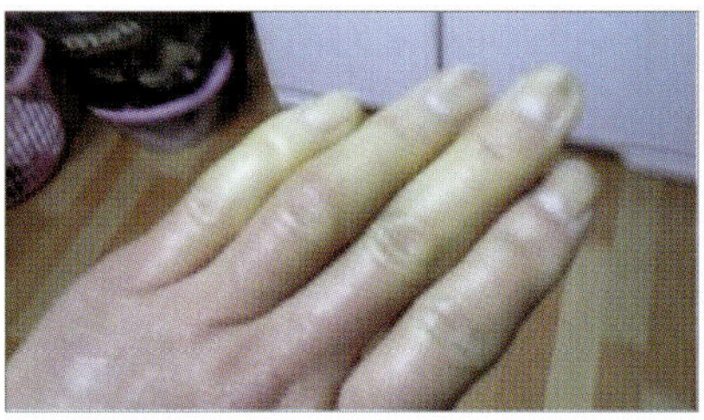

■ **레이노 현상** [본문 p. 62]

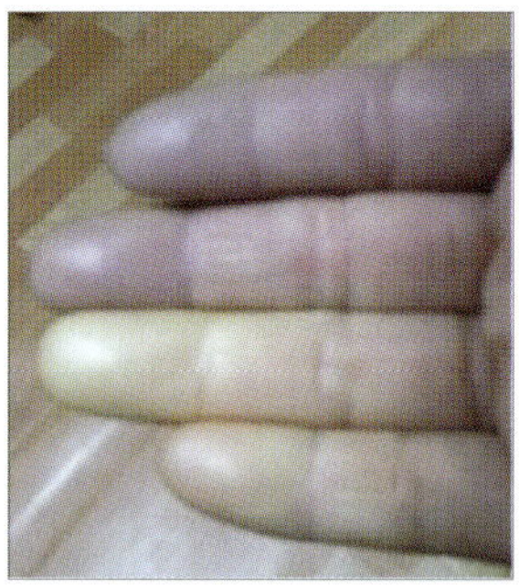

[본문 p. 62]

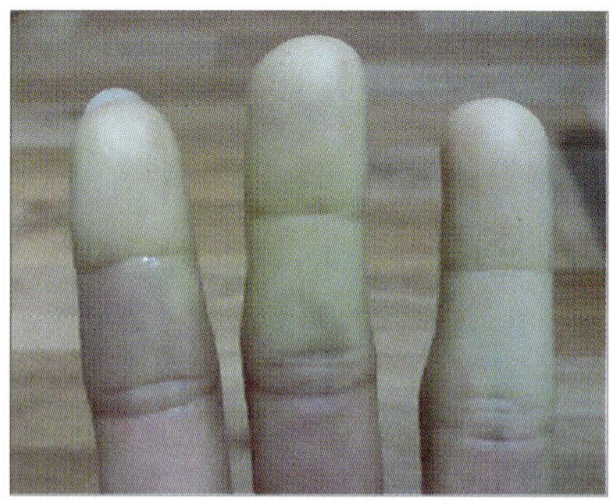

[본문 p. 48]

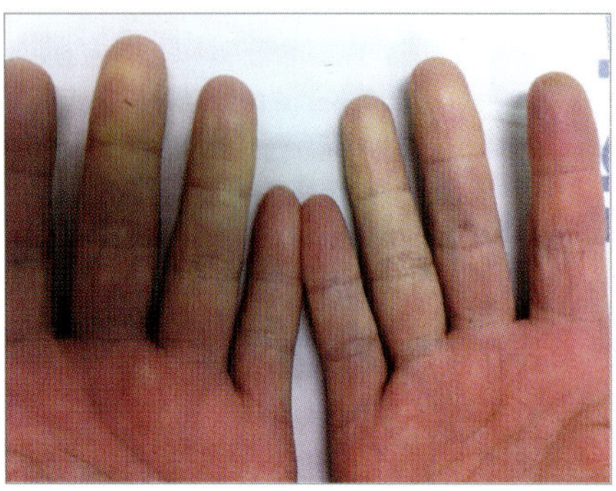

[본문 p. 63]

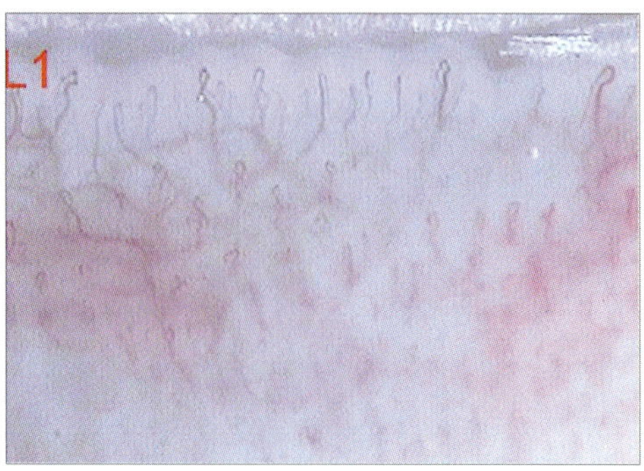

만성질환 환자의 변형된 조갑 모세혈관(남, 65세, 수족냉증, 고혈압, 당뇨, 뇌졸중 [본문 p. 32]

PART 01

냉증의 개요

Chapter 01

냉증의 정의

1 무엇을 '냉증'이라 하는가?

「냉증」은 한 · 중 · 일 등의 아시아권에서는 사회 통념적으로 존재해 오던 용어였다. 냉증을 『두산동아백과사전』에서 살펴보면 '신체의 다른 부분은 차게 느끼지 않는데 손, 발,허리 등 일부 특정 부위만이 냉감 내지는 추위에 가까운 감각이 지속되는 증세' 라고 정의되어 있다. 1956년 일본 토호쿠 대학의 쿠시마가 '냉증' 의 성질에 대하여 언급한 것이 최초로 냉증이라는 용어를 질병의 대상으로서 사용한 것으로 생각된다. 이후 1987년 테라사와가 냉증의 정의를 '보통의 사람이 고통을 느끼지 못하는 온도에서 허리, 등, 수족 말초, 양하지, 반신 혹은 전신의 비정상적인 한냉감을 느끼며 이러한 증상이 일반적으로 일 년 이상 지속되는 병태' 라고 제창했다. 이를 좀 더 임상적인 관점에서 표준화 한다면 '신체 및 신체 각 부위에 자각적으로 냉증의 고통을 느끼는 것. 그리고 급격한 외인으로 일어나지 않고, 비교적 만성적으로 진행하는 것' 이라고 정의할 수 있다. 칸사이 의료대학의 사카구치슌지 교수는 냉증의 영어 표현을 'coldness' 'cold sensation' 'cold constitution' 'cold syndrom' 'excessive sensitivity to cold' 'cold intolerance' 'chilly constitution' 'hypersensitivity to coldness' 등으로 정리하였다.

또한 냉증 환자들은 신체적 고통과 아울러 정신적 스트레스가 겹쳐짐으로 인해 쉽게 피로하고, 정서불안, 기분장애 등 정신면에서도 영향을 받아 일상생활의 질이 저하된다. 구체적인 예로서 냉증 때문에 쉽게 잠이 들지 않고, 자다가 깨는 중도각성의 원인이 되기도 하며 실제 환자들은 '추워서 잠들기 힘들다', 또는 '추워서 잠을 잘 깬다' 등의 호소를 하기도 한다. 따라서 냉증은 단순한 신체적 장애로 인식되기 보다는 정신적인 면까지 고려하여야 할 복합성을 띠고 있는 증후군이라고 할 수 있다. 여성에게 압도적으로 많이 나타나는 경향이지만, 虛證인 남성에게 발현하는 경우도 있다.

서양의학에서는 말초로 피가 충분히 순환되지 않는 병태와 비슷한 점이 많다. 이러한 병태는 급성인 경우는 갑작스러운 혈압저하와 탈수로 인한 쇼크 상태, 만성적으로는 심부전, 갑상선기능저하증, 교원병의 레이노병, 폐색성동맥경화증, 척추관협착증, 각종 신경질환, 저혈압증, 빈혈 등에서 나타나며 이들과 관련한 내용은 진단 파트에서 설명하고자 한다.

2 1차성 냉증과 2차성 냉증

한의치료를 하는 입장에서 냉증을 보면 두 가지로 나누어 생각할 수 있다.

첫 번째로는 손 또는 발이 시리다, 손이 시리면서 푸르스름하다, 찬물에 손을 담그면 손마디가 하얗게 된다, 발이 시려 양말을 신고 자야한다, 초여름이 되었는데 장갑을 껴야한다, 악수를 할 때 상대방에게 왜 이렇게 손이 차냐는 질문을 자주 받는다, 찬바람이 나는 냉장고를 여닫기가 싫다, 백화점의 신선 채소 코너를 지나가기가 싫다는 등 신체의 일부가 차다는 호소를 주 증상으로 하는 경우이다. 레이노질환 또는 레이노증후군을 강력하게 의심하게 하는 증상 군이다. 환자의 증상호소가 간단명료하고, 치료방향을 세우는데 그렇게 어렵지 않다. 그리고 서양의학적인 병태 해명에 거의 부합되어 환자와의 소통에 문제되지 않는다. 우리들은 이들을 1차성 냉증질환으로 부르고자 한다.

두 번째는 한의치료 과정에서 진행되는 독특한 진단체계에서 냉증이 다루어진다. 항상 피곤하면서 늘 두꺼운 옷을 입기를 좋아한다, 평소에 추위를 잘 탄다, 여름에는 좋으나, 가을이 되면서 전체 컨디션이 나빠진다, 찬바람을 맞으면 몸이 오싹 추워진다, 찬물을 마시면 속이 탈이 잘난다, 관절염이 추운 날이면 더 심해진다, 비염으로 추우면 증상이 곧장 나타난다, 찬바람을 쏘이면 머리가 아프다는 등 주 증상은 냉증이 아니더라도 병태의 기본 바탕에 냉증이 자리하고 있는 경우이다. 이들은 차다는 냉증이 방아쇠 역할을 하면서 원인인자로 자리 매김하고 있다. 이들을 한의치료 진단의 팔강에서 寒症으로 분류한다. 물론 熱症의 반대이다. 이들 질환은 기저에 깔려있는 한냉이라는 원인인자를 제거함으로써 증상의 개선 또는 질환의 악화예방에 도움이 된다. 이런 사고는 서양의학적으로 있을 수 없으며, 설령 고려한다하더라도 치료약물이 없는 것이 현실이다. 그러나 한의치료에서는 溫熱한 약물이 한증을 치료할 수 있는 체계가 마련되어 있기 때문에 우리들은 냉증치료를 논하면서 이들을 고려하여야 된다고 생각한다. 그래서 이들 그룹을 2차성 냉증으로 분류하고자 한다. 마침, 모든 질환에 걸쳐 Kampo Square라는 쯔무라 한방제약회사의 소식지에 2011년부터 〈냉증의 한방치료〉라는 타이틀로 연재물이 발표되기 시작하였다.

원래 우리들은 이 책에서 1차성 냉증으로 국한하고자 하였으나, 2차성 냉증 또한 한의치료의 큰 장점으로 생각되어 같이 다루고자 확대하였다. 우리들의 증례를 중심으로 하고자 하였으나, 여의치 않은 경우에는 부분적으로 일본 한방의학에서 빌려오기도 하였다.

Chapter 02

냉증의 병태

냉증에 관한 병태를 문헌에서 찾아보면 이미 『傷寒論』과 『金匱要略』의 여러 조문에서 확인할 수 있다. 대표적인 것은 여성냉증에 관하여 『金匱要略』의 「婦人雜病論」에 '부인병은 虛로 인해 냉기가 축적되고 氣가 막혀 생리불순이 된다. 오랫동안 血寒이 쌓여 포문을 막는다. 寒이 경락을 손상시키는 경우가 있고, 냉한이 상복부에 뭉치면 맑은 침과 위액을 토한다. 冷積이 오래되어 肺癰이 될 경우 몸이 마르며, 골반에 응결할 경우는 배꼽 주변으로 寒疝이 발생한다... 때로는 남자에게도 나타나고 여성에게만 나타나는 것은 아니다... 즉 虛로 인해 냉해진다' 고 구체적으로 지적하였다.

현대중의학에서는 「냉증의 변증론치」에서 냉증은 체표증상이라기 보다는 체내의 氣血津液 및 五臟六腑의 기능실조로 발현되는 경우가 많다고 본다. 치료는 근본적 병인을 추구하는 것이 중요하고, 원인으로 ① 陽氣不足(寒厥), ② 陽氣鬱阻(熱厥), ③ 血虛受寒(寒厥)을 들고 있다.

현대 일본한방의학의 냉증 항목에 따르면 원인을 혈액부족, 울혈, 체내 수분의 편재, 위장허약으로 다음과 같이 보충하고 있다.

1 혈액부족

즉 빈혈에서 온다. 血虛에 해당하는 병태라고 볼 수 있다. 환자들은 빈혈성으로 허약자에게 많이 나타나는데 허리에서부터 발이 특히 냉하고 두통, 현기증, 動悸 등을 호소한다. 여성의 자율신경실조를 동반하기도 한다. 혹은 손끝과 발끝이 차고 사지말단에 울혈을 일으켜 맥이 沈細하고, 냉해지면 배에 가스가 차서 팽배해지고 복통을 일으키기도 한다. 동상을 동반하기 쉽다.

2 鬱血

한방에서는「어혈瘀血」병태에 속한다. 어혈은 서양의학에서 보면 혈액순환장애라고 할 수 있다. 그러므로 만성통증을 비롯한 제반 증상에도 어혈이 아주 많이 관여하게 된다. 증례집을 보면 어혈치료약물인 桂枝伏苓丸이 남용이라 할 정도로 빈용 됨을 볼 수 있다. 어혈소견이 있으면서 말초에 냉증이 있는 환자들에게 국소적으로 어떤 변화가 일어나고 있는지 조사한 결과에 따르면 어혈 환자는 VEGF(혈관내피세포증식인자)와 NOx(질소산화물)가 유의하게 증가되어 있었다. 이들 유전자의 상류(promoter영역)에 HRE Hypoxia responsive element라는 저산소에 반응하는 공통영역이 있다. 즉, 말초가 차다고 하는 사람들은 국소적으로 저산소 상태에 놓여있다는 사실을 알 수 있다. 이를 근거로 어혈→ 혈액순환장애→저산소싱태→냉증이라는 기진을 상정할 수 있다.

3 체내 수분의 편재

물이 고여 있는 병태를 한방에서는「수체水滯」라고 한다. 이 병태는 서양의학에서 말하는 부종에 비하여 그 범위가 훨씬 넓다. 下焦의 寒濕의 예를 들면, '허리에서부터 발에 걸쳐 아주 냉하며 허리에 얼음덩어리를 대고 있는 것 같고 소변이 다량으로 배출되는 경우' 이다. 몸이 무겁다, 얼굴이 부석부석하다, 무릎관절 등에 실제 부어 있다 등 다양하다. 특히 정형외과 영역에서 무릎, 발, 허리통증에서 '냉하면서 몹시 아프다' 고 호소하는 경우가 있다. 이 경우 환부를 만져보면 관절액이 고여 있음을 알 수 있다고 전문의들은 말한다. 관절액이 고여 있는 상태를 한방에서는 수체라고 한다. 이 경우, 치료의 시작은 물을 빼내 주는 방법이다. 이렇게 한 다음, 따뜻하게 해주는 약물을 사용한다. 예를 들어 목욕탕의 물을 한번 보자. 통에 많은 물이 들어 있을 때 이를 끓이는데 많은 시간이 걸리지만, 물을 어느 정도 빼고 나면 빠른 시간에 끓일 수 있는 이치와 같다. 당연한 말이지만 물이 고여 있는 경우는 일단 이 물을 뺀 다음, 다음 치료로 옮겨간다.

4 위장기능이 저하

한방에서는 脾陽虛에 해당한다. 임상에서는 신진대사기능이 떨어지고 생기가 부족하며 피로를 잘 느끼는 체질에서 손발이 차고, 오한을 호소하거나 복중에 수분이 정체되고 냉해지면 통증을 느끼면서, 설사까지 하는 경우가 있다. 또한 이와 같은 체질에 신경통, 류마티스 등 손발에 통증이 있는 경우다.

『傷寒論』에서는 '手足厥冷이 심한 경우' 또는 '설사를 한 다음에 오한이 들고 추워서 도저히 견디지 못하고 맥은 沈細하고 느리며, 안색은 창백하고 혈색이 없으며, 만져보면 얼음처럼 차고 몹시 지쳐 괴롭고 힘든 상태(疲勞困憊)를 띤다' 라며 현장감 있게 생생하게 언급하고 있다.

Note

眞熱假寒

여기에 알아 두어야 할 것은 열이 너무 심한 나머지 냉증을 나타내는 경우이다. 무엇보다도 중요한 것은 眞熱假寒의 상태를 정확히 파악하여 오진하지 않는 것이다. 예를 들면 '熱이 裏에 맺혀 있고, 반면 체표면이 차다'는 상태이다. 이와 반대로 眞寒假熱에는 오진을 하면 훨씬 더 비참한 결과를 초래하게 된다. 따라서 大承氣湯이나 白虎湯 투여를 고려하는 고열, 열감이 지속되더라도 언제나 眞寒假熱은 아닌가 하고 다시 한 번 감별하는 자세가 필요하다. 냉증의 성질도 다양. 그러므로 신중하게 脈診, 腹診, 舌診 즉 한방 고유의 진찰을 한 다음 처방약을 결정해야 한다.

Chapter 03

냉증의 병인

1 연령

냉증환자는 연령대가 다양하나, 연령별 냉증의 병태는 대략 다음과 같이 정리된다〈표 1〉. 오오타 히로효의 통계를 보면 평균 연령 20.5세의 젊은 여성들의 냉증 스코어를 짐작 할 수 있다〈그림 1〉. 이처럼 젊은 여성들의 냉증을 호소하는 것은 의복과 식생활 등의 생활습관의 변화와 관련이 깊다.

〈표 1〉 연령별 냉증의 병태 요약

■ 젊은 여성	생활습관병
■ 중년, 고령의	여성여성 호르몬 저하 내지는 폐경, 자율신경 실조
■ 고령자	노화, 신진대사 저하표

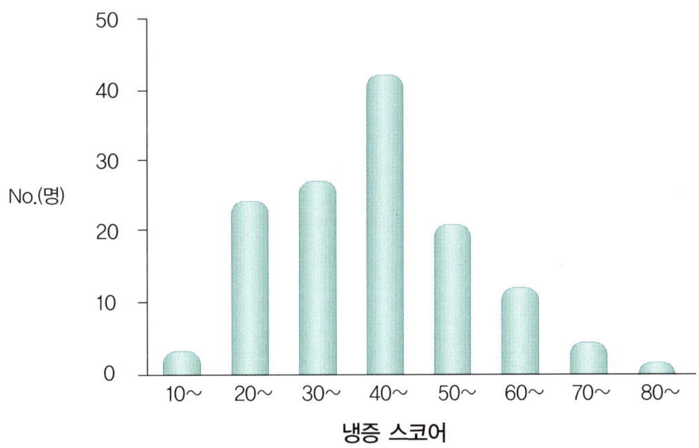

〈그림 1〉 20대 초반 여성들의 냉증 스코어 분포 (N=134명)

2 가족력, 특히 엄마와 딸

외래 문진을 하다보면 십대부터 냉증이 있어왔던 환자들의 경우 어머니 역시 몸이 찬 체질이라고 말하는 경우가 많다. 또한 레이노현상이 동반되는 수족냉증 환자들의 경우 대략 삼분의 일은 부모 혹은 형제 역시 같은 증상을 가지는 가족력이 있었다고 보고된 바 있다.

3 직업

냉증 환자들 중에는 냉동 창고에서 일을 한다거나, 냉동식품 판매 혹은 추운 겨울에 실외 노동 등의 직업을 가진 경우가 있다.

그 외에도 핸드드릴, 진동굴착기, 치과에서 사용하는 연마기 등 진동기구를 장기간 사용하는 직업을 가진 환자 중 손발 혹은 발끝이 저리고, 따끔거리거나, 손발가락의 색이 창백하게 변하는 레이노현상이 나타나는 것을 간혹 볼 수 있다. 이는 '손-팔 진동증후군(Hand-Arm Vibration Syndrome : HAVS)이라고 하는데 위의 열거한 증상 이외에도 손발 근육경련이 잦고, 쥐는 힘이 떨어지며 세세한 동작이 잘 안되서 핀, 머리카락 같이 작은 물건을 집기가 어렵다고 호소한다. 진동 기계를 사용한 전체시간이 길수록, 진동의 속도(rpm)가 높을수록 발생 빈도가 높다. 손-팔 진동증후군은 혈액순환, 감각, 운동신경의 손상과 근골격계 장애까지 일으키는 복합성, 진행성 질환이며, 수족냉증 역시 복합 증상들 중 하나이다.

4 생활환경인자

1 현대인의 체온은 36.5℃?

냉증이라는 증후적 개념은 '저체온' 이라는 정량화된 증상과도 통한다. 이미 국내에서도 여러 차례 소개된 '체온건강법' 의 일본의 혈액내과 의사인 이시하라 유미 박사는 암, 고혈압, 당뇨, 우울증 등 현대인의 대표적 질환들이 평균체온의 저하와 깊이 연관되어 있다고 주장한다. 액와체온 36.5℃에서 37℃사이는 사람의 면역력이 가장 왕성하고 마음과 몸이 건강한 컨디션의 조건이다. 특히 1℃ 내외의 체온의 차이가 개개인의 면역력에 큰 영향을 미친다고 한다. 체온이 1℃ 하강하면 몸안의 면역력은 30% 감소하게 되고 에너지대사는 약 12%가 줄어든다. 36℃가 되면 몸을 떨면서 열을 내려고 하고, 35.5℃로 내려가면 배설기능 저하, 자율신경 실조증, 알레르기 증상이 나타나며, 35℃는 암세포가 가장 많이 증식하는 체온이다〈그림 2〉.

그러나 현대인은 36.5℃의 체온을 유지하는 사람이 아주 드물며, 대부분이 36도 전후밖에 되지 않고 심지어는 35℃대인 사람도 있을 정도이다. 그렇다면 잘 갖춰진 난방시설에도 불구하고 점점 더 몸이 냉해지는 원인은 무엇인가? 많은 전문가들은 생활환경에서 그 답을 찾고 있다.

체온이 내려가면 어떻게 되나?

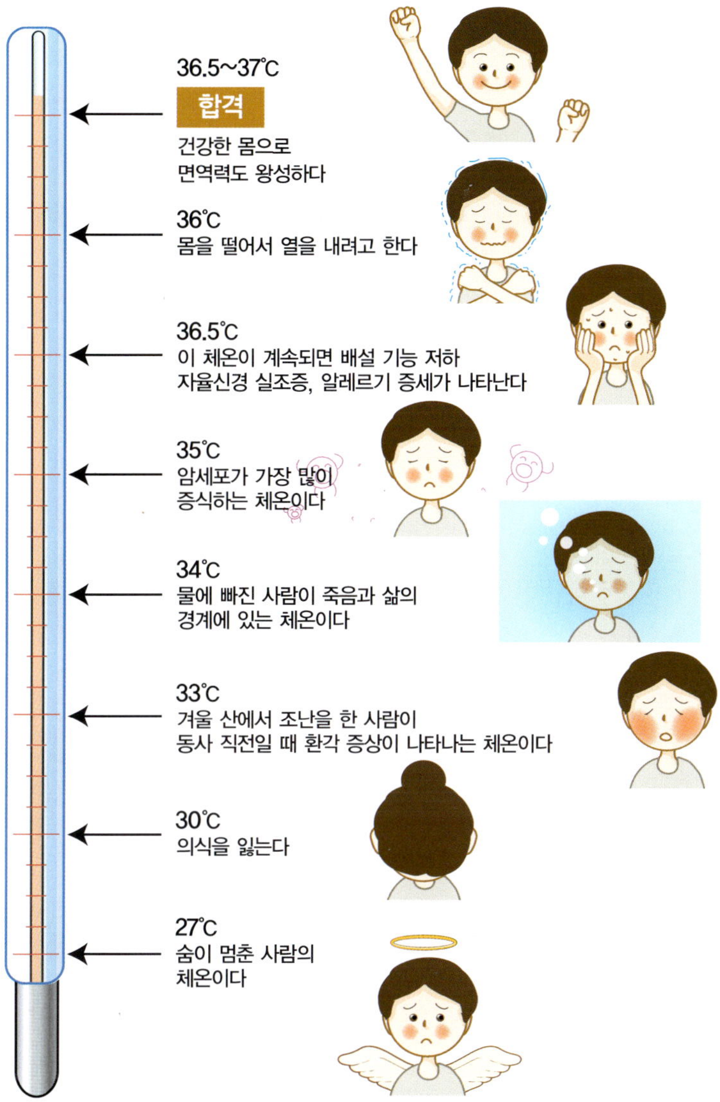

〈그림 2〉 체온저하와 인체반응의 변화

2 현대인의 몸을 차게하는 생활환경인자

현대인의 체온이 내려가고 있는 이유를 다음과 같이 정리할 수 있다〈그림 3〉.

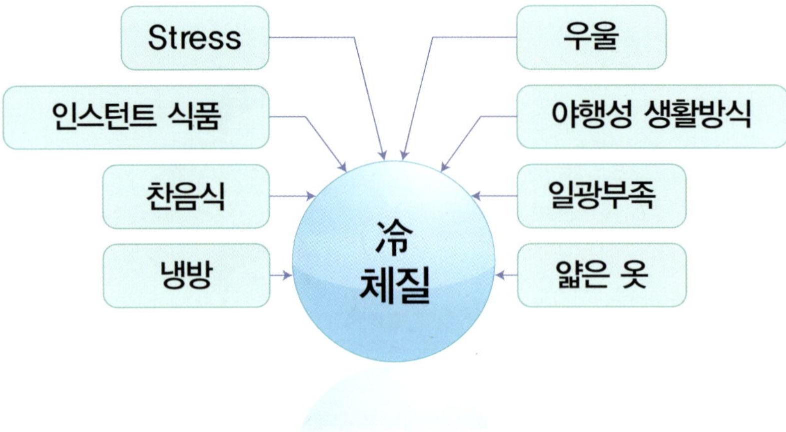

〈그림 3〉 냉체질로 변화시키는 생활환경 인자들

❶ 운동부족

현대인은 운동부족으로 인해 근육량이 적어 체온유지 기능이 떨어진다. 인체가 안정시 근육은 가장 많은 열을 발생하며(약 22%), 근육질의 보디빌더의 경우는 열량의 약 80%까지가 근육에서 날 정도로 운동의 체온 상승 효과는 크다. 조깅이나 걷기 등을 포함 하체를 단련하는 운동을 꾸준히 하게 되면, 인간 근육의 70% 이상을 차지하는 허리 아래부위의 근육들이 튼튼해져 체열이 상승하게 된다.

❷ 스트레스

스트레스가 쌓이면 교감신경계가 과도하게 항진되고, 아드레날린이나 노르아드레날린 분비가 많아져, 혈관이 수축하여 혈액 순환이 나빠지면서 체온이 점점 내려가게 된다.

❸ 과식

과식을 하게 되면 소화작용을 돕기 위해 위장관으로 혈액이 편중되어, 뇌나 근육으로 공급되는 혈액량이 적어지고 체온이 내려가게 된다.

❹ 찬음식

또한 더운지방에서 나는 과일들은 몸을 차게 하는 성질의 음식들이 대부분인데, 이러한 과일들의 섭취가 증가하고, 냉장고의 보급으로 인한 냉한 음식을 많이 먹게 되며, 수분 섭취가 지나치게 강조되는 것 등의 변화된 식습관은 현대인의 체온을 저하시킨다.

❺ 얇은 옷

치마 길이가 2cm 짧아질 때마다 체감 온도는 0.5℃씩 낮아진다. 특히 미니스커트를 입으면 하복부가 차가워지면서 소화기가 약해지고 자궁 질환으로 이어지기 쉽다.

❻ 약제성 냉증

고령자의 냉증 환자 가운데는 장기간 양약 복용이 냉증을 유발하는 경우도 있다. 이들 경우를 약제성 냉증이라고 하기에는 아직은 근거가 부족하지만, 실제 임상에서는 양약으로 인한 냉증 가능성을 염두에 두는 것이 좋다. 실제로 양약 중에는 몸을 차게 하는 약들이 있다는 사실을 오랜 임상 경험으로 알 수 있었다. 예를 들어 감기의 경우 葛根湯이나 麻黃湯 등의 투여와 같이 몸을 따뜻하게 하여 땀을 내게 함으로써 치료하는 방법을 구사할 때 동시에 양약 해열제로 체온을 낮추면 예상했던 효과가 나타나지 않아 감기가 잘 낫지 않고 오래 끌게 되는 경우를 본다. 일반적으로 체온 상승을 막는 약은 주로 NSAID계열의 소염진통제, 해열제, 변비약, 인터페론, 인데놀®등 β-blocker계열의 고혈압약 등이다.

Chapter 04

냉증의 4대분류

냉증이라는 자각증상에 대하여 다양한 분류가 있을 수 있지만, 냉증을 다루는 전문의들의 집약된 의견으로 전신형, 상열하한형(가성냉증), 사지말단형, 관절통 동반형의 네 가지로 분류할 수 있다. 이는 전적으로 냉증환자의 치료를 위한 분류로서, 냉증환자의 치료 전략에 기본이 되는 내용이다. 냉증 환자가 이들 가운데 어느 타입인지 판단하여 치료를 하는 것이 시작이지만, 이들이 혼재되어 있는 경우도 있다.

1 전신형

몸 전체가 차다고 하는 냉증이다. 신체 반응이 저하되어 열 생산이 잘 이루어지지 않는 상태이다. 특히 평소 허약체질이거나 장기간 병을 앓았던 사람들에게 잘 나타난다. 두꺼운 옷을 입어야 잠을 들 수 있다는 분들이 많다. 치료는 따뜻하게 하는 溫法이 필요하며, 乾薑 附子 등 熱性藥을 사용한다.

2 상열하한형(가성냉증)

기는 위로 상승하는데 비하여 발은 오히려 차다는 냉증 타입이다. 기를 순환시키는 치료, 특히 和法을 사용한다. 필자는 이 타입을 가성냉증이라 이름하고 싶다. 실제로 냉증을 진단하는데, 착각하기 쉬운 형이다. 실제 임상에서는 상열하한형上熱下寒型 같이 가성 냉증이 있는 경우도 의외로 많다. 이 경우에는 오한과 발한이라는 상관관계를 살펴본 다음 냉증정도를 진단하여야 한다. 환자가 냉감을 느끼는 것과 땀을 흘리거나 혹은 몸에 열이 훅 달아올라 사라지는 현상과 인과관계가 있는지를 확인해본다. 그렇다고 한다면, 이러한 환자에게 춥다고 하여 무턱대고 발열시키는 溫熱藥 위주의 치료는 도리어 증상의 악화를 가져올 수 있다. 필자의 경험상 대부분 이 경우에서 치료실패 증례가 모아지는 것 같다. 왜냐하면 신체 상부의 열감과 하부의 냉감을 어떻게 해석하고, 환자에게 이해를 시켜야 하는가가 간단치 않기 때문이다.

극단적인 예를 들면 냉증으로 6월과 9월에 내복을 두 겹 입고 온 분, 또는 따뜻하게 열 내는 도구를 가지고 사는 분들이 있다. 이들은 한 결 같이 몸이 추워서 그렇다고 한다. 乾薑 人蔘 附子를 주로 한 치료를 받은 만큼 받은 사람들이다. 그런데, 좀 더 자세히 들여다보면 따뜻하게 하는 방법들은 전부 땀을 내게 만든다는 사실을 알 수 있다. 이 땀들이 식으면서 오히려 한기를 느끼는 악순환이 되풀이 되는 것이다. 추위→ 열 생산→ 땀(發汗)→ 오한 이라는 과정에서 1차적으로 블로킹시켜야 할 곳은 發汗이다. 그러므로 이러한 경우는 춥다고 하여 溫熱한 재료로 일관할 것이 아니라, 먼저 땀이 나게 하는 방법을 차단 한 다음에 치료에 임해야 한다. 보통보다 더 얇은 옷을 입게 한 다음, 加味逍遙散 등으로 氣를 조절하도록 한다. 임상에서 환자에게 속지 말아야 하는 냉증 타입이다. 갱년기 증후군을 생각하면 적용하기 쉬울 것으로 생각한다. 이런 근거를 가지고 여성전문 클리닉에서 냉증을 다루기도 한다.

3 사지말단형

어혈 때문에 인체의 구석구석까지 혈액이 돌지 않아 생기는 냉증 타입이다. 여기서 말하는 어혈은 혈액의 흐름이 느려지거나 정체되어 나타나는 제반 현상이다. 양말 없이 잠을 들기 어렵다는 분들도 이에 해당한다. 서양의학에서 레이노병 또는 레이노증후군이라는 병명은 사지말단형 냉증에 속한다.

4 관절통 동반형

류마티스 관절염을 비롯한 모든 관절염은 만성화되면 냉증이 저절로 동반된다. 이런 이유로 류마티스 내과에서 레이노 질환을 많이 다루게 된다.

흔히들 냉증이라 하면 사지말단형에 해당하는 수족냉증을 떠올리게 되지만 이와 같이 한방에서 다루는 냉증의 폭은 일반적인 인식 혹은 서양의학에서의 분류보다 훨씬 넓다는 사실을 알 수 있다.

Chapter 05

냉증의 진단

1 냉증을 어떻게 진단할 것인가

냉증의 진단은 기본적으로 환자의 호소에 의지한다. 환자 본인 스스로가 몸이 차다고 느끼거나, 또는 추위에 약하다, 추위를 싫어한다 등의 불편을 말하는 것이 환자를 냉증으로 진단하는 것에 있어 가장 주가 된다. 애초에 냉증이라고 정의된 것 자체가 본질적으로 환자의 주관적이고 감각적인 호소에 해당하는 증상을 중심으로 하는 증후군 개념이기 때문이다.

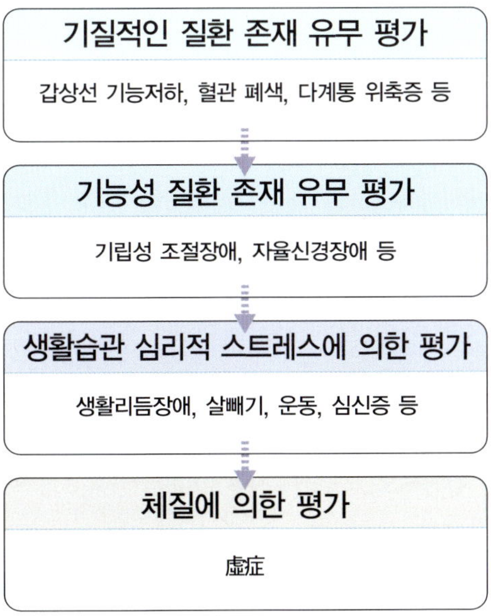

〈그림 4〉 냉증진단 평가 단계

Note

1차성 냉증과 2차성 냉증

냉증을 진단하는 데 있어 1차성 냉증과 2차성 냉증을 구분하여 개념을 정립하는 것이 중요하다. 그런데 「냉증」이란 병태의 속성에 대하여 일본 한방의학계와 우리나라 한의계간에는 입장의 차이가 있다. 일본은 1956에 이미 냉증의 개념이 제시되었으며 우리나라는 아직까지 컨센서스가 이루어지지 않은 상태다. 일본에서는 냉증이란 용어가 일반 대중화되어, 서양의학적인 규명이나 해명이 명확하지 않더라도 환자의 자각증상을 중심으로 한 치료체계가 만들어져 있다. 반면에 우리 한의계에서는 아직까지 냉증을 하나의 독립된 변수로 보지 않고 있다. 일본 한방의학에서 냉증이 독립된 변수로서 하나의 국민적 병명으로 자리 잡은 데 비하여 우리는 KCD 질병분류에 입각한 진료를 하여야 하기 때문에 다른 질환에 종속된 변수로 보는 단계에 와 있는 것이다. 그러므로 우리들은 아직까지는 냉증이란 특징적인 증상을 가진 레이노증후군을 1차성 냉증질환으로 설정하고, 기타 질환에서 가지는 냉증을 2차성 냉증질환으로 분류할 수밖에 없다. 수족냉증을 환자를 진료하는 경희대학교 가정의학과의 원장원 교수와 혈관외과 박호철 교수에 의하면 수족냉증을 레이노증후군 환자가 호소하는 증상의 하나로서 인식하고 치료하고 있으며, 이것이 우리가 말하는 1차성 냉증에 해당한다. 대조적으로 일본 한방의학계에서 냉증이라는 테마를 가지고 줄곧 연구하는 칸사이 의료대학 사카구치 슌지 교수는 국민적 합의로 이루어진 냉증을 본태성(1차성) 냉증이라 하고, 나머지를 2차성 냉증으로 분류하고 있다〈표 2〉.

〈표 2〉

	일본한방의학	한의학
1차성	자각적 냉증	레이노 증후군
2차성	1차성 제외 모든 냉증	레이노증후군 이외의 모든 질환

물론 현재도 KCD 질병분류 안에서 냉증 진료를 위해 U code를 사용할 수 있지만, 진단서 발급 등 사회적 합의에 이르기까지는 거리가 있다고 생각한다. 참고로 한국인의 고유한 문화와 관련된 증후군인 '화병'은 1970년대 후반부터 논의가 되어, 1996년 미국 정신과협회에서는 한국인에게 나타나는 특이한 정신질환의 일종으로 공인하였으며 DSM Diagnostic Statistical Manual of Mental Disorders-IV에 'Hwa-byung'이라는 우리말 표현 그대로를 정식 질환명으로 등재하였다. 이러한 화병처럼 넓은 의미에서의 자각적 냉증도 하나의 독립된 질병명으로 인정받을 날이 올 것이다.

2 임상의들이 활용하는 냉증의 진단기준

수족 냉증을 호소하는 환자 중에는 찬물 또는 추위에 노출되었을 때, 피부색이 변하는 경우를 경험하는 환자들, 즉 레이노현상을 가진 환자들이 있다. 이 중 젊은 분들은 이때의 상태를 휴대전화 카메라 폰으로 찍어 진료실로 가져오는 경우가 꽤 있는데, 이는 레이노증후군을 진단하는데 결정적으로 도움이 된다. 진료실에서 얼음물에 담그기 등으로 냉자극을 주는 방법이 있다 하더라도 실제로는 재현도가 떨어지는 것이 사실이다. 가장 좋은 것은 피부색이 창백해지거나 파랗게 변하면 그 당시 상황을 메모하면서 그 즉시 핸드폰 카메라를 이용하여 사진을 찍어 오도록 하는 것이다. 이외에도 레이노 환자에서 볼 수 있는 다양한 손가락 색의 변화를 포함하고 있는 color chart를 마련하여 손가락 혹은 발가락의 색의 변화 정도를 환자가 직접 지목하게 하거나 실제 사진을 보여주며 자신의 증상과 비교하게 하는 것도 좋다.

다음으로는 지금까지 임상의들에 의해 제안된 냉증 진단 기준을 소개하였다. 여기엔 비단 수족 냉증 뿐 만이 아니라, 전신에 걸친 냉증 관련 증상들이 평가 목적에 맞게 잘 정리되어 있으므로, 각 임상의들이 필요에 따라 개정하여 활용하여 주길 바란다.

1 냉증 진단 기준

테라사와 카츠토시는 이러한 냉증의 진단 기준을 중요항목과 참고항목으로 〈표 3〉와 같이 정리하여 임상에서 활용하였다. 냉증의 정도가 강하고 지속적임을 의미하는 호소들이 중요항목으로 분류되어 있으며, 참고 항목들은 에피소딕한 즉, 좀 더 간헐적이고 상황적인 표현들임을 알 수 있다. 이러한 기준은 진단 뿐만이 아닌, 치료 경과의 관찰에 있어서도 체계적이고 객관을 지향하는 도구로서 활용가능하다.

〈표 3〉 냉증 진단 기준

중요항목	1. 대부분의 다른 사람들에 비하여 냉하다고 생각한다. 2. 허리나 손발 또는 신체의 일부가 냉하여 싫은 느낌이다. 3. 겨울이 되면 냉증으로 전기담요나 장판, 또는 양말을 늘 신고 있어야 한다.
참고항목	1. 몸 전체가 시려 고통을 받을 때가 있다. 2. 발이 시려 여름에도 두꺼운 양말을 신어야 한다. 3. 냉방이 되어 있는 실내에서는 몸이 냉하여 싫다. 4. 많은 다른 사람에 비하여 꽤 두꺼운 옷을 입는 편이다. 5. 손발이 다른 사람에 비하여 찬 편이다고 생각한다.
각 증상은 6개월 이상 있어야 된다는 전제를 하고 있으며, 중요항목에서 두 항목 이상, 또는 중요항목 한 항목에 참고항목 두 항목 이상, 또는 네 항목이상을 만족시키면 냉증으로 진단한다.	

[테라사와 카츠토시]

2 다면적 냉증 설문지

또한 정신과 전문의인 야마다 노리코는 냉증을 신체적 소견, 정신적 소견과 아울러서 체크하는 설문지를 개발하여 냉증을 호소하는 여환들에 대해 설문조사를 실시하였다〈표 4〉. 조사에 의하면 냉증지수가 높을수록 신체적, 정신적 호소도 증가하는 결과를 보였으며, 이는 냉증이 단순한 신체적 호소만이 아닌 정신적인 면까지도 관련되어 있다는 것을 뒷받침한다. 구성된 항목들을 살펴보자면, 신체적 호소 항목들은 주로 만성적인 허약과 피로를 암시하는 증상들이며, 정신적 호소 항목 역시 만성 피로 혹은 우울, 신경쇠약, 불안증에서 볼 수 있는 증상들이다. 이러한 다면적인 평가는 다소 산만하게 표현되기 쉬운 환자의 증상들을 임상의가 유기적으로 연결시켜 정리할 수 있게 하고 요점을 파악하여 최종적으로는 효율적인 치료 방향설정을 가능케 한다.

〈표 4〉 냉증 설문지: 냉증과 아울러 신체적, 정신적 요소에 대한 계통적 체크가 가능하다.

신체적 호소	감기가 잘 걸린다 잘 붓는다, 또는 부은 느낌을 가진다 발이 무겁다 어깨결림이 있다 피부가 거칠면서 까칠까칠하다 허리가 아프다 빈뇨가 있다 변비 또는 설사를 한다 일어설 때 어지럽다 식욕부진이 있다
냉증에 관한 호소	허리가 시리다 추워지면 기상 시 손이 뻣뻣하다 아침에 일어나기 힘들다 운동을 하여 몸이 따뜻해지더라도 손발은 시리다 손발이 시려 좀처럼 잠을 이루기 힘들다 여름에도 손이나 발이 차다 추워지면 손발이 저리다 따뜻한 방에 들어가더라도 손발이 쉽게 따뜻해지지 않는다 몸이 차지면 콧물이 나오고 코가 막히기도 한다 몸이 차면 손발톱이 하얗게 된다
정신적 호소	숙면감이 없다 탈력감이 있다 이명이 있다 의욕이 지속적으로 유리되지 않는다 곧장 피로해진다 스트레스를 느낀다 사소한 일에 신경이 쓰여진다 일(수업)에 집중력이 생기지 않는다 기분이 가라앉아 우울해진다 일할 때(수업 중에) 졸림이 있다

[야마다 노리코]

3 스코어를 활용한 냉증의 평가

부인과 전문의 오오타 히로요는 냉증환자에서 자주 나타나는 15개 증상을 정리하여 각 항목마다 정도에 따른 점수를 차등 부여한 스코어링 설문지를〈표 5〉이용한 조사를 시행하였다. 다른 질병을 진단받지 않은 젊은 여성(평균연령 20.5세) 134명을 상대로 냉증 스코어를 체크한 결과 전체의 평균점수가 약 43점에 달했다. 총 점수가 50점 이상인 경우를 냉증의 정도가 강한 것으로 볼 수 있다. 1번 항목인 손발의 냉감을 묻는 질문에 '그렇다(8점)' 라고 체크된 환자는 38.1%(51례) 였고, '중간이다(4점)' 에 체크된 환자가 26.1%(35례), '그렇지 않다' 라고 대답한 환자는 35.8%(48례)였다.

〈표 5〉 15항목의 냉증관련 질문으로 구성되어 유무의 정도를 듣고 체크 후 더하여 0점부터 100점까지의 점수로서 냉증의 정도를 평가한다.

	네	중간입니다	아니요
1. 손발이 차갑습니까	8	4	0
2. 어깨와 허리가 으슬으슬합니까	8	4	0
3. 추위를 탑니까	8	4	0
4. 자주 감기가 걸립니까	8	4	0
5. 겨울에는 양말을 신고 잡니까	8	4	0
6. 쉽게 피로해 집니까	6	3	0
7. 식욕이 없습니까	6	3	0
8. 혈압이 낮아집니까	6	3	0
9. 대변이 무르고 설사를 합니까	6	3	0
10. 내향적입니까	6	3	0
11. 끈기가 강한편입니까	6	3	0
12. 화장실에 자주 가는 편입니까	6	3	0
13. 생리전에 컨디션이 좋지 않은 편입니까	6	3	0
14. 체온이 낮은편 입니까	6	3	0
15. 살결이 꺼칠꺼칠 합니까	6	3	0
총계			

[오오타 히로효]

4 「숨어 있는 냉증」 체크 포인트

실제 임상에서는 환자들의 호소가 '날것 그대로의 말'로 의사에게 전달되는 경우가 훨씬 많다. 주로 생활속에서의 주관적인 냉감의 경우 환자 자신들도 냉증과 관련된 증상이라고 딱 집어 인식하지 못하는 경우가 상당하다. 간혹 심지어는 손가락의 색이 변하는 증상을 눈으로 보고서도 대수롭지 않게 지나치기도 한다.

〈표 6〉 숨어 있는 냉증을 알아내는 체크 포인트

- 안색이 좋지 않다
- 손발이 차다
- 목욕탕 속에 오래 있다
- 모포 또는 담요를 끼고 산다
- 서늘한 방을 싫어한다
- 서늘한 바람이 나오는 신선식품 매장을 지나칠 때 깜짝 놀란다
- 추우면 통증이 심해지고, 목욕탕에 들어가면 완화 된다
- 겨울에 동상이 잘 생긴다
- 설사를 잘하는 경향이다
- 배를 만지면 차다(특히 명치 밑이나 배꼽주위)
- 소염진통제를 오랫동안 복용하고 있다
- 몸을 움직이고자 하지 않는다
- 식생활에서 장기간 음성식품을 편식하였다. 즉, 육류는 거의 먹지 않고, 채소와 생선위주이다

환자의 말속에 있는 중요한 단서들을 놓치지 않기 위해서 숨어 있는 냉증을 알아내는 체크 포인트를 다음과 같이 표로 정리하여 진료실에 두는 것도 많은 도움이 된다〈표 6〉.

3 냉증진단에 유용한 검사

경희의료원 한방 순환신경내과에서는 수족냉증을 호소로 방문한 환자들은 한양방 협진을 통한 진단과 치료를 시도하는 수족냉증클리닉을 운영하고 있다. 적외선 체열검사와 자율신경계검사, 혈류검사 등을 비롯하여 혈액응고와 면역 이상과 관련된 정밀 검사까지 환자의 증상과 병력에 맞게 협진이 이루어지고 있다. 그 중에서 먼저 냉증 환자들의 특성에 맞추어, 일차 진료현장에서 활용해 볼 수 있는 검사들에 대해 소개한다. 사실 자세히 설명하려면 각 검사마다 책 한권 분량을 할애해도 부족하다. 여기에선 간략한 설명과 응용범위만을 다루었다. 중요한 것은 어떤 검사든 임상에서 제대로 활용하기 위해서는 충분한 이해를 바탕으로 꾸준한 관심과 다양한 응용이 필요하다.

1 경피온열검사: 적외선체열측정

❶ 원리와 특징

적외선 체열검사법은 인체 표면에서 방사되는 적외선을 검출하고, 검출된 적외선 신호로부터 체표 온도 분포를 산출하여 화상으로 구성한 뒤 이를 의학적 진단에 활용하는 것을 말하며, 적외선 측정장치에 의해 얻어진 체표온도 분포 화상을 체열상이라고 한다〈그림 5, 6〉. 일반적으로 주위온도와 피부온도 사이의 차이가 존재하며 이 차이에 따라 인체에서 방출되는 적외선의 주요복사방향 및 강도가 결정되는데, 적외선 체열영상검사는 피부표면의 온도가 주위 환경온도보다 높을 때 피부 표면에서 방출되는 적외선을 촬영하는 것이다. 적외선 체열검사 시 외부로부터 체표온도에 영향을 끼치는 것들은 실내 온도, 대류(공기흐름, 바람 등), 체표의 수분과 증발도 등이 있으므로, 검사실 환경에 있어 주의를 요한다〈표 7〉. 그 외에도 말초혈관확장을 일으키는 알콜의 과다 섭취 기왕력 혹은 약물복용(알파 차단제 등) 등을 확인 후 참고하는 것이 좋다.

Note

체표온도

사람과 같은 온혈동물은 생체내의 체표와 환경의 항상성을 유지하고자 체내의 열을 발산시켜 주위 환경과 열교환을 하게 된다. 인체의 중심부와 피하조직에서 발생한 열은 혈류로서 피부로 운반된다. 이러한 열 운반 과정 중, 피부의 혈류량을 증감시키기 위해서는 피부혈관의 확장 및 수축기전이 작용한다. 그런데, 피부혈관의 신경지배에서는 혈관수축신경의 역할이 비중이 더 크다. 즉 피부혈관수축신경이 활성화 되면 피부혈류량이 감소하고, 저하되면 피부혈류량이 증가한다. 특히 팔, 다리의 사지말단 부위는 알파-아드레날린α-adrenalin 작동성 교감신경이 피부혈관 수축에 주도적으로 작용하여 피부온도의 저하가 나타난다. 그 외에도 아드레날린성 호르몬과 국소혈관확장물질, 칼슘이온(혈관수축유발), 칼륨, 마그네슘(혈관확장작용) 등이 피부혈관의 수축과 확장에 영향을 주어 피부온도를 변화시키는 요인이 된다.

위와 같은 과정을 거쳐 인체의 체온은 일정하게 유지되고, 인체의 심부온도와 피부온도를 관찰시 역비례관계를 보인다. 흥미롭게도 이러한 현상은 사지말단의 체표면에서 두드러 진다. 인체에 여분의 열이 발생하면 심부의 온도를 일정하게 유지하기 위하여 이를 사지의 피부표면 방향으로 발산시켜 여분의 열을 방출해 낸다. 반대로 열이 부족한 상황이 되면, 사지말단의 체표면부터 차가워진다. 심부의 열을 보호해야 하기 때문이다. 또한 대사에 의해서도 체표온도는 변한다. 체내 수분함량이 감소하면 발한이 감소하고 중심온도와 체표온도가 모두 상승한다. 고칼로리 음식을 먹고 나면 체표온도는 1~2도 상승되는데, 이러한 현상은 식사 후 30분경에 최고에 이르게 된다.

❷ 검사시 체크 사항

(가) 온도와 습도를 가능한 일정하게 유지할 수 있는 독립된 공간이 필요하다.

(나) 공기의 대류가 일어나지 않게 검사중에는 바람이 불지 않게 창문을 닫고 외부의 출입을 제한한다.

(다) 촬영온도는 25도, 습도 60%에서 15분 이상 안정상태를 유지한 후 측정하는 것이 일반적이다.(검사실의 온도가 24~26℃ 정도의 범위에서 병소부위와 정상부위간의 피부온도 차이가 잘 나타난다)

(라) 체간부위를 촬영하는 경우 탈의 상태에서 검사를 시행하는 것이 정확하다.

(마) 체표면의 발한상태를 체크한 후 긴장 등으로 인해 땀이 흐른 상태라면 타월로 땀을 닦고 안정을 취한 후 검사를 시행한다.

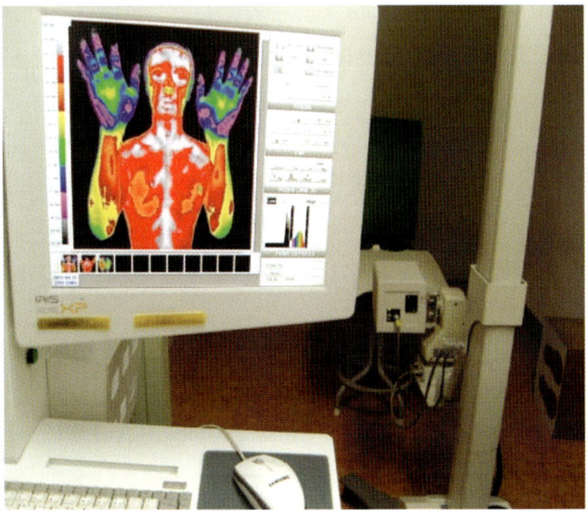

〈그림 5〉 검사실의 모습그림

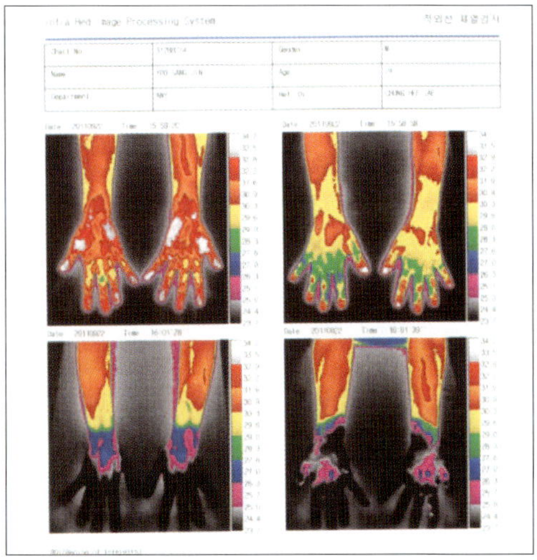

〈그림 6〉 적외선 체열검사 결과지: 출력 후 차트 보관이 가능하다. 최근엔 의료영상저장전송 시스템과 연계도 가능하다.

〈표 7〉 국내 체열 진단학회 기준안

체열검사 측정시 환자의 준비사항

1. 하루 전 진통제 등 약물 복용을 중지하고 운동, 물리치료, 침치료는 하지 않아야 하며 가벼운 목욕을 하고 화장, 연고, 파스 등은 피해야 한다.
2. 당일 측정 3시간 전 금연, 안경, 반지, 시계 등 부속품을 착용하지 않고 의복은 헐렁한 옷을 입고 강한 햇빛에 노출을 피한다(특히 여성은 거들이나 속옷 착용을 금지).
3. 측정 2시간 전 차거나 뜨거운 자극성 음식을 금하고 긴장을 푼다.
4. 측정 30분 전 검사실에 미리 도착하여 의사의 지시에 따라 측정 준비를 한다.
5. 측정실에서는 옷을 완전 탈의하고 20분간 체표온을 실내 환경온 25도에서 적응시킨다.
6. 측정 중 자세를 고정시키고 피부를 긁거나 피부끼리 서로 닿지 않도록 한다.

❸ 해석과 응용

측정된 데이터를 판독하여 진단에 도움이 되도록 하기 위해서는 정상과 비정상 패턴을 알아내야 한다. 정상군에서는 좌우 대칭패턴을 보이며, 무릎과 같이 뼈가 돌출된 부분 혹은 피하지방이 많은 부위는 저온상이다. 물론 개인차는 있다. 많은 검사 경험을 통해 익혀야 한다.

사실 이 검사의 가장 큰 장점은 환자에게 주는 시각적 효과가 크다는 점이다. 하지만 아래의 두 사진 〈그림 7. (A)-1, (A)-2〉 처럼 적외선 카메라로 촬영한 하나의 영상을 내장된 프로그램으로 조정을 하면 전혀 다른 상태의 사진처럼 보이게 수정할 수 있으므로 유의를 요한다. 정확한 체온의 측정은 사진에서처럼 측정부의를 지정하여 얻어지는 ROI Region of Interest 값을 참조해야 한다.

수족냉증 환자에서는 일반적으로 3번에 해당하는 손가락 끝부위에서 체온의 변화가 가장 크게 나타나므로 측정 포인트로 적정하다.

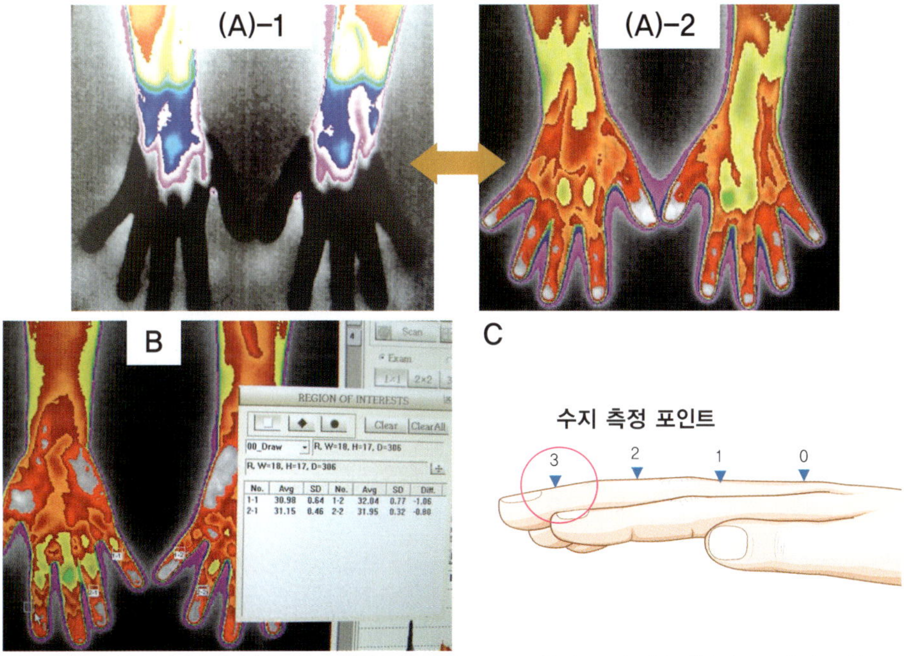

〈그림 7〉 (A)-1과 (A)-2는 실제로는 하나의 사진이다. B: ROI 측정. C: 수지부 냉증의 ROI 측정 포인트.

ⅡⅡ 좌우차이

물론 한 사람 내에서, 꼭 대응되는 부위에서도, 좌우의 체표온은 완벽하게 같지 않다. 정상인을 대상으로 측정하더라도 평균 0.1~0.3℃ 정도 차이가 난다고 한다. 그러므로 좌우 차이가 0.4℃가 넘는 경우부터는 병적인 체열상으로 간주해도 좋다.

레이노현상의 경우 편측으로 냉증을 호소하면서 좌우 체열상의 차이가 나는 경우 척추질환, 동맥폐색, 기타 신경병증을 포함하는 2차성 레이노병 감별이 필요하다.

원근차이

피부온도의 적외선체열측정시 보통 정상의 사지부위에서 체표면의 온도가 가장 높은곳은 어깨 삼각근 부위이며, 가장 낮은 곳은 무릎슬개골 부위로 온도차이는 약 4℃ 내외이다.

이러한 원근의 차이가 특히 심할 때 말초 체표온의 저하를 불러오는 질환을 의심할 수 있다. 일차성 레이노병, 당뇨병성 말초신경병(대칭성) 등이다.

최재호 등의 연구에 따르면 손바닥부위(勞宮穴)와 전상완중심부(俠白穴)의 적외선 체열촬영상 온도차가 0.3℃ 이상일 때를 수부냉증의 진단 기준으로 지정했을때 민감도는 94%, 특이도는 90%에 해당했으며, 족부의 경우 발등전면(太衝穴)과 전대퇴중심부(伏兎穴)의 온도차가 2.0℃ 이상일 때를 족부냉증의 진단 기준으로 지정 했을 때 민감도는 94%, 특이도는 76%의 타당도가 있음을 발표했다.

❹ 활용 분야

임상의들은 체간이나 사지 근위부의 피부온도는 근육의 온도분포와 관련이 있으며, 피부 온도는 혈류장애가 있는 근육의 영역에 상응하는 경우가 많다고 보고 있다. 관절변형은 근육의 위축 혹은 단축을 가져오고, 근육의 작동 부전과 피로는 혈액의 울체로 이어지기 때문이다. 이러한 원리로 경파온열 검사는 근골격계와 말초신경계질환의 진단에 유용하게 쓰인다. 말초신경병증, 추간판이상으로 인한 신경근질환 뿐만 아니라 근막동통증후군과 당뇨병성 신경병증 등의 환자에서 감각이상 혹은 통증을 호소 시 병태를 초기에 발견하고 관리하는데 도움이 된다.

Note

찬물부하 후 적외선촬영

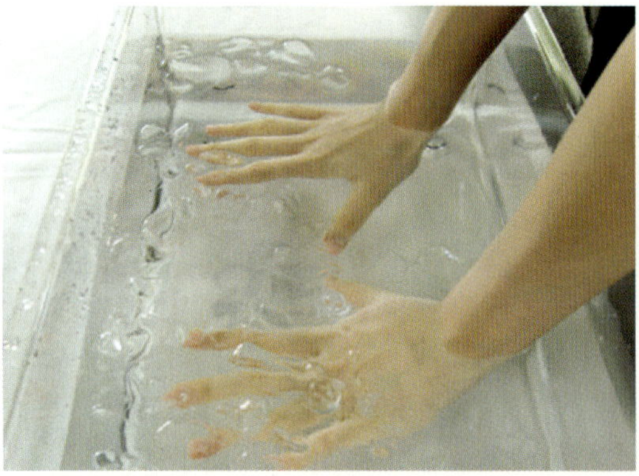

〈그림 8〉 찬물부하
실제적으로 항온수조가 없을 경우 측정이 쉽지 않다.

수족냉증환자에게 응용 가능한 검사법이다. 표준법은 0도의 물에 10초간 담그는 법이다. 부하되는 자극이 강할수록 결과의 해석이 복잡할 뿐 아니라, 환자가 느끼는 고통이 상당해서 견디지 못하기 일쑤다. 찬물에 손목까지 손을 일 분 동안 담근 후 수건으로 손을 닦고 일정 시간 내에 손부위의 온도가 다시 회복되는 과정을 적외선체열검사기로 촬영한다. 사지부의 체표온도의 회복능력을 치료 전후로 검사해 볼 수 있다. 찬물에 담그고 있는 도중 레이노현상을 보이는 환자들을 발견할 수도 있으나, 실제 평소에 레이노병이 있다 하더라도 찬물부하검사에서 레이노현상의 재현도는 떨어진다고 한다〈그림 8, 9〉.

• **체표온도 회복률 90% 이상**

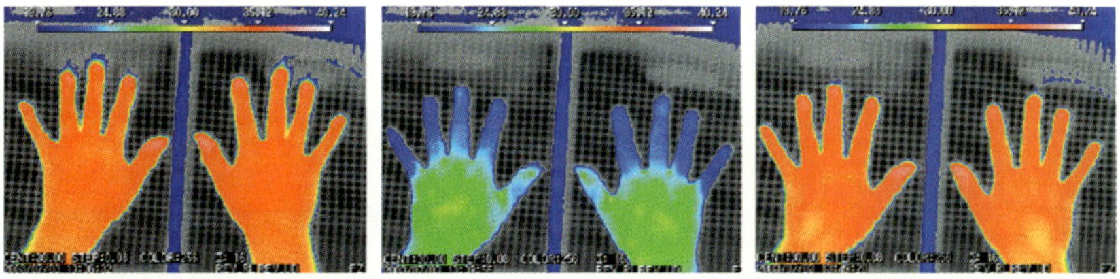

• **체표온도 회복률 50% 미만**

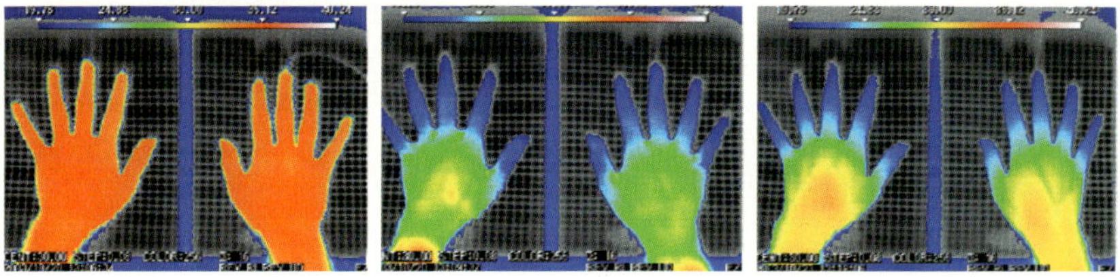

부하前 **부하1分後** **부하10分後**

〈그림 9〉 찬물부하 적외선 체열검사 [칸사이 의료대학 사카구치 순지교수 자료제공]

〈그림 9〉은 10도의 찬물에 1분간 손을 담근 뒤 냉부하전, 냉부하 1분후, 냉부하 10분후에 적외선 촬영을 하였다. 손의 체표온도 회수율이 90%이상인 사람과 50% 미만인 사람의 체열상을 보았을 때 찬물 부하 후 같은 시간이 지났지만 체표온도가 회복되는 시간은 다르다는 것을 알 수 있다. 부가적으로 적외선 체열장비는 상당히 고가이기 때문에 의원급에서 구비하는 것이 쉽지 않다. 대안으로 시중의 삼사백 만원대의 적외선 체열 카메라를 이용하는 방법도 있겠으나, 의료기기가 아닌 경우 수가 인정은 불가하다.

2 수양명경락기능검사: 심박변이도 Heart Rate Variability: 자율신경활성와 균형도

❶ 원리와 특징

다음은 경락기능검사로 활용하고 있는 심박변이도 검사이다. 심박변이도는 시간에 따른 심박수의 변이를 정량적으로 나타낸 것이다. 인체는 외부환경의 변화에 따라 심장박동의 주기가 변화하는데, 이에 관여하는 자율신경계의 활성도와 균형도를 심박변이도를 통해 추정해 볼 수 있다. 〈그림 10〉에서 보듯이 심장박동의 주기가 미세한 차이를 가지며 시시각각 변할 때 심박변이도가 높다고 정의하며, 이는 자율신경계가 외부의 변화된 환경에 맞추어 인체의 항상성을 위해 적절히 작용하고 있음을 반영한다. 원래는 심박변이도가 낮을 경우 심혈관질환으로 인한 사망률이 상승하는 것으로 알려져 심장질환자들의 예후 측정에 활용되었던 검사지만, 최근에는 인체의 외부와 내부 사이에서의 자율신경활성도와 균형도를 측정하는데 활용되고 있다.

냉증과 관련지을 수 있는 흥미로운 결과로 한 연구에서 객관적으로 손발의 온도가 체간부보다 떨어져 있는 환자들 보다, 주관적으로 냉증을 호소하는 환자군에서 교감신경의 과항진 결과를 보였다고 한다. 이는 평소 교감신경이 과항진되어 자율신경이 불균형한 환자들에서 통증역치가 낮아져 민감한 상태에서 실제 손발의 온도보다 스스로는 더 낮게 냉증을 자각하는 것은 아닌가 하는 생각이 들게끔 하는 연구 결과였다.

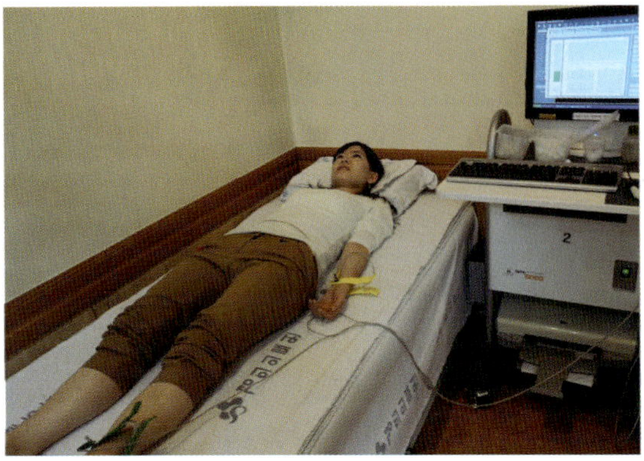

〈그림 10〉 HRV 검사 모습그림

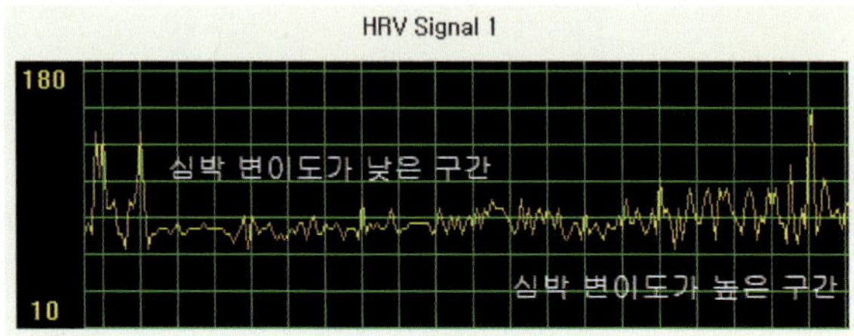

〈그림 11〉 HRV signal

일반적으로 일차 진료 현장에서는 5분동안 기록된 심전도 신호를 소프트웨어를 활용하여 분석해주는 심전도 장비를 응용하여 고안된 기기들이 활용되고 있다. 최소 5분의 안정을 취한 후 누워있는 자세를 유지하며 측정해야 한다〈그림 10〉. 이 외에도 최대 48시간 까지 심박변이도를 측정할 수 있는 휴대용 측정 장비들이 활용되고 있다.

❷ 해석과 응용

〈그림 9~11〉의 지표들은 경락기능검사의 주요 지표들로서, 심박의 변이도를 정량적으로 계산해내는 방법으로 주파수분석법이 주로 사용된다. 먼저 LF Low Frequency는 교감신경과 부교감신경 둘 다와 관련이 있다고 분석되며, HF High Frequency는 부교감신경의 활성도와 관련을 가진다. 피로, 우울 또는 고령의 체력저하 환자등에서는 〈그림 12〉에서처럼 두 지표의 절대치가 참고치에 비하여 감소되어 있는 것을 볼 수 있다.

그리고 또 하나 중요한 지표로 LF를 HF값으로 나눈 LF/HF 비가 있다. 이는 교감과 부교감신경의 균형도를 의미하는 지표로 정상범위는 0.5~2.0 이다. 급성스트레스 반응에서는 교감신경의 항진으로 비ratio가 상승하고, 만성적인 질환에서는 정상범주를 벗어난 수치들이 나타난다. 반대로 LF/HF 비가 너무 낮을 경우는 LF의 절대치가 많이 감소되어 있는 만성피로의 환자들에게서 자주 관찰 할 수 있다.

그러므로 검사 결과를 해석 할 때는 반드시 HF, LF, TP(Total power)의 절대치와, LF/HF값의 비〈그림 13, 14〉를 모두 참고하여 종합적인 해석을 하는 것이 중요하다.

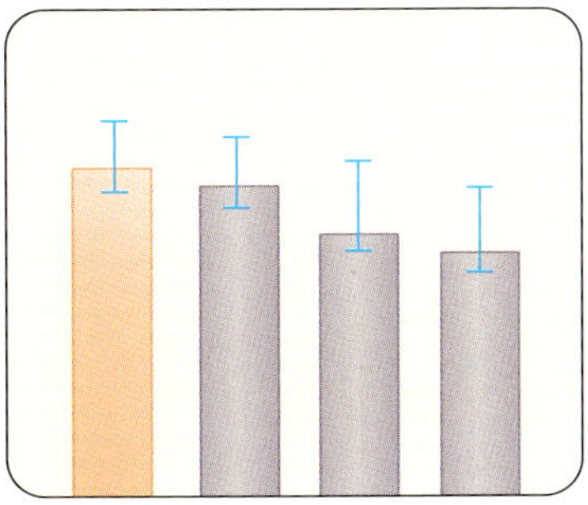

〈그림 12〉 주파수 분석 측정지표들

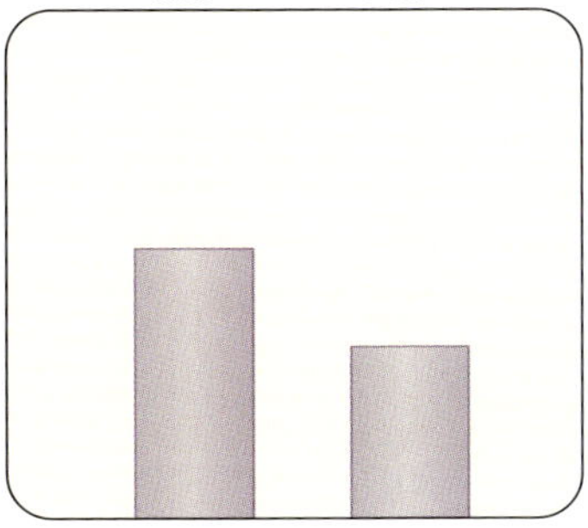

〈그림 13〉 교감신경(SNS) 와 부교감신경(PNS) 의 추정치

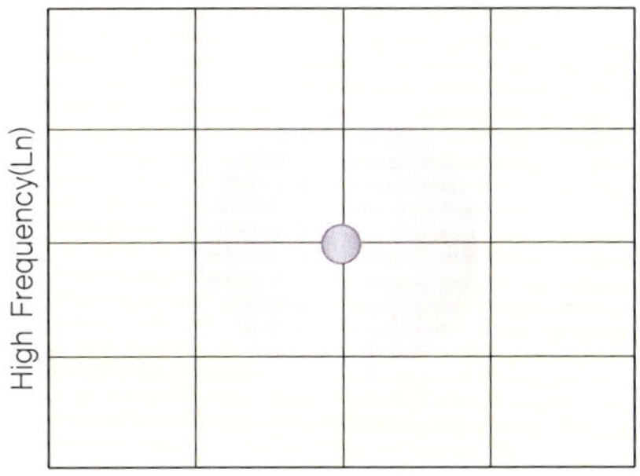

〈그림 14〉 LF와 HF의 상대적 균형도

3 혈맥어혈검사 – CAVI Cardio-Ankle Vascular Index & ABI Ankle-Brachial-Index 말초동맥의 경직도와 폐색정도 스크리닝 테스트

❶ 원리와 특징

일반적으로 CAVI로 알려져 있는 이 검사는 말초동맥의 경직도인 CAVI와 폐색정도인 ABI값을 추정해 볼 수 있는 선별검사로서 의미가 있다. 그 중에서도 특히 수족냉증 진단과 관련하여 혈관폐색을 스크리닝하는 ABI 값에 주목해야 한다. 발목상완지수, 즉 ABI의 원리는 다음과 같다〈그림 15〉. 일반적으로 말초혈관으로 갈수록 혈관저항의 증가로 혈압이 높아지는 것이 정상이지만, 심각한 협착이나 폐색이 있을 경우에는 해당부위의 혈압이 감소하게 되는 것을 이용한다. 수축기 발목의 혈압을 수축기 상완의 혈압으로 나누었을 때 그 값이 0.9 미만을 폐색의심으로 기준하면, 하지동맥의 협착에 대한 민감도가 95%, 특

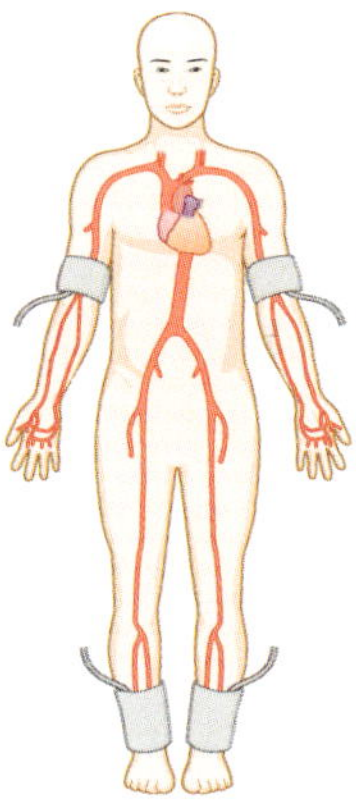

$$\text{ABI(우/좌)} = \frac{\text{우 발목 수축기혈압(우/좌)}}{\text{팔 수축기 혈압(우/좌)}}$$

정상수치: 1.1~1.3

ABI

- >1.3 하지동맥의 석회화 증가, 팔 동맥의 협착
- 1.1~1.3 정상
- <0.9 하지동맥의 협착

〈그림 15〉 ABI Ankle-Brachial-Index의 해석

이도 100% 에 해당한다. 검사장비가 심플하고 측정방법이 어렵지 않으며, 측정시간이 5분정도 소요되는 검사로 혈관 CT나 초음파 등의 정밀장비가 여의치 않은 1차 진료의 현장에서 혈관질환을 선별하는데 유용한 검사이다〈그림 16〉.

❷ 해석과 응용

특히 편측 족부의 냉증을 호소하는 환자에가 고령, 고혈압, 당뇨, 뇌혈관질환, 심장질환, 흡연, 고지혈증 중 한 두 가지 이상의 병력이 있으면서 발가락의 색변화, 족부에서 촉지 되는 박동의 감소가 보일 때는 ABI 값이 하지 동맥 폐색 유무의 선별검사로서 그 가치가 높다.

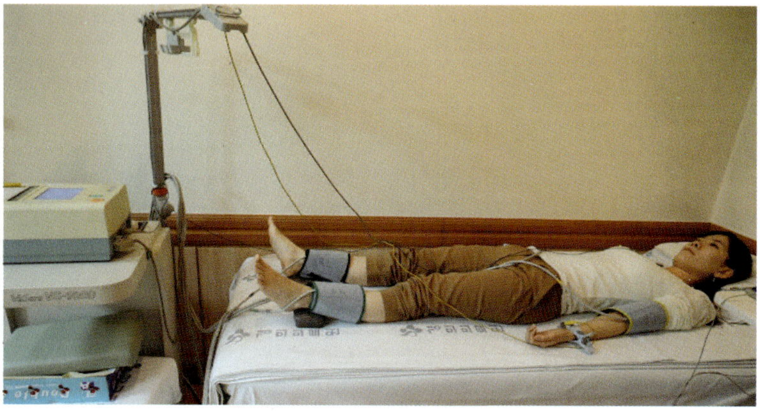

〈그림 16〉 혈맥어혈검사

4 조갑주름 모세혈관 현미경

❶ 원리와 특징

인체의 모세혈관을 직접 관찰 할 수 있는 부위중의 한곳이 손톱 바로 아래, 十宣穴에 해당하는 부위들이다. 조갑주름 모세혈관 현미경 Nailfold Capillary microscope 검사는 왼손의 4번째 손가락 손톱 밑에 투영액을 도포한 후 빛을 조사하여 특수현미경을 이용, 모세혈관을 고배율(300~1000배)로 확대, 관찰하는 검사이다. 재현성이 높고 검사방법이 비교적 쉬우며, 비용 또한 저렴하다. 일차성 레이노병과 이차성 레이노병을 감별하는 선별검사로서 신뢰도가 높으며 양방에서 보험수가가 적용되어 활용되고 있으나 한방 보험수가는 아직 없어 협진환경에서 시행해 볼 수 있다〈그림 18〉.

경피증과 피부근염, 루푸스, 류마티스병 같은 결합조직질환과 혈액질환, 혈압, 당뇨 등의 만성질환이 있는 경우 적혈구가 경화와 응집, 혈소판의 활성화가 증가되어 있으며, 혈장의 점도도 역시 증가되어 있다. 이와 같은 혈액의 질 저하로 인해 혈관조직의 구성이 변형되고 관련된 혈관벽의 비대 등으로 인해 모세혈관의 구조에 변형이 오게 된다. 조갑주름 모세혈관 현미경은 채혈이나 별도의 침습적인 과정이 없이 모세혈관의 변형, 일정한 범위 내에서 관찰되는 모세혈관의 수, 적혈구의 운동양상, 세포 외액의 투명도, 모세혈관의 출혈 등을 손톱주위에서 비교적 쉽게 관찰 할 수 있는 것을 이용하여 관찰 할 수 있다. 현미경에 연결된 모니터에 나타나는 영상을 캡쳐하거나, 수 초간 동영상을 저장하여 환자 개개인의 데이터를 관리할 수 있다.

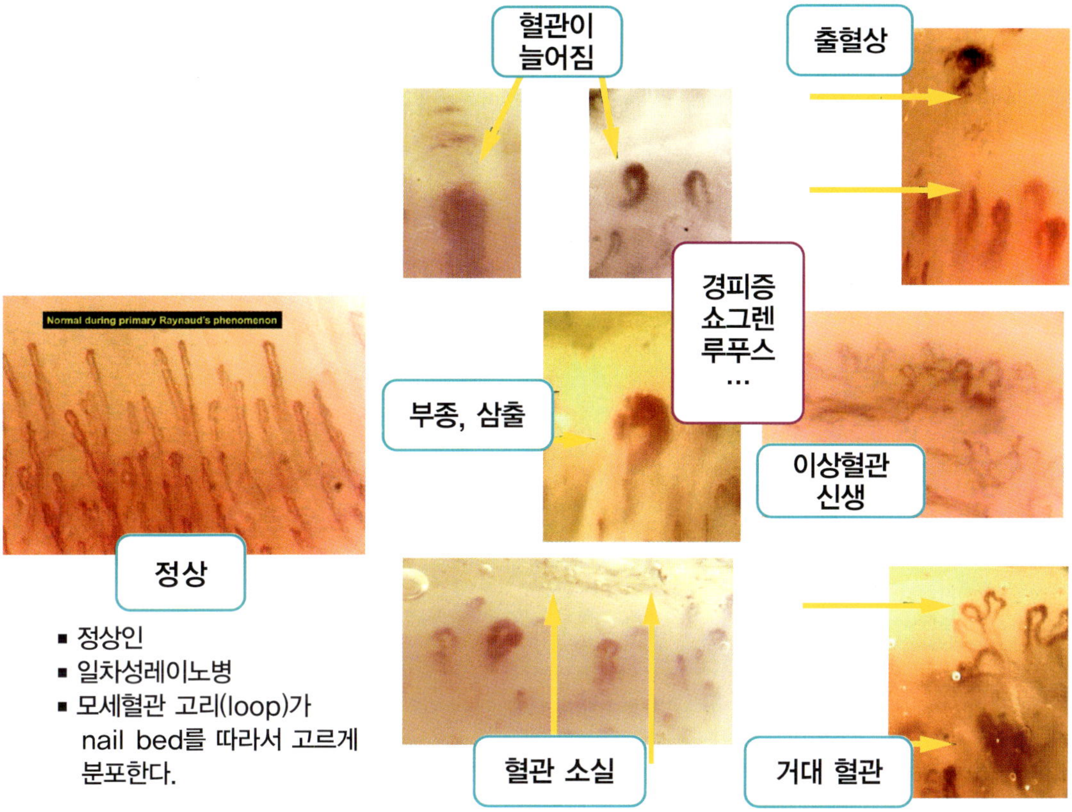

〈그림 17〉 일차성 레이노증상 환자와 결합조직질환 환자의 조갑주름 모세혈관 비교[Cutulo M.2005자료 수정인용]

❷ 해석과 응용

수족냉증이나 레이노현상이 있는 환자에게서 조갑주름 모세혈관 현미경 검사 시 모세혈관의 형태에 이상 소견이 발견된다면 예상되는 2차적 질환과 관련된 심화된 검사와 추적관찰이 필요하다. 그중에서도 경피증의 스크리닝에 모세혈관 현미경 검사는 강력하게 추천된다. 전신성 경피증systematic scleroderma 환자의 90% 이상에서 질병초기에 레이노현상이 발생하며, 또한 경피증 환자의 70%에서 질병단계의 맨 첫 증상으로 레이노현상이 발견되기 때문이다. 심지어는 장기간의 관찰결과, 심지어는 질병의 진행보다 20년 앞서 레이노현상을 보인 환자들도 있었다〈그림 17〉.

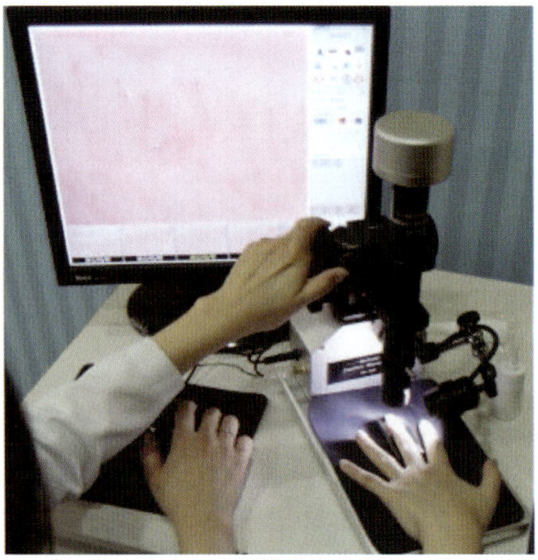

〈그림 18〉 조갑주름 모세혈관 현미경그림

다음은 경희대학교 한방병원에서 검사한 환자들의 영상이다〈그림 19, 20〉. 수족냉증을 호소하지만 다른 질환이 없는 여환과, 수족냉증과 함께 뇌졸중, 고혈압, 당뇨 등의 만성질환이 있는 환자의 조갑모세혈관이 형태적으로 차이가 있음을 알 수 있다. 두 환자 모두 다른 결합조직질환 등의 이상소견은 없었으나, 만성질환을 10년 이상 가지고 있던 환자의 모세혈관은 구조적으로 변형이 왔으며, 그로인해 말초혈액순환이 원활 하지 않음을 알 수 있다.

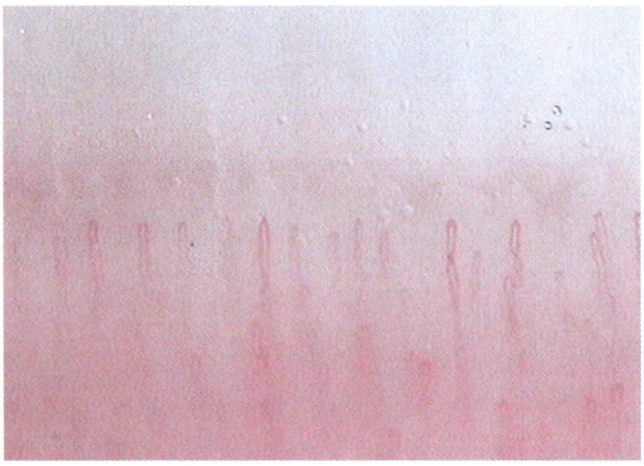

〈그림 19〉 정상 조갑 모세혈관
〈여, 60세, 기타병력 없음〉

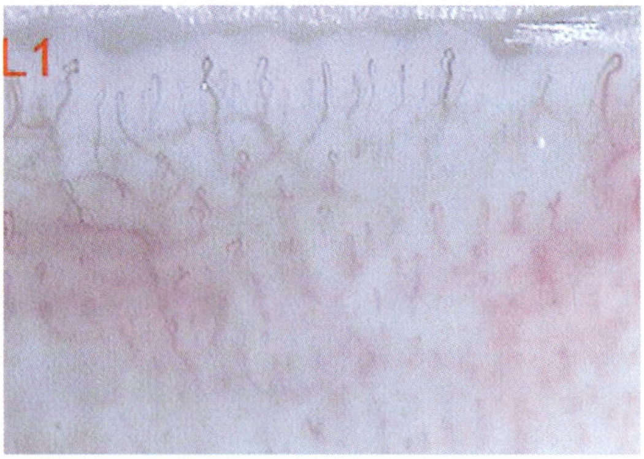

〈그림 20〉 만성질환 환자의 변형된 조갑 모세혈관
〈남, 65세, 수족냉증, 고혈압, 당뇨, 뇌졸중〉

5 적혈구 변형능과 응집성 검사

❶ 원리와 특징

다음으로는 적혈구의 변형능과 응집성 검사로서 말초혈액순환에서 혈유변학적 요인을 평가하는 검사이다. 혈유변성의 변화라고 하는 것은 쉽게 말해 혈액이 더 끈적이게 되는 것을 말한다. 혈액이 더 잘 엉

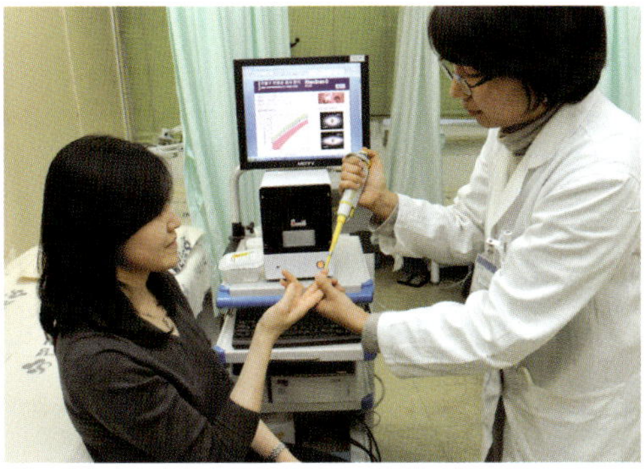

〈그림 21〉 적혈구 변형능,응집능 실제 검사 모습

키고, 각 혈구들이 유연성을 잃게 되며, 혈액의 흐름이 받게 되는 저항이 증가하는 등의 변화를 말한다. 이러한 변화들이 오게 된다면 모세혈관의 혈류순환이 원활하지 못함은 물론이거니와, 전체적인 혈액의 점도가 증가하여 비교적 큰 지름의 혈관에서의 흐름 역시 방해를 받을 수 있다. 이는 직관적으로 「어혈」의 병태와 관련지을 수 있다. 한중일의 많은 연구자들이 혈유변학적 이상과 「어혈」의 관련성에 대해 실험적, 임상적 연구를 진행하였다. 중의학의 어혈변증 진단기준에는 이미 혈액의 점도와 적혈구의 변형능, 응집능의 이상 항목이 포함되어 있다.

그 중 적혈구 변형능은 지름이 6~8㎛ 정도인 적혈구가 3~5㎛ 직경의 모세혈관을 통과하기 위해 모양을 변형시키는 것을 말하며〈그림 22〉, 응집성은 혈액속의 적혈구가 서로 응집하는 정도의 물리적 지표로써 적혈구의 응집되는 정도가 크거나, 응집 속도가 빠르면 응집성이 크게 나타난다〈그림 23〉. 이 둘은 혈액점도를 높여 혈액순환 장애를 초래하고, 경우에 따라서는 심혈관 질환 및 미세혈관질환 발병의 직접적인 원인이 되기도 한다.

변형능과 응집성 검사장비는 적혈구의 이러한 성질을 모세혈관을 구현한 카트를 이용해 체외에서 재현시켜 유변학적 상태를 체크한다. 이미 유럽과 일본에서는 의료기기로 상용화 되었다. 검사 방법은 상당히 간단하다. 사혈하듯이 마이크로리터 단위의 소량의 혈액을 채취하여 별다른 기술이 필요 없이 5분 이내에 검사가 가능하고 즉시 결과를 확인할 수 있다〈그림 18, 24〉.

❷ 해석과 응용

가장 많은 연구결과로는 당뇨가 있는 환자의 경우 혈구 변형능이 저하되어 말초 신경병증에 직접적으로 관련이 있음이 밝혀졌다. 본 클리닉에서 중풍환자에서 평소 수족냉증을 호소하는 환자에서 그렇지 않은 환자들에 비해 적혈구 변형능이 낮은 결과를 연구하여 이를 근거로 한방내과학회지에 발표하였다. 이

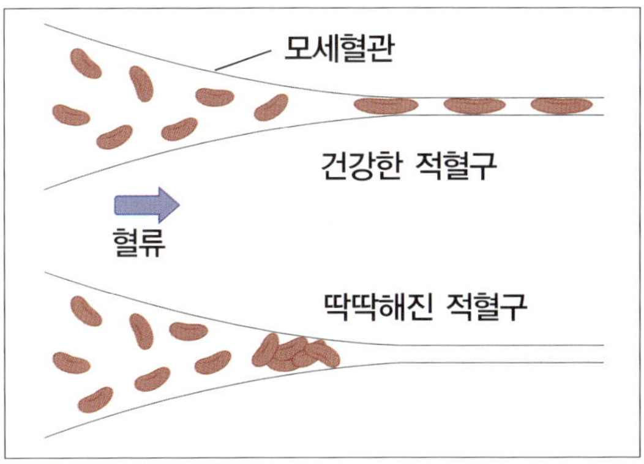

〈그림 22〉 적혈구 변형능 RBC Deformability

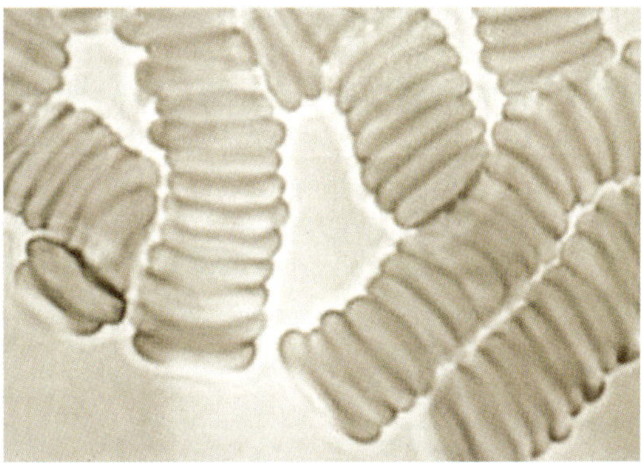

〈그림 23〉 적혈구 응집성 RBC Aggregation

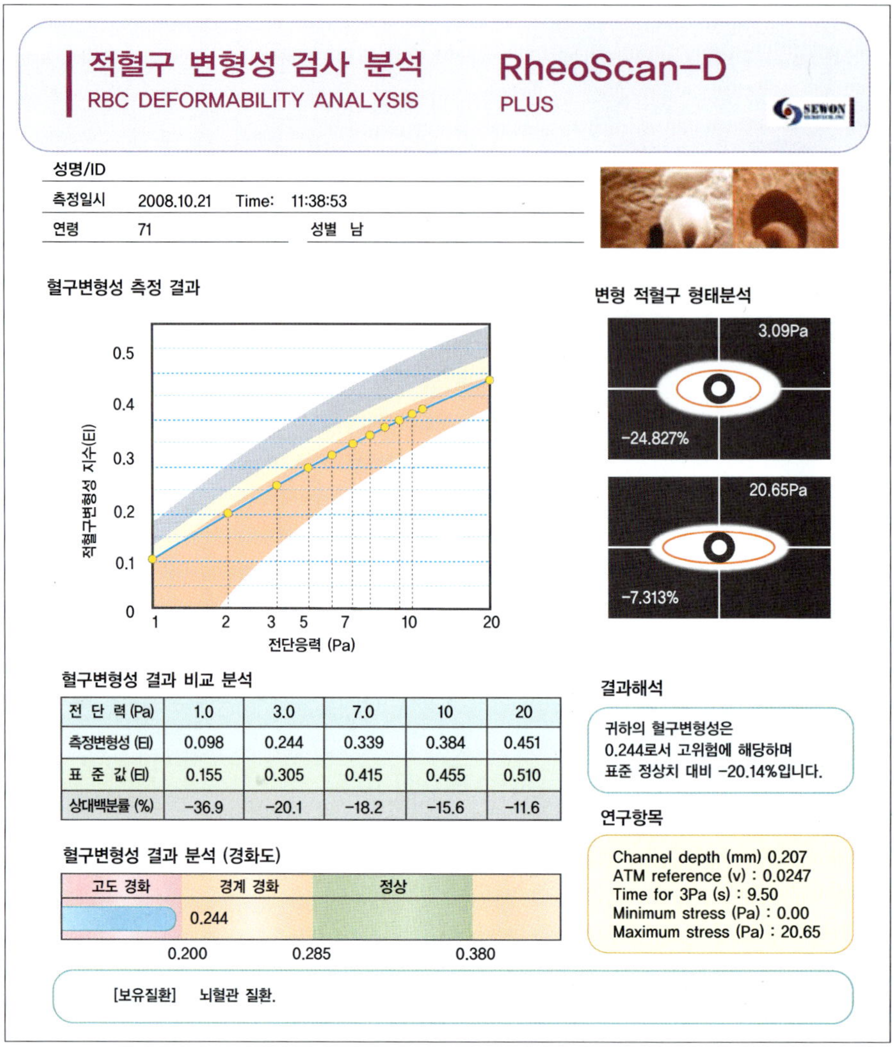

적혈구 변형성 검사 분석
RBC DEFORMABILITY ANALYSIS

RheoScan-D
PLUS

SEWON

성명/ID
측정일시 2008.10.21 Time: 11:38:53
연령 71 성별 남

혈구변형성 측정 결과

변형 적혈구 형태분석

혈구변형성 결과 비교 분석

전 단 력 (Pa)	1.0	3.0	7.0	10	20
측정변형성 (EI)	0.098	0.244	0.339	0.384	0.451
표 준 값 (EI)	0.155	0.305	0.415	0.455	0.510
상대백분률 (%)	-36.9	-20.1	-18.2	-15.6	-11.6

결과해석

귀하의 혈구변형성은
0.244로서 고위험에 해당하며
표준 정상치 대비 -20.14%입니다.

혈구변형성 결과 분석 (경화도)

연구항목

Channel depth (mm) 0.207
ATM reference (v) : 0.0247
Time for 3Pa (s) : 9.50
Minimum stress (Pa) : 0.00
Maximum stress (Pa) : 20.65

[보유질환] 뇌혈관 질환.

〈그림 24〉 적혈구 변형능 검사 결과

를 근거로 당뇨, 고혈압 등 미세순환에 영향을 주는 질환을 가진 환자들이 냉증을 호소 할 시 본 검사를 확인 해 볼 수 있다. 또한 결합조직질환이 의심되는 환자의 경우, 이차성 레이노가 의심되는 환자에게 검사가 필요하다.

또한 앞서 언급했듯이, 적혈구 변형능과 응집성은 환자가 어혈 병태로 보일 때 객관적인 진단 지표로서 활용이 가능하다. 참고로 최근 한방의 대표적 어혈 처방인 血府逐瘀湯이 인체의 적혈구 변형능을 개선시키고 뇌혈류량을 증가시켰다는 연구 결과를 필자들이 소속되어 있는 경희대 한의과대학의 순환신경내과에서 국제 학술지인 Evidence-Based Complementary and Alternative Medicine에 발표한 바 있다.

6 모노필라멘트 Monofilament

수족부의 감각이 '둔하다' 혹은 '덜하다', '얼얼하다' 등의 감각저하 양상을 보이는 냉증환자에게 간단하게 시행해 볼 수 있는 테스트다. 나일론 모노필라멘트검사 Semmes-Weinstein Monofilament를 통해 감각신경의 변화를 추정할 수 있다. 표준화된 장치를 사용하여 주관이 많이 개입되는 감각테스트를 최대한 객관적으로 측정하게 한다. 특히 이는 당뇨병으로 인한 족부 합병증 중에서도 감각신경의 변성을 평가하는데 유용하다. 만약 당뇨와 고혈압 등의 만성질환을 가진 환자가 수족부, 특히 하지의 감각저하 양상을 호소한다면 체크해 보도록 한다.

❶ 원리와 특징

플라스틱 핸들에 달려 있는 모노필라멘트를 이용하여 측정부위에 갖다 대고 모노필라멘트가 구부러질 때까지 눌러준다. 이때 가해지는 힘은 10g으로 이는 물건이 피부에 닿는 것을 느끼는데 필요한 가장 가벼운 촉감을 만들어 낸다. 누가 검사를 하던 간에 구부러질 때까지 눌러주면 정확히 10g의 힘이 가해지므로 이 상태에서 환자가 모노필라멘트가 닿는 것을 느끼는지의 여부를 확인하는 것이다. 진료실에서 활용 가능한 다양한 형태의 모노필라멘트가 있으며 대부분 의료용구회사들에서 구입이 가능하다.

❷ 주의사항

- 테스트의 민감도를 줄이는 두꺼운 굳은살을 피해서 시행한다.
- 피부의 모노필라멘트를 여러 번 두드리지 말고 한번만 눌러주도록 한다.

❸ 해석과 응용

당뇨병성 족부 신경병증의 경우 발바닥과 발등 등 특정 위치에 압력을 가해 감각이 정상인지 아닌지를 평가한다. 나일론 모노필라멘트를 눌러서 10군데 중 4군데 이상에서 감각을 느끼지 못하면 압력에 대한 감각이 감소해 발에 궤양이 생길 위험성이 높다는 것을 의미한다〈그림 25〉.

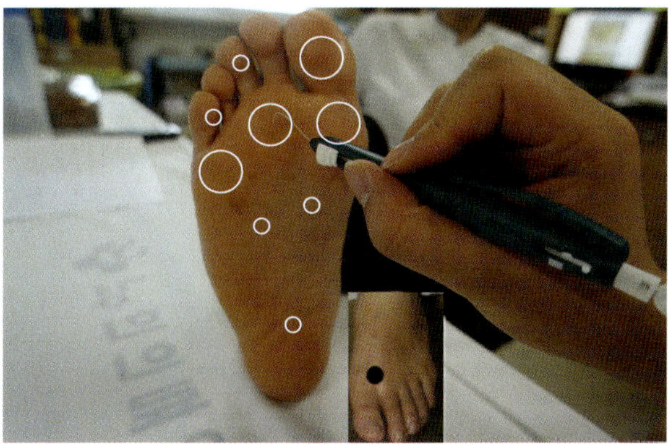

〈그림 25〉 모노필라멘트 검사와 족부 측정 부위

Chapter 06

냉증의 치료전략

한방처방의 작용 매커니즘에 따른 분류를 그 중 다각도로 디테일하게 시도한 학자는 淸代의 程國彭이다. 그는 『醫學心悟』에서 醫門八法을 제시하였는데 溫法에 대하여 "'溫' 이란 내부를 따뜻하게 하는 것이다. 臟이 寒邪의 침범을 받으면 반드시 溫劑를 사용해야 한다....그러나 마땅히 溫法을 사용해야 하는데 溫法을 사용하지 않아 그르치는 경우도 있고, 마땅히 溫法을 사용하지 않아야 하는데도 溫法을 사용하여 그르치는 경우도 있고, 마땅히 溫法을 사용하여야 하나 溫法을 사용함에 그 사람을 헤아리지 못하고 그 증상과 계절을 헤아리지 못하여 그르치는 경우가 있으니, 이들을 잘 살피지 않으면 안된다."라고 하였다. 이는 즉 실제 임상에서는 차다고 호소하는 환자에게는 부위와 증상에 따라 다양한 인자, 예를 들면 精, 氣, 神, 血, 水 등이 연동되어 있으므로 각 개인에 따른 맞춤치료가 필요하게 된다는 것이다.

그러나 냉증이라고 하여 溫法만을 사용하는 것은 아니다. 溫法과 和法, 和法과 下法 등 한두 세 가지의 치법을 혼용하여 냉증을 치료하는 것이 전략이다. 이는 『醫學心悟』에 역시 구체적으로 언급되어 있다. 『醫學心悟 · 醫門八法』에서의 溫法의 실제 응용이 다음과 같이 서술되어 있다.

- 겨울철 傷寒에는 溫散시켜야 하고, 傷風에는 溫解시켜야 한다.
- 寒痰이 壅蔽하였을 때는 溫法을 사용하여 開竅시켜야 한다.
- 찬 음식에 손상되었을 때는 溫消시켜야 한다.
- 中寒으로 갑자기 통증이 있으면서 대변이 오히려 딱딱할 때 溫藥으로 통증이 그치지 않는 경우에는 熱劑로 瀉下시켜야 한다.
- 여름에 당연히 찬 음식물을 먹게 되는데 갑자기 한사기 침입하게 되면 또한 마땅히 溫法을 써야 한다.
- 몸이 허약한데 寒을 협한 경우는 溫補시켜야 한다.

임상에서는 냉증과 두통, 냉증과 소화기증상, 냉증과 요통, 냉증과 정신증상 등의 카테고리로 환자를 보게 된다. 예를 들어 기가 부족하면 몸을 따뜻하게 하는 작용이 저하된다. 원래 체력이 약하든지, 위장이 허약한 사람들은 전신형 냉증으로 될 가능성이 높아진다. 四君子湯 六君子湯 補中益氣湯 경험방인 補益養胃湯의 적응이다. 血虛라는 혈액이 부족한 사람들도 냉증 발생률이 높아진다. 四物湯이 주 처방이다. 그러나 대부분 부종기미가 있으므로 血虛와 부종을 다 같이 잡는 當歸芍藥散이 빈용 된다. 필자의 최빈용 약물이 當歸芍藥散이다. 만성 피로에는 十全大補湯 補中益氣湯 補益養胃湯 경험방인 益氣補血湯 등이다. 정신증상에는 抑肝散 加味逍遙散 四逆散이 중심이다. 여기서 정신증상이라 하면 섬유근육통처럼 만성통증을 유발시키는 경우, 장기화 되면 정신적 요인이 포함된다는 임상 경험에 근거한다. 마츠다 쿠니 선생은 다음과 같은 처방 선택 flow chart를 제시하였다〈그림 26〉.

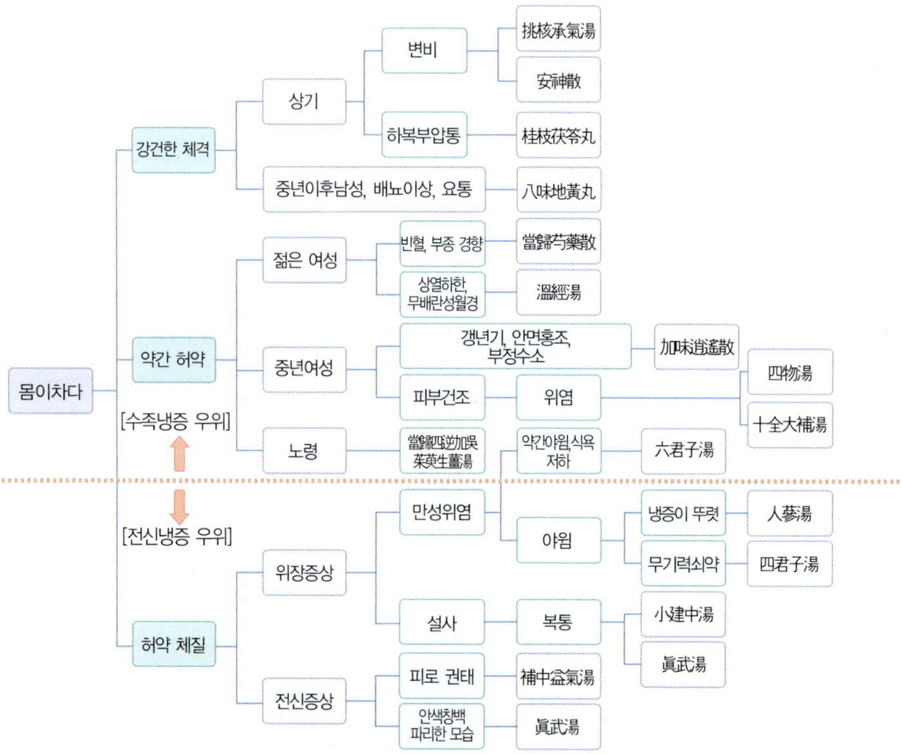

〈그림 26〉 냉증의 한방약 선택 [마츠다 쿠니 인용]

각 진료과에서의 해당질환 혹은 증상과 연관된 냉증의 특징과 치료에 관한 디테일한 내용은 각론에서 다양한 증례를 통하여 살펴보겠지만 치료 전략을 대강 정리하면 다음과 같다〈표 8〉.

〈표 8〉 냉증의 분류에 따라 주요 특징증상과 치료법

분류	특징증상	치료방법
전신냉증	전형적인 냉증으로 생체반응이 저하되어 열생산이 되지 않는 상태, 허약체질, 만성질환	신진대사를 높이고 따뜻하게 하는 처방
상열하한	가성냉증으로 氣는 위로 올라가면서 발은 차다	氣를 순환시키는 처방
사지말단냉증	어혈로 몸의 말초까지 혈액이 돌지 않아 냉증이 발증	驅瘀血劑
관절통 동반	무릎 하지가 잘 붓고, 관절액을 빼낸 과거력이 있기도 하다	利水劑

PART 02

1차성 냉증과 한방치료

Chapter 07

수족냉증의 한방치료 실제

우리들이 다루고자 하는 「냉증」의 1차성 질환이 「수족냉증」이다. 환자 본인의 자각증상으로서 '손 또는 발이 시리다'를 주증상으로 가지고 있는 경우이다. 치료하는 측의 타각적 소견이 아니라, 내원하는 치료 목적이 '손 · 발이 차다'는 증상이다. 최근 2~3년 사이 대중매체의 의학 · 건강 코너 에서 말초순환장애, 레이노 질환과 결부하여 수족냉증에 대한 이해를 높이고 있어 앞으로 내원하는 환자는 급증하리라는 전망이다. 왜냐하면 이전에는 '체질탓이다', '이런 증상도 치료 받아야 하는가' 하는 수준에 머물러 질병 차원으로 인식되지 못하였기 때문이다. 그러나 최근에는 일본발 건강서적의 체온저하가 문제되는 요즘 현대인들이 체온 상승을 꽤하여 자연 치유력과 면역력을 높여야 된다는 지적에 공감하는 분위기가 만들어 지고 있다. 이와 같은 국내외 핫 이슈로 등장하고 있는 「수족냉증」을 병리적인 검토와 더불어 한방치료의 실제를 다루고자 한다.

1 냉증 한방치료 실제 : '손발이 차다' 는 자각증상 호소 환자 분석

우리들이 운영하고 있는 클리닉을 방문한 환자들의 최근 약 18개월(2010월 1월 1일~2011년 06월 30일)동안 외래 진료 기록을 분석하여 다음과 같은 정보를 얻을 수 있었다.

1 질환코드

개정된 질병분류코드에 따라 레이노질환과 관련된 질병코드는 다음과 같다. 단순히 손이 시리다, 차다고 온 경우에는 I73.0이 가장 많이 사용되었다. 한의원에서도 종창을 동반하지 않는 단순 수족냉증에는 I73.0을 사용하면 큰 오류는 없겠다.

- I73 기타 말초혈관 질환(Other peripheral vascular diseases)
- I73.0 레이노 증후군(Raynaud's syndrome)
- I73.00001 레이노 병(Raynaud's disease)
- I73.00003 레이노현상(속발성)(Raynaud's phenomenon(secondary))
- I73.01002 레이노 괴저(Raynaud's gangrene)
- I73.1 폐색성 혈전 혈관염[버거병](Thromboangiitis obliterans[Buerger])
- I73.8 기타 명시된 말초 혈관 질환(Other specified peripheral vascular diseases)
- I73.8001 말단청색증(Acrocyanosis)
- I73.8003 혈관운동성 [노트나겔형] 말단지각 이상증(Vasomotor[Nothnagel's type] acroparaesthesia)
- M34.1 모세혈관확장증의 조합-석회침착증, 레이노현상, 식도성 기능장애, 손발가락 경화증 (Combination of calcinosis, Raynaud's phenomenon, Esophageal dysfunction, sclerodactyly, Telangiectasia)

Note

수족냉증에 사용 가능한 한의분류 U code

- U23.8 비증
- U24.4 마목 (Numbness)
- U24.1 불인
- U57 궐음병증
- U50.0 풍한증
- U50.3 한습증

2 수족냉증의 호소

물론 수족 냉증을 주소로 내원한 환자들 중, 초진 시 '손발이 차갑습니다' 라고 전형적인 표현을 사용하는 경우도 있다. 하지만 냉증이라는 것이 주관적인 증상에 더 가까운지라 그 표현이 환자마다 다양하며, 때로는 자세한 문진을 통해서만 얻을 수 있는 치료의 포인트가 되는 정보가 환자의 말 속에 담겨 있기도 하다. 그러므로 최대한 환자가 말한 그대로를 챠트에 기록하도록 하였다. 그 중 생생한 표현들을 몇 가지 정리해 보기로 한다.

- 손가락에 얼음이 박힌 것처럼 차가워요.
- 찬물에 손을 넣을 수 가 없어요.
- 추위를 잘 타서 선풍기 바람도 싫어요.
- 냉기가 발끝에서 무릎까지 올라오는 것 같아요.

- 찬 공기에 닿아도 금방 손이 시려요.
- 이불을 덮어도 손발이 시려요.
- 한여름에도 양말을 신고 있어요.
- 발바닥이 시리고 식은 땀이 나요.
- 손가락 마디가 시리면서 저리고 아프기 까지 해요.
- 장갑 없이는 야채도 못 씻겠어요.

3 월별 초진 환자

경희대학교 한방병원 수족냉증 클리닉에 내원한 초진환자는 winter season이 다른 계절에 비하여 많음을 보여주지만, 흥미롭게도 summer season인 7, 8, 9월에도 초진환자들이 다소 있는 것은, 여름철 착용한 의복이 얇은 상태에서 지나친 실내 냉방으로 인한 냉자극을 받아 증상이 심화된 환자들이 늘어나고 있기 때문이다〈그림 27〉.

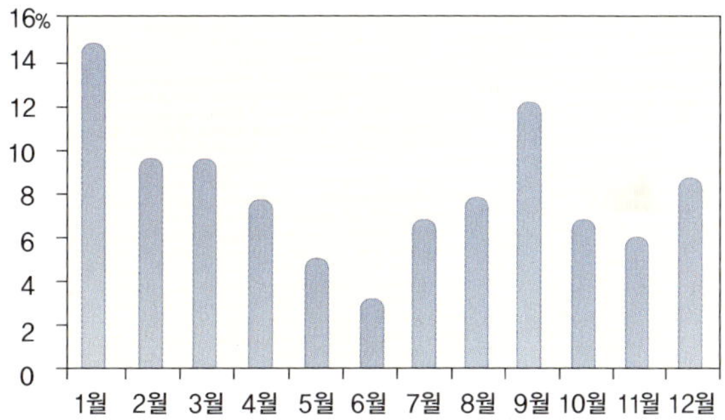

〈그림 27〉 월별 초진 비율

4 성별

본 클리닉의 내원환자 성별은 남성에 비해 여성이 약 2.5배정도 많았다〈그림 28〉. 콘도 등이 1987년 젊은 남녀를 대상으로 냉증여부를 조사했을 때, 그 결과 남성의 경우 23.3%, 여성의 경우 55.6%가 각각 냉증에 해당하였다. 이는 본 냉증클리닉에 내원한 환자의 성비율과도 일치하는 것으로 여성에서 냉증의 발증빈도가 높다는 생각을 뒷받침한다.

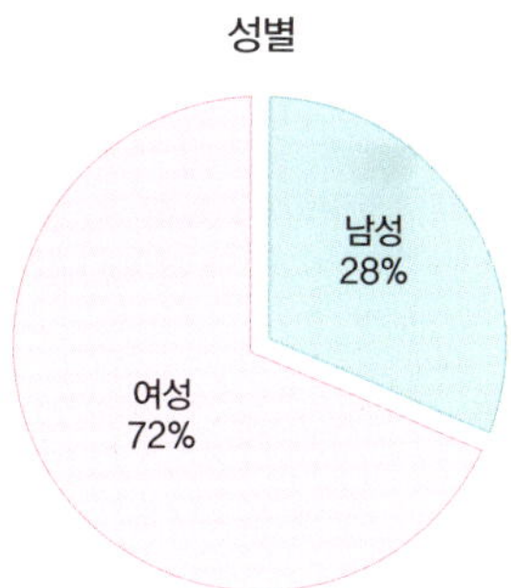

〈그림 28〉 남녀 비율

5 내원 환자의 연령분포

경희대학교 한방병원 수족냉증 클리닉 외래 초진 당시의 연령은 50대가 가장 많았으며, 40대, 60대, 20대 순으로 많았다〈그림 29〉.

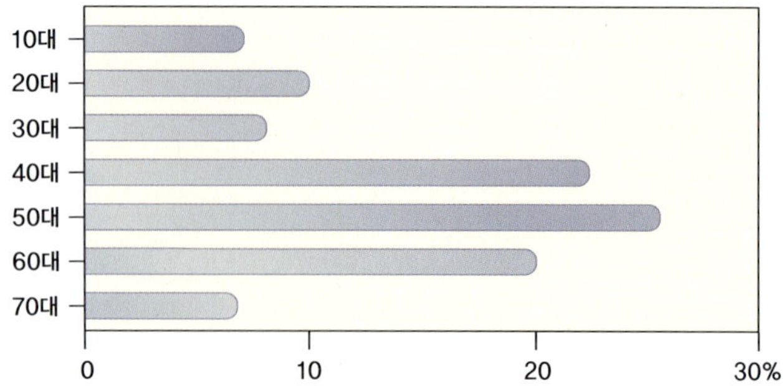

〈그림 29〉 수족냉증환자의 연령분포

6 수족 냉증 발병 연령

냉증 발병 연령은 50대가 가장 많았으며, 40대,10대 순으로 많았다〈그림 30〉.

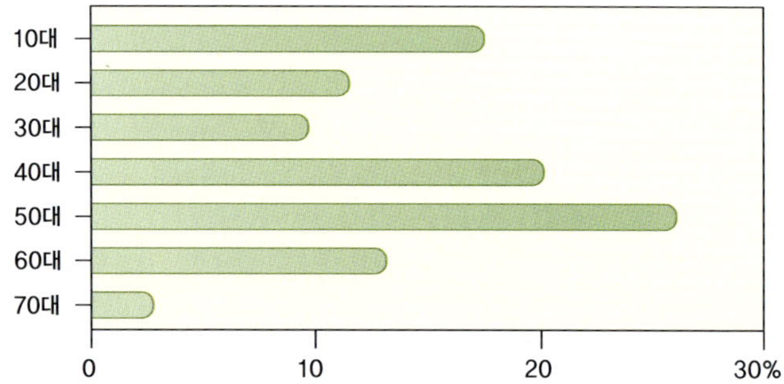

〈그림 30〉 수족냉증 발병연령

7 유병기간

환자들의 냉증 호소 기간은 평균 5년(5.4년~8.4년) 이었다.

8 대상자의 과거력

수족냉증 환자의 과거력을 조사 했을 때 가장 많은 비율을 차지하는 것은 고혈압과 음주, 고지혈증, 무릎 관절질환, 당뇨, 흡연 순이었으나 대부분 10% 내외 였다. 그 외 기타로 갱년기증후군, 동상, 자궁내막염, 자궁암, 자궁근종, 추간판탈출증, 우울증 등이 있었다.

9 수족냉증의 진단과 치료 경험

수족냉증과 관련하여 한방병원 내원 전의 다른 의료기관에서 진단과 치료를 경험한 적이 있느냐는 질문에 없다고 대답한 사람이 51%, 양방병원에서 치료한 적이 있다고 한 사람이 28%, 한의원에서 치료한 사람이 20%였다.

수족냉증에 대한 진단을 받은 경우 진단명으로는 가장 많은 것이 레이노증후군이었고, 말초신경병증, 경피증, 한냉알러지, 혈액순환장애 등의 순으로 조사되었다 그 외에 베체트병, 류마티스병, 퇴행성관절염, 수족다한증, 손목터널 증후군, 경추부 추간판 탈출증이 각 1명씩 있었다. 또한 타 의료기관에서 진단을 위한 검사 등을 시행 하였으나 진단명을 파악하지 못한 경우가 7명이었다. 기존의 자료로서 川越등은 2003년에 수족냉증 뿐이 아니라 전체 냉증(본서에서의 2차성 냉증까지 포함) 환자를 대상으로 관련된 질환을 정리하였다. 그의 조사에서는 쇼그렌증후군(41.7%), 갱년기장애(31.1%), 신경증(26.6%), 변비(26.2%), 만성질환(26.2%), 불면증(23.1%), 어지럼증(23.1%), 월경이상(21.1%), 우울증(20.9%)순으로 주로 교원병, 여성질환, 신경정신질환과 기타 우울증, 변비 등의 증후가 주로 냉증환자와 관련있는 질환으로 요약되었다. 냉증의 범주를 확장시켰을 때 수족냉증클리닉의 환자들에 비하여 「냉증」이 더 다양하고 전신적인 질환과 관련됨을 알 수 있다.

10 냉증 호소 부위

손발이 모두 차갑다는 경우가 가장 많았고, 그 다음으로는 발 또는 하지부만 차갑다는 환자들이 다음으로 많은 반면, 손과 상지부만 시리다고 호소하는 환자는 10%미만으로 적었다〈그림 31〉.

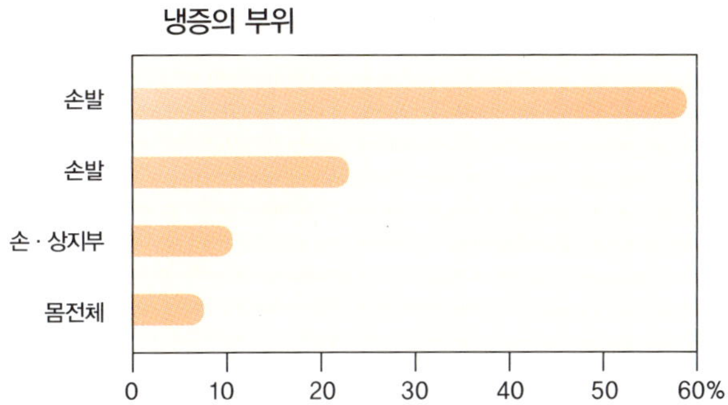

〈그림 31〉 냉증호소 부위

11 냉증의 호소 양상

냉증의 주관적 감각에 대한 호소는 크게 시리다, 차다, 저리다, 아프다로 그룹화 되었으며 분포는 다음과 같다. 시리다, 차갑다, 차다와 같이 온도 감각의 이상에 대한 호소가 70% 가량이나, 저리다, 아프다와 같은 통각과 관련된 이상감각을 호소하는 환자들도 30%가 넘었다〈그림 32〉.

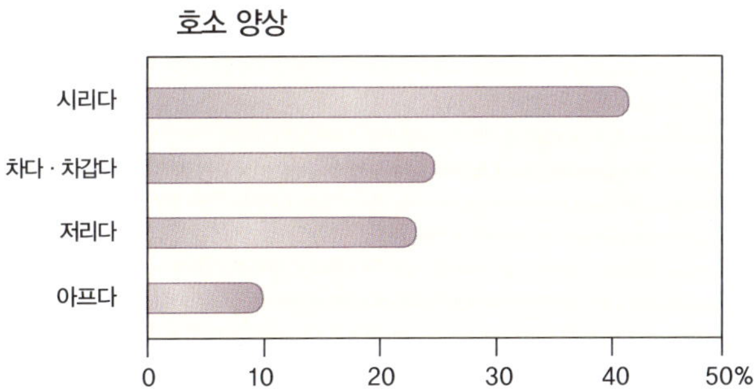

〈그림 32〉 냉증의 호소 양상

12 수족 냉증에 수반하는 계통적 증상

환자들은 수족냉증외에도 여러 신체적, 정신적 증상을 동반하는 경우가 대부분이다. 이러한 증상을 〈표 9〉에 계통적으로 분류해보았다.

〈표 9〉 수족냉증에 수반되는 계통적 증상

안면부 증상	전신 증상	근골격계 통증
상열감 안면홍조 안면부종 다한증	피로 전신소력 신경예민, 답답함 추위를 잘 탐	경항통, 항강 양측 어깨통증 요통 두통
소화기계 증상	**생리주기**	
식욕저하 소화불량 복부 불편감 더부룩함 변비	생리통 하지부종 월경주기이상	

13 재진율과 호전도

외래 방문 환자의 재진율은 54%정도 였다. 그 중 50% 이상의 호전 효과를 본 환자들이 60%에 달했다. 재진 환자의 한약 복용일수는 평균 60일(28일~150일)이었다. 분석결과 흥미로운 사실은 50%이상의 호전을 보인 환자의 90%가 한약치료 시작 후 길어도 90일 이내에는 호전반응이 나타났다는 것이다. 이를 토대로 2~3개월의 치료기간을 기본으로 하는 '냉증 치료 프로그램' 의 보완이 필요하며, 무엇보다도 한방치료의 비용적 부담을 해결하는 것이 재진율 향상의 가장 큰 과제로 생각된다〈그림 33〉.

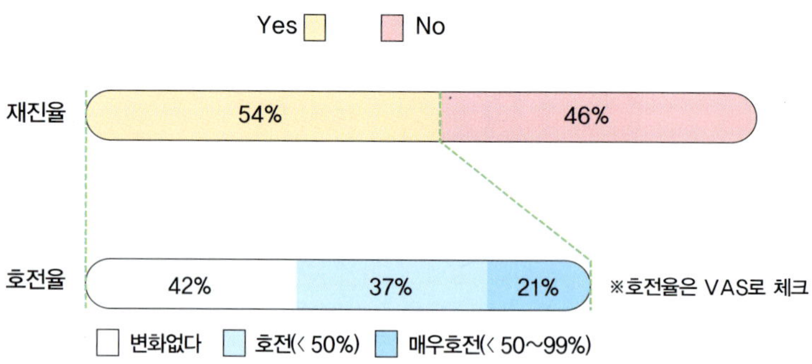

〈그림 33〉 한방치료 후 호전도와 재진율

Chapter 08

수족냉증의 감별진단

수족냉증 진료에서는 자극에 의해 손가락의 색이 변하는 레이노현상(Raynaud' s Phenomena)을 동반한 수족 냉증과 동반하지 않은 수족 냉증으로 크게 나누어 접근한다.

1 레이노현상

1 정의

최초의 보고는 1862년 프랑스인 의사 Maurice Raynaud의 '저온에 노출된 후 발생하는 손가락, 발가락의 허혈현상' 에 대한 임상논문에서 시작되었다〈그림 34〉. 이후 이러한 현상은 그의 이름을 빌려 '레이노현상' 또는 '레이노병' 등으로 명명되었으며, 관찰과 연구를 거쳐 현재는 '한랭노출 또는 스트레스에 의해 사지의 혈관이 과도하게 수축되어 손 또는 발이 하얗게 되고 모세혈관 내 정체된 혈액이 Desaturation(산소 포화도의 저하)으로 파랗게 변하다가 나중엔 혈관의 확장작용으로 붉은 색으로 변하면서 소양감이나 통증을 유발하는 현상' 으로 정의되고 있다〈그림 35, 36〉.

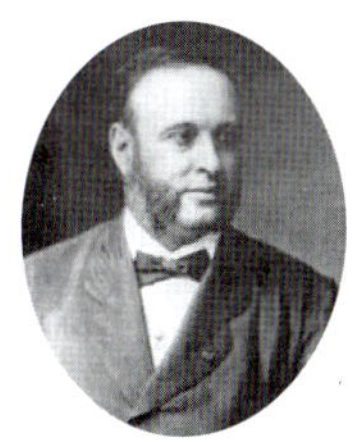

〈그림 34〉 Maurice Raynaud(1834~1881)

물론 이러한 색의 변화가 모든 사람에게서 같은 순서로 나타나지는 않으며, 한두 가지의 변화만을 겪기도 한다. 중요한 것은 인체가 추위 혹은 스트레스에 노출 될 경우, 인체 심부 온도를 보존하기 위해 말초 손발가락의 혈류 공급을 감소시키는 것은 아주 정상적인 반응이라는 것이다. 특히 사지말단의 피부에 접한 작은 동맥들은 혈관의 지름을 좁히는 방법으로 혈류량을 감소시킨다. 그러나 레이노현상을 보이는 환자들에게서는 이러한 지극히 자연적인 반응이 극단적으로 과장되어 문제가 된다.

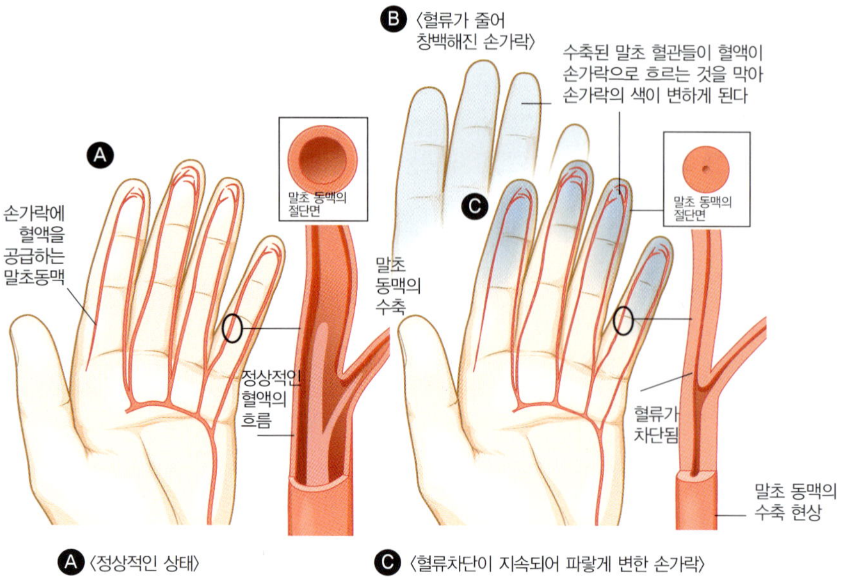

〈그림 35〉 레이노현상의 병태

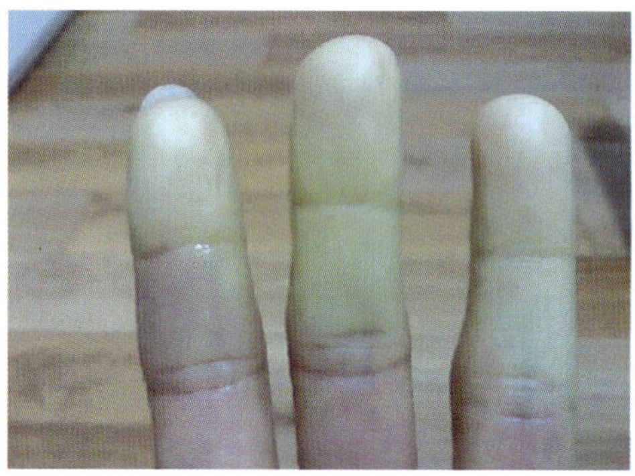

〈그림 36〉 레이노현상-혈류가 차단되어 창백해진 손가락

2 유병율

발생빈도는 약 3.3%에서 20%까지 보고되는데 지역과 인구의 특성에 따라 차이가 크다. 전 세계적으로 동절기의 기온이 낮게 내려가는 나라에서 발생률이 더 높게 보고되고 있으며 우리나라는 약 12%정도로 파악된다. 남성보다는 여성에게서 4~9배 많이 발생한다.

3 원인

정확한 원인은 알 수 없다. 혈관 조절에 영향을 미치는 혈관내피인자, 신경조절, 호르몬, 혈액응고 관련 체액성 인자 등과 관련하여 원인을 탐구하고는 있지만 현재까지 밝혀진 바를 종합해 보면 하나의 원인이 아닌 여러 인자들이 복합적으로 관계하는 질환으로 생각된다. 초기에 Maurice Raynaud는 손가락

혈관에 분포하는 교감신경의 항진에 의해 혈관수축이 과도하게 발생하여 허혈이 유발된 것이라고 추측하였다. 그러나 학자들은 교감신경절의 절제 후에도 레이노현상이 나타나는 것을 확인하였으며, 국소 마취를 이용한 교감 신경 차단 요법 역시 레이노현상이 발작하는 것을 완화시키지 못하는 경우가 많다는 것을 알게 되었다. 이후 β-thromboglobulin을 위시한 혈소판 응집능의 항진, 혈액점조도의 증가, 적혈구변형능의 이상 등의 혈액의 체액성 인자들을 중심으로 연구되다가, 최근에는 혈소판에서 오는 ThromboxaneA2(TXA2)의 생산항진과 혈관벽세포에서 분비되는 Prostacycline(PGI2)의 생산저하로 혈액점조도와 응집성을 유지하는 밸런스가 무너지고, 혈관연축vasospasm이 동반될 경우 레이노증상이 야기되는 것이 아닌가 하고 추측하고 있지만 이 역시 명확한 것은 아니다.

4 진단

진단에 있어 정확한 검사방법은 없다. 허혈이 촉발되는 상황, 주로 저온노출과 감정적 스트레스에 의해 에피소딕하게 발증하는 것이므로, 진료실에서 증상을 재현시키거나 증상 발생 당시의 환자 스스로가 핸드폰에 내장된 카메라로 색이 변한 손의 모습이 찍힌 사진을 직접 확인하기 전까지는 환자의 호소에 기대어 진단하게 된다.

5 분류

레이노현상은 크게 1차성(레이노병)과 2차성으로 분류되며, 증상의 진행과 예후 등에 있어 차이가 크다.

2 수족냉증 without 레이노현상

수족냉증으로 내원하는 환자를 보면 레이노현상을 동반하지 않는 수족냉증을 호소하는 환자가 레이노현상을 동반한 환자보다 훨씬 더 많다. 그러나 레이노현상을 동반하지 않는다고 해서 단순히 체질의 문제나 냉자극에 대한 예민함의 문제로 접근하지는 말자. 말초신경질환, 척추 추간판 질환, 당뇨병성 신경병증, 심지어는 뇌신경 질환 등의 감각신경성 이상과의 관련성과 갱년기증후군, 갑상선 기능 저하증, 우울증, 다이어트 등의 전신의 대사 및 호르몬 등과의 관련성에 따라 치료의 대강이 달라 질 수 있기 때문이다.

1 한냉 민감성

냉자극에 대한 반응의 정도가 민감하여 찬 온도에 노출 시 손발의 피부가 차가워지면서 뚜렷한 경계선이 없이 피부가 얼룩덜룩해지는 정도의 체표의 반응이 일어난다. 한냉 민감성 'cold sensitivity' 이라 부르기도 한다. 대부분 별다른 기질적인 질환을 동반하지 않는다. 주로 스트레스, 자율신경이상, 저체온증,

갱년기장애, 월경이상 등의 상태와 관련이 많다. 특히 갱년기증후군의 경우 호르몬의 변화로 인해 자율신경 조절이 원만치 않아 혈관운동 조절기능이 저하된다. 이와 관련해 보통 안면홍조, 발한 등의 증상이 일반적이지만 그 외에도 급격한 혈관수축 작용으로 인하여 손이 저리거나 손발이 차지면서 피부에 민감한 반응이 나타나기도 한다.

원래도 평균적으로 여성의 손의 온도는 남성보다 낮은데, 이러한 이유로 폐경 후에는 남녀의 온도 차이가 더 커지게 되는 것이다. 비단 갱년기 여성뿐만이 아닌, 가임기 여성에게서도 생리주기에 따라 한랭자극에 대한 사지 혈류의 반응은 다르게 관찰되었다는 연구결과에서, 여성호르몬이 수족냉증의 원인적 역할을 할 수 있다는 추측이 가능하다.

2 말초신경 이상

말초신경 이상징후는 차갑거나 시리다는 호소뿐이 아니라, 오히려 저리다, 찌릿하다 등의 감각이상을 주소하는 환자로 이 역시 수족냉증 클리닉에서 많이 접할 수 있는 케이스이다. 진료실에서 환자 스스로가 손발을 주무르는 동작과 함께 '피가 잘 안 통하는것 같아요' 라며 혈액순환장애를 의심하는 것을 심심찮게 볼 수 있다. 그러나 저린 증상이 특히 한쪽에 두드러지게 나타날 때는 국소적인 감각신경의 전도(傳導) 이상이 우선적으로 의심된다. 신경이상으로 인한 저림증은 수지말단의 어느 위치에서 신경이 눌려 기능을 다하지 못하느냐 따라 증상이 다르게 나타난다.

3 손목터널 증후군 (수근관 증후군, 팔목 증후군, carpal tunnel syndrome)

그 중 가장 발생 빈도가 높은 것은 손목터널 증후군이다. 손목의 손바닥 부위에 위치한 터널 같은 구조의 안으로 지나가는 정중신경이 어떠한 원인들에 의하여 압박되어 생기는 증후군이다. 여자에게 흔하고 특징적으로 손목의 통증과 손바닥, 손가락 1, 2, 3지에서의 저린 증상이 손과 손목을 많이 사용한 후 밤에 더 심하며 양측성인 경우도 흔하다〈그림 37〉. 손목을 1~2분간 굽혔을 때 증상이 유발되는 팔렌사인이 양성이며 심한 경우 엄지의 근력약화와, 어제혈 부위의 근육위축을 보이기도 한다〈그림 38〉.

4 주관 증후군 (cubital tunnel syndrome)

주관 증후군은 척골신경이 팔꿈치 내측의 건막으로 이루어진 터널구조를 통과하는 부위에서 포착에 의해 신경장애를 일으키는 것으로 남자에게 많다. 서서히 진행되며 1년이 지나서야 증상을 보이는 경우가 많다. 새끼손가락이나 넷째손가락의 저리거나 화끈거리는 이상감각이 가장 흔한 증상이며 통증은 많지 않다〈그림 39〉. 주먹을 쥐는 힘이 약해지기도 한다.

5 척추 추간판 병증

경추부 추간판 병증은 흔히 엄지와 검지 혹은 중지의 저린 증상이 나타나기도 하며 요추부의 경우 하

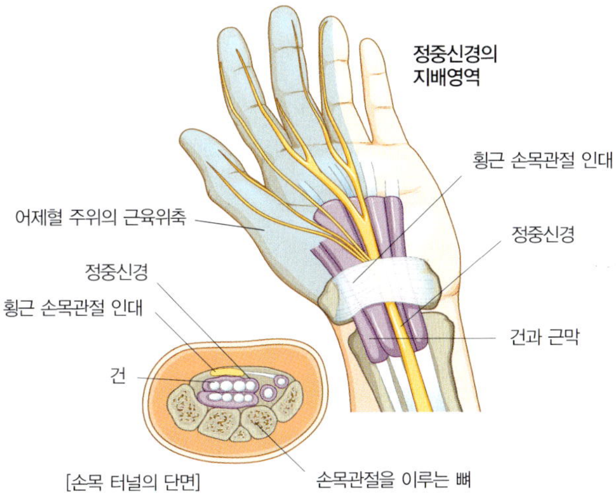

〈그림 37〉 손목터널 증후군 증상부위

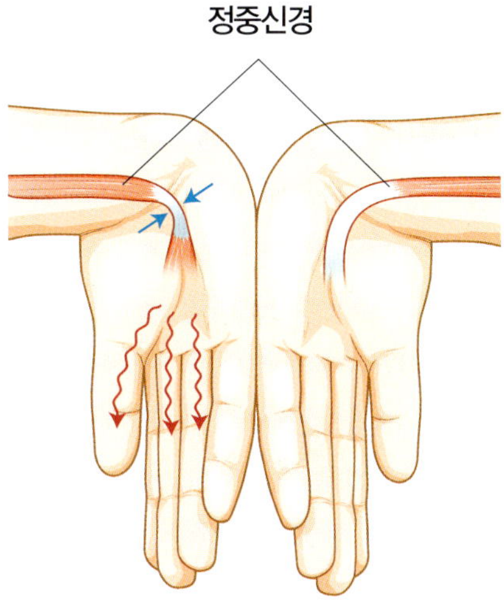

〈그림 38〉 팔렌사인 Phalen sign

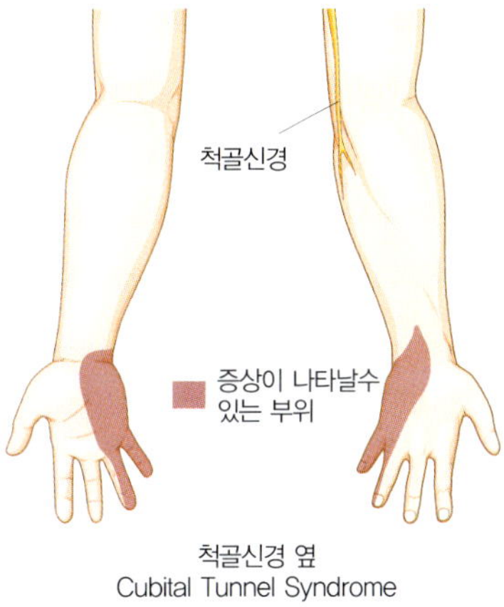

〈그림 39〉 주관 증후군 증상부위

지의 옆쪽과 뒤쪽이 저리기도 한다. 특히 5번 요추 신경근이나 1번 천추 신경근이 압박을 받으면 발에 통증 외에도 냉감각을 호소할 수 있다.

6 당뇨병성 신경병증

당뇨병을 앓고 있는 환자의 경우 당뇨병성 신경병증으로 인하여 손저림과 감각이상이 나타날 수 있다. 당뇨가 진행됨에 따라, 말초신경내의 모세혈관 기저막이 두꺼워지고 만성적인 신경섬유의 손상으로 이어지면 먼저 감각신경이 주로 손상을 받기 때문이다. 그 중 여러 신경이 관여되어, 피부분절과 다른 양상으로 증상이 나타나는 경우를 distal polyneuropathy 라고 한다. 당뇨환자의 신경변증 중 가장 흔한 형태로 혈당조절이 잘 되지 않거나, 당뇨병의 유병기간이 25년 이상 된 환자들의 50%에서 발생한다. 주로 발과 하지에 저리고 무딘 감각이 지속되며, 심한 경우에는 손을 침범하기도 한다. 한편 급성당뇨신경병증acute diabetic mononeuropathy은 당뇨환자의 말초신경이 외부 압력이나 죄임(포착) 등에 의해 쉽게 손상을 받는 상태와 관련되며 정중신경의 손목터널 증후군carpal tunnel syndrome이 빈도가 높다.

이외에도 불안장애가 있는 경우 자율신경의 활동성이 과항진되어 빈맥, 입마름, 현기증 이외에 수족냉증 발생하기도 한다. 퇴행성 뇌신경질환의 하나인 다발성 경화증(MSA Multiple System Atrophy)에서는 자율신경 이상이 초기 증상일 수 있으며 그 중 하나로서 양손이 차다고 호소할 수 있다. 완고한 만성적 통증질환인 섬유근육통의 경우도 자율신경이상증상으로 수족냉증, 발한, 빈맥 등이 흔히 동반된다.

이상으로 열거했던 수족냉증의 원인이 되는 질환들은 다음과 같이 정리해 보았다〈표 10〉. 원인이 되는 질환에 따라 자율신경장애, 혈관수축, 말초 조직의 염증경향, 신경호르몬의 불균형, 혈액응고, 신경전도장애 등의 다양한 기전들이 복합적으로 관여한다.

〈표 10〉 수족냉증과 관련 질환

수족냉증이 나타날 수 있는 질환
■ 한냉민감성: 호르몬의 변화와 자율신경 부조화 ■ 갱년기증후군 ■ 월경이상 ■ 갑상선 기능저하증 ■ 다계통 위축증 ■ 스트레스, 불안에 대한 생리적/일시적 현상
■ 말초신경 이상; 신경 주행 주변으로 국소적인 압박이 가해져 증상이 나타남. ■ 주관 증후군; 손가락 4, 5지가 저리고 감각이 무뎌진다 ■ 수근관 증후군; 손바닥과 엄지, 검지, 중지가 저리고 잠잘 때 심해지는 경향 ■ 추간판탈출증; 기침, 용변등 힘을 쓸 때 저린 증상이 심해진다.
■ 레이노현상 ◇ 원발성 레이노현상 ◇ 2차성 레이노현상 (기저질환) • 결합조직질환: 전신성 경화증. 전신성 홍반성 루프스, 류마티스 관절염, 타카야수 동맥염, • 기계적 손상: 지속적 진동자극-Hand arm vibration syndrome(타이피스트, 피아니스트, 굴착공, 벌목공, 연마공 등), 동상,감전 등 • 혈액의 과다점조: 혈액의 흐름을 느리게하거나 혈액의 점도가 높아져서 흐름의 이상이 생기는 경우 – 한냉글로불린혈증(cryoglobulins), 한냉응집소 이상질환(cold agglutinins), 적혈구 증가증, 골수증식성질환 등 • 신경과 혈관의 부분적 압박으로 인한 경우: 손목터널 증후군, 견수 증후군, 흉곽출구 증후군 등 • 동맥 폐색 질환: 말초혈관의 죽상동맥경화증, 폐쇄성 혈전혈관염(버거병), • 기타 약물관련 부작용 보고: 베타차단제, 인터페론 알파-베타, 에르고타민, 시스플라틴 등

3 수족냉증 with 레이노현상

1 1차성 레이노현상: 레이노병

흔히들 '레이노병 (Raynaud' s disease)' 라고 해왔다. 1차성 레이노현상은 레이노현상을 보인 환자 중 다른 이차적 원인이 없는 경우에 해당한다. 예후는 양호한 편으로 레이노현상의 대부분(70~95%)이 1차성에 해당한다고 본다. 국내 한 종합병원에서 수족부의 감각이상을 주소로 하는 환자들을 분석 하였더니, 손발의 감각 이상 (냉감, 저린감, 통증 등을 모두 포함)을 호소하는 환자의 16%, 추위에 손발이 민감한가라는 질문에 '예' 라고 대답한 사람의 31%, 환자 스스로 '손발이 차다' 혹은 '냉하다' 라고 호소한 사람의 30% 가 이차적인 원인을 동반하지 않는 '1차성 레이노현상' 으로 진단되었다.

1차성의 특징은 대부분 양손(혹은 양발가락)에 대칭적으로 증상이 발작하는 경우가 대부분이다. 차가운 온도, 감정적 스트레스, 진동 자극 등에 의해 말초 혈관의 과도한 수축이 갑자기 발생, 일시적으로 혈류가 차단되어 피부색의 변화(창백->청색->붉은색), 통증, 저림, 무감각이 나타난다. 증상은 짧은 시간에 일어나지만 회복 하는데는 10~15분 이상이 걸리기도 한다.심지어 냉장고에서 음식을 꺼내는 짧은 사이에 일어나는 경우도 있다. 항핵항체(ANA)와 적혈구침강속도(ESR)는 정상범위에 속한다.

여자가 남자에 비해 5배 정도 많으며, 보통 1차성의 경우 15~45세 사이, 특히 30세 미만에서 좀 더 자주 나타난다. 병력청취에 주의를 기울어야 하는데, 혈관운동vasomotor의 이상을 기전으로 하는 다른 질환이 동반되는 경우가 있기 때문이다. 즉, 편두통, 이형협심증Vasospastic angina, 정상안압 녹내장, 돌발성 난청, 장간막 허혈 등을 살피도록 해야한다.

특별한 원인질환이 없이 발생하는 일차성 레이노현상의 경우 유전적인 경향을 보이고 (약 25%) 세 명 중 두 명의 비율로 시간 경과에 따라 증상이 개선되는 예후를 가진다.

2 2차성 레이노현상

2차성 레이노현상은 1차성 보다 빈도수는 낮지만 예후는 더 좋지 않다. 다른 원인 질환으로 인해 레이노현상이 발생하기 때문에 2차성이라고 한다. 보통 결합조직질환으로 인해 발생하는 경우가 가장 많다. 수지 혹은 족지의 괴사, 절단 등 비가역적인 심각한 상태까지 이르지 않게 하려면 원인질환의 치료가 병행되어야 한다. 2차성 레이노현상을 유발하는 질환을 〈표 2〉에 정리되어 있다. 처음부터 레이노현상이 나타나는 면역 · 결합조직질환에는 강피증, 전신성 홍반성 낭창, 쇼그렌증후군, 혼합성 결합조직병 등이다.

2차성 레이노현상은 주로 45세 이후로 발생하며, 손가락 혹은 발가락 하나에서 색변화가 나타나기도 한다. 색변화가 있는 쪽의 혈관 (radial, ulnar, brachial 등)들 중에서 맥박이 약해져 있을 수 있다. 보통 allen test〈그림 40〉를 통해 손목동맥이 열려 있는 여부와, ulnar arch의 정상여부를 확인한다. 초진 시 감별을 위해서 결합조직질환과 관련된 과거력을 확인하고, 관절통, 연하장애, 안구건조, 입 마름, 피부 조임 증상, 피로, 체중감소, 미열, 발진 등의 결합조직 질환을 시사하는 전신 증상이 동반되는지를 체크

한다. 또한 손톱주름 · 모세혈관 현미경과 같은 간단하지만 특이도가 높은 스크리닝 검사를 통해 조직이상 유무를 관찰하는 것이 진단에 큰 도움이 된다. 특징적으로 2차성의 경우 편측으로 나타나는 경우가 더 많고, 혈류가 다시 회복될 때 통증을 호소하는 경향이 1차성 보다는 더 높다. 만약 2차성 레이노현상이 의심이 된다면 결합조직질환 등과 관련한 전문 검사를 시행하여야 한다. 앞에서 언급했듯이 1차성과 2차성은 관리법과 예후에 있어 차이가 있으므로 진단 시 감별이 중요하다.

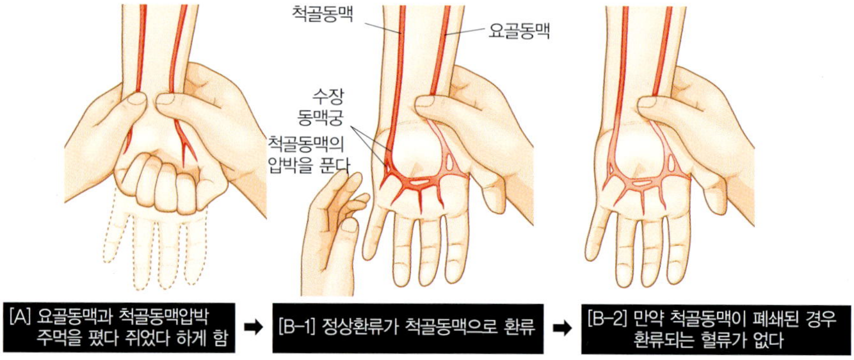

〈그림 40〉 Allen test

❶ 전신성 경화증

〈표 9〉에 열거된 2차성 레이노현상을 일으키는 질환 중 가장 빈도가 높은 것은 전신성 경화증이다. 전신성 경화증 환자의 95%에서 발병초기에 레이노현상이 나타나며, 대부분의 경우 레이노가 전신성 경화증 환자의 첫 증상이다. 전신성 경화증은 피부와 내부장기(위장관, 폐, 심장, 신장 등)의 섬유화가 특징인 만성 염증성 질환이다. 매우 드문 질환으로 가임기 여성에서 유병률이 높다. 혈관내피세포의 손상과 자가면역계의 이상으로 인해 섬유아세포 fibroblast가 활성화 되고, 피부와 결합조직의 성분인 collagen등 세포외 기질단백의 과다 생산 및 축적으로 인해 섬유화가 만성적으로 진행된다.

❷ 말초동맥질환

예전에는 말초동맥질환(Peripheral arterial disease:PAD) 이라면 Buerger병이 대부분 차지하였지만, 위생환경의 개선, 생활환경의 서구화로 1970년대부터 폐색성동맥경화증의 비율과 역전되었다. 현재는 말초동맥질환이라고 하면 폐색성동맥경화증과 거의 같은 의미로 받아들이기도 한다. 60세 이상에서의 유병률이 3.4%정도 알려져 있지만 서구에서는 10%이다. 그러므로 앞으로 우리나라에서도 증가할 것으로 예상하고 있다.

Buerger병과 폐색성동맥경화증, 이들 두 질환은 근본적으로 다르지만 증상의 심각도는 stage와 증상을 결부시킨 Fontaine 방법을 사용하여 분류한다.

물론 아주 초기에는 두 질환 모두 무증상이지만, Fontaine 1도에서 확인할 수 있듯이 증상의 시작은 냉증이라는 사실을 알 수 있다.

- **Fontaine 1도** : 하지냉감, 저린 감, 피부색 변화(Raynaud증상)
- **Fontaine 2도** : 간헐성 파행
- **Fontaine 3도** : 안정 시 동통
- **Fontaine 4도** : 하지괴사, 피부궤양

Buerger병(폐색성혈전혈관염)

20대부터 40대 남성에게 호발한다(남:여 = 9:1). 흡연자가 대다수를 차지하며, 간접흡연까지 포함하면 전례에서 흡연은 악화인자임에 틀림없다. 기타 치주병균의 관여, 내피세포의 과잉반응, 면역이상도 그 원인의 가능성을 두고 있다. 병리학적으로는 말초동맥의 폐색성내막염과 혈전성정맥염이 발견된다. 진행하면 허혈부위의 괴사에 빠지며(특발성 탈저), 때로는 하지 등에 절단술을 하는 경우도 있다.

폐색성동맥경화증

당뇨병, 지질이상증, 고혈압, 만성 신장병, 비만, 흡연 등을 배경으로 Atherosclerosis(죽상동맥경화)에 의하여 주로 하부 대동맥 이하의 대 · 중 동맥의 협착, 폐색을 일으킨다. Buerger병이 비교적 젊은 층에 많은데 비하여 폐색성동맥경화증은 중년 이후에 많다. 진행하면 허혈부위에 절단술을 행하지만, 이 정도 되는 경우는 드물다. 그러나 간혹 전신의 동맥경화병변을 초래하기도 하며 이 경우 생명 예후는 좋지 않다. Atherosclerosis의 진행기전은 혈관내피의 손상과 만성 염증이 관계한다고 알려져 있다.

위의 두 질환은 혈관조영술로 감별되지만 증상은 앞서 말한 대로 대부분 공통한다. 서양의학에서도 치료법은 거의 같다. 기초 질환의 콘트롤이나 금연은 당연하고, 내과적 치료로서 항혈소판제제, 프로스타글란딘제제 등의 투여, 증상 · 협착병변부위에 따라 혈관내 치료를 포함하는 혈행재건술이 이루어진다.

Note

시스플라틴

항암치료제인 시스플라틴(cisplatin)은 백금을 함유한 화합물로써 신경독성이 흔하며 레이노현상을 잘 유발한다. 일본에서 발표된 연구에 의하면, 牛車腎氣丸이 시스플라틴으로 유발된 신경병증에 유효하다는 보고가 있다.

증례 1

인라인스케이트를 즐기다 발목아래로 레이노증상이 발생한 51세 여환

본 증례는 보기 드문 경우였다. 환자는 4~5년 전부터 인라인스케이트를 즐겨 타던 51세의 활동적안 주부였다. 초진 6개월 전 그날도 3~4시간 정도 인라인스케이트를 탔으나, 유난히 스케이트화가 꽉 조이고 불편한 느낌이었다고 했다. 그 이후부터 양쪽 발목 아래부위가 시리고 따끔거리다가 화끈거리는 이상감각과 엄지발가락, 발목관절부위의 통증이 발생했다. 이 후 스트레스를 받거나 약간만 찬곳에 노출되어도 증상이 심해졌으며, 통증이 심해질 때는 발바닥 색이 검게 변한다고 했다. 얼마 후부터는 양쪽 손끝부위도 손끝색이 검어지고 통증이 느껴지며 동상걸린듯한 증상이 같이 보이곤 하였다. 원래 젊었을 때부터 수족냉증이 있었긴 했지만 이건 완전히 다른 문제였다. 서울소재의 대학병원 두세 곳을 돌며 류마티스 검사, 혈관조영검사 등까지 시행했지만 검사상 특별한 이상소견은 보이지 않았다. 혈관확장제인 오팔몬® 등을 처방받아 복용중이었지만 증상엔 차도가 없었다. 일차성 레이노현상을 진단받고 증상 완화를 위해 교감신경차단술을 시행하였지만 효과는 하루를 넘기지 못했다. 통증에 시달리고 일상생활이 불편해지면서 다소 예민했던 성격은 우울증약이 필요해질 정도로 힘들어졌다.
처음엔 어혈이라 진단하고 桂枝茯笭丸을 하루 3회 처방하였다. 일주일 분을 복용 한 후 환자는 따끔따끔한 통증은 호전되었지만 다른 증상은 크게 달라진 것이 없다고 했다. 다시 3주 처방을 했으나 역시 마찬가지였다. 이후 소식이 뜸하던 환자는 몇 달 후 옆진료실을 방문했으며, 附子를 포함한 右歸飮가미방을 처방받은 후 10일간 복용하더니 양손끝과 양발의 시린감이 많이 좋아졌다고 했다. 이후 15일분을 더 처방하였지만 이후의 재진은 기록이 없다. 인라인스케이트라는 지속적인 진동자극이 하지 말초부위의 혈관운동에 영향을 미쳐 레이노현상이 발생한 것이 아닌가라고 생각되는 흥미로운 증례였지만, 경과를 지켜볼 수 없어 궁금했던 환자다. 국내의 한 증례보고에서도 지속적인 진동자극 노출로 인해 레이노현상이 발생한 노동자가 있었다. 본 환자의 경우 역시 진동자극이 직간접적으로 혈관수축 및 교감신경 과항진에 영향을 미쳤을 것이라고 추측된다.

Chapter 09

수족냉증의 치료

1 레이노현상의 치료 대강

레이노병(1차성 레이노현상)이든 2차성 레이노현상이든 기존 서양의학에서의 대증적인 치료 방법은 같다. 레이노증상과 관련해서는 최근에는 칼슘채널길항제의 경구복용이 일반적이며, 교감신경 차단술 등의 수술적 치료는 지속시간이 길지 않다는 한계점으로 인해 최근에는 거의 권유되지 않는다. 보통 경구약의 효과는 4주 이후부터 나타난다고 하며, 약제 복용으로 인해 두통, 저혈압 등의 부작용의 빈도가 적지 않다. 아울러 금연, 교감신경 흥분약제 복용 중단, 보온의 중요성 등과 같이 환자의 생활 습관을 교정할 수 있는 교육 시행이 우선되고 효과가 없을 경우 약물치료를 시행한다. 큰 부작용 없이 경구약을 지속하는 경우 1차성 레이노 환자의 경우 2~3년 정도면 증상이 대부분 호전된다. 반면 2차성 레이노 환자는 심한 허혈이 동반되면 nitrate등 혈관확장제를 병용하기도 한다.

한방의학적 치료에는 한방의학적인 증에 기초하는 것이지, 진단만을 가리키지 않는다. 서양의학적 치료는 병명에 의거한 진단과 치료가 기본이며, 1차성 혹은 2차성 등 병리학적 고찰을 기초로 하여 치료방법을 선택한다. 상대적으로 한방의학에는 1차성 혹은 2차성이건 개별적인 증례의 전신적인 상황을 자세히 관찰하여 증이라고 하는 개념을 근거하여 한방약을 선택한다. 레이노증상에 대응하는 한방치료를 하는 것을 예로 들면, 다용되는 증에는 瘀血, 血虛, 氣虛, 脾虛 등의 변증 개념이 들어가 있다〈표 11〉.

2 레이노현상에 대한 양 · 한방결합 형태로서 이해와 치료

레이노현상에 대한 내과학의 정의를 다시한번 짚어보자면 '한냉자극이나 정신적 스트레스로 인하여 사지말단의 소동맥에서 일어나는 말초순환장애이다. 수지의 창백, 紫紅色, 潮紅이라는 세 단계로서 색상변화가 일어난다.' 이와 같은 정의에 따르면 한냉자극은 「外寒」, 정신적 스트레스는 「肝鬱」로 해석 가능하며, 일어나는 병태는 血虛 + 瘀血에 뭔가의 水滯가 더해진 것이라고 생각할 수 있다. 그러므로 치료는 배경인자에 肝鬱이 자리함으로 柴胡 芍藥의 두 가지가 들어간 방제를 기본으로 고려한다. 그리고 국소소견으로 동맥계를 확장시켜 혈류를 개선시키는 活血藥에 국소의 울체와 정맥계의 환류를 좋게 하는 化瘀藥을 배합하여 사용하면 좋다고 정리할 수 있다.

이런 기전을 고려할 때, 후보군으로 떠오르는 처방들은 當歸四逆加吳茱萸生薑湯, 當歸芍藥散, 氣血陽虛가 뚜렷하면 窮歸調血飮에 桂枝茯笭丸 또는 腸癰湯 등의 驅瘀血劑를 합방한다. 肝鬱경향이 있으면 여기에 柴胡 芍藥 香附子 蘇葉 등의 疎肝解鬱劑를 적절하게 가미하든지, 아니면 이들 약재가 들어간 처방들과 합방한다.

한편, 2차성 레이노현상의 원인질환이 되는 류마티스와 교원병은 서양의학 전문의들에 의한 표준치료가 확립되어 있기 때문에 한방치료는 어디까지나 보조적인 역할에 머무르고 있다. 따라서 무엇보다도 양 · 한방의학의 장점과 결점을 파악하는 것이 중요하다. 자가면역질환에 속하는 이들 질환은 질환 자체가 만성화되며, 스테로이드 장기복용에 의한 裏寒, 肝鬱, 瘀血 병태가 혼재하는 냉증이 나타난다.

한의치료 관점에서 본다면 혈관의 만성 염증은 少陽病으로 간주할 수 있고, 혈류부전이나 동맥경화에 동반한 플라크 그 자체는 瘀血로 파악할 수 있다. 따라서 혈관염증병태가 있는 수족냉증은 柴胡劑와 驅瘀血劑가 들어간 처방이 중심이 된다. 柴胡制라면 大柴胡湯 小柴胡湯 柴胡桂枝乾薑湯이 거론되는데, 이 가운데 大柴胡湯에 대한 임상보고가 많다. 驅瘀血劑로서는 桂枝茯笭丸 桃核承氣湯 大黃牧丹皮湯 通導散 當歸芍藥散 등을 들 수 있지만, 이 가운데 桂枝茯笭丸 桃核承氣湯의 기초연구에서 혈관확장작용, 혈액점조도저하작용, 혈소판응집억제작용 등이 보고되고 있다. 柴胡制와 驅瘀血劑를 합방하여 투여할 때도 많다.

류마티스전문의들에 의하면 관절류마티스의 경우, 초기 발열성 관절염에는 陽病, 實證으로 보고 麻黃加朮湯 越婢加朮湯에 黃連解毒湯 또는 三黃瀉心湯을 합방한다. 아급성기 또는 만성기에 들어가기 시작하면 少陽病期로 보고 麻杏薏甘湯 薏苡仁湯, 이 보다 더 진행되면 防己黃耆湯을 기본으로 하면서 桂枝加朮附湯이나 桂芍知母湯을 합방한다. 陰病期에 들어가면 大防風湯이나 附子劑 등으로 끌고 간다. 관절류마티스의 경우 중요한 것은 초기 2년간, 즉 관절연골이 파괴되기 전에 최신 서양의학 치료로 획기적으로 반전시키는 것이다. 단지, 음병기에 이미 들어온 경우나 또는 氣血이 虛한 경우에는 한방치료가 좋은 효과를 나타내는 일이 적지 않다. 특히 냉증이 병상의 악화원인, 또는 근저에 깔려있는 경우에는 공격적인 서양의학 치료약제를 면밀히 분석하여 한 · 양방결합치료를 도모하는 것이 좋다. 냉증은 만병의 근원이라고 하여도 과언이 아니다. 특히 교원병과 같은 난치성 질환을 치료할 때는 瘀血의 개념과 더불어 냉증을 항상 염두에 두어야 한다는 것을 자각하게 된다.

이들 처방 외에 주목하여야 할 것은 「傷寒論 · 闕陰病編」에 나오는 當歸四逆湯과 當歸四逆加吳茱萸生薑湯이다. 전자는 수족이 차며, 맥이 아주 약하다는 조문에 근거하며, 후자는 내부에 오래된 냉기가 자리잡고 있을 때에 유효하다는 차이가 있다.

한가지 이상의 병태가 혼재되어 있을 때도 있다. 예를 들어 Buerger병 등에서 소요성 정맥염이 병발한 환자에겐 升提작용을 기대하여 驅瘀血劑에 補中益氣湯을 합방한다. 궤양 등 피부병변의 치유가 지연될 때는 十全大補湯 또는 歸耆建中湯(當歸建中湯合黃耆建中湯)을 사용하여 창상치유를 촉진한다.

위의 1차성 레이노병과 2차성 레이노병에는 서로 다른 종류의 많은 질환들이 관련되어 있었지만 한의 치료에 있어서는 〈표 11〉의 대강에 따라 병태를 구분 짓고 처방이 가능하다.

〈표 11〉 레이노현상의 한방처방

		대표적처방
瘀血	정맥노창, 수지모세혈관확장, 열경이상, 피부점막의 암적색화, 하복부압통과 저항	桂枝茯苓丸 桃核承氣湯 加味逍遙散
血虛	빈혈환자같은 안색, 피로가 쉽게옴. 피부가 건조함. 색소가 침착됨	當歸芍藥散 當歸四逆加吳茱萸生薑湯
氣虛/脾虛	전신권태감, 식욕부진, 소화흡수기능 저하, 의욕저하, 연변경향, 눈빛에 힘이 없음, 청력감퇴	補中益氣湯 人蔘養榮湯 十全大補湯

Note

가끔은 여성 환자들에게 냉증의 심각성을 알아주지 못하는 남성 의사라는 인식에서 "선생님은 정말 냉증의 고통을 알고 계십니까?"라는 질문을 받을 때가 있는데, 이와 같은 경우는 加味逍遙散의 證이라는 말이 있다. 이러한 지적에 나의 경험이 생각난다. 2년 전, 대전에서 올라온 40대 현역 영관급 남성의 하지 냉증을 본 적이 있었는데, 이 처방, 저 처방 모두 뚜렷한 효과를 보지 못하였다. 물론 자각적인 냉증으로 여름에 선풍기를 쏘일 수 없다는 호소였다. 겨울이 되더라도 외관상 레이노현상 같은 증상은 나타나지 않았다. 이 실패의 경험에서 加味逍遙散이 어떠하였을까 하는 생각이 든다. 의외로 냉증이지만, 신경성 경향을 부정할 수 없다. 다양한 경험의 교류가 필요하다.

3 수족냉증의 빈용처방

레이노현상의 유무를 포괄하는 개념의 수족냉증의 치료에 빈용되는 처방을 다음의 표와 그림으로 간략하게 정리해 보았다. 각 처방의 특징과 유사처방과의 구별점, 합방의 의의 등을 파악할 수 있다.〈표12, 그림 41, 42〉

〈표 12〉 수족냉증의 빈용처방과 적응증

처방	적응증
當歸四逆加吳茱萸生薑湯	냉자극에 의해 증상이 심해지는 것이 뚜렷할 때 first choice
當歸芍藥散	虛證의 경향이 血虛에 좀 더 치우쳐 있을 때 base로 처방
桂枝茯苓丸+大黃 캡슐	瘀血증상이 심하거나 변비를 겸할 때
桂枝茯苓丸+牛車腎氣丸	陰虛양상, 하지 저림. 하지부종, 감각저하, 저림
牛車腎氣丸	陰虛양상, 하지통, 요통, 사지 저림, 감각저하 등
疎風活血湯+芍藥甘草湯	저린 증상이 심할 때, 관절과 근육부의 경직 동반 시
疎風活血湯+五令散	관절통, 손발이 붓고 뻣뻣
疎風活血湯+芍藥甘草湯	저린 증상이 심할 때, 관절과 근육부의 경직 동반 시
疎風活血湯+補中益氣湯	피로, 무력감, 추위를 잘 탐
五積散	하지의 냉증과 부종, 요통, 견통, 생리통 동반 시
五積散+鹿茸 엑기스	피로, 血虛 증후 (안색 창백 등)
四逆散+逍遙散	기울증, 불안, 불면

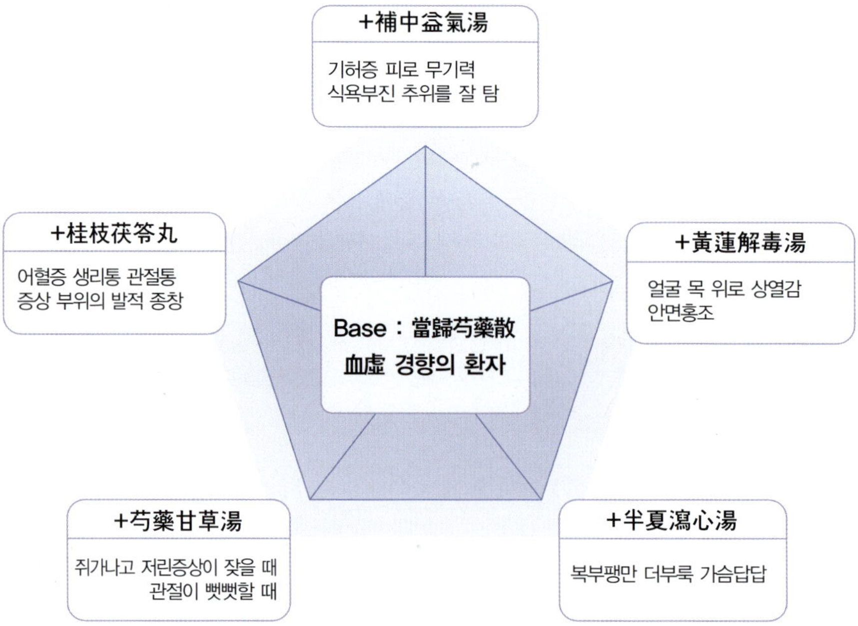

보온탕 (경희의료원) : 當歸四逆加吳茱萸生薑湯

〈그림 41〉 當歸芍藥散을 base로 하는 치료 전개

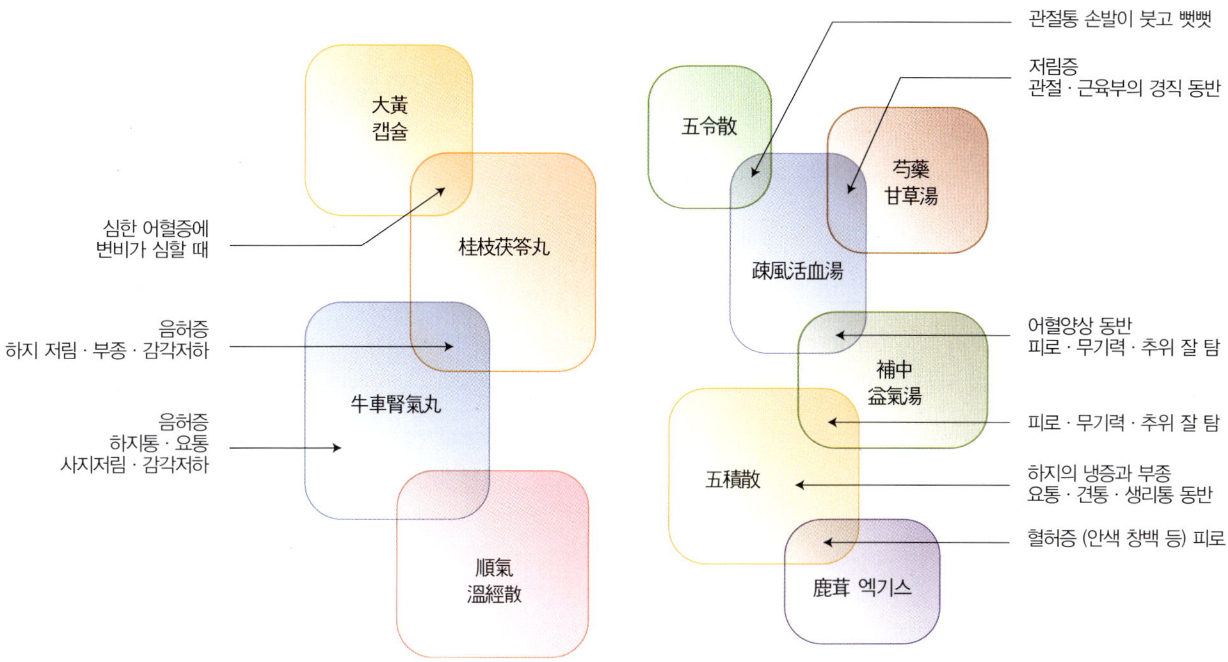

四逆散 + 逍遙散: 기울증 불안 불면

四逆散+逍遙散: 기울증 불안 불면

〈그림 42〉 빈용되는 수족냉증 처방의 밴다이어그램

증례 1

냉동식품을 다루며 레이노증상이 있는 57세 여환 – 當歸芍藥散 치험례

《병력》

수년전부터 날씨가 추워지거나 찬물에 손을 넣었을 때 손발이 차고 색이 검게 변하며 저리고 아파왔다. 관련해서 진료경험이 없었고, 최근들어 증상이 점점 심해져 외래를 방문했다. 혈압이나 당뇨 등의 다른 질병력은 없었으며, 어머니의 협심증 외의 가족력은 없었다. 한 대형마트의 냉동식품코너에서 일하고 있었으며, 냉장식품을 꺼낼 때마다 손이 시리고 색이 변한다고 호소했다.

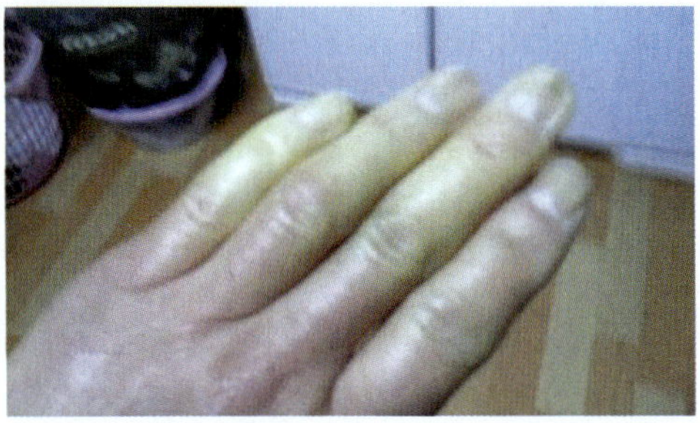

〈그림 43〉 레이노현상

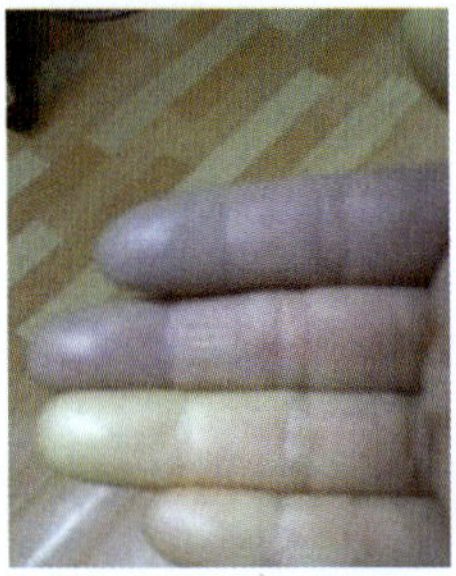

〈그림 44〉 레이노현상

《진찰》

환자가 핸드폰 카메라로 직접 레이노현상이 있을 때의 사진을 찍어 보여주어 확인이 쉬웠다〈그림 43, 44〉. 직업력 외의 다른 자가면역질환 여부를 알아보기 위해 의뢰한 검사들에서는 모두 음성반응을 보였고 두드러지는 증상 역시 없었다. 차가운 냉동식품을 반복해서 다루면서 비롯된 레이노현상으로 진단하였다.

《경과》

외래 첫날부터 當歸芍藥散을 하루 세 번 복용케 하였다. 30일 만에 증상은 20% 경감되었는데, 이 경우 통증과 저림 증상부터 두드러진 호전을 보였다. 한 달 간격으로 외래에 방문케 하였으며 올 때 마다 환자는 증상이 좋아진다고 하였다. 대략 10~20% 정도씩 좋아지다가 복용 4개월째는 창백하게 변하는 레이노현상의 발작 횟수가 줄기 시작했다. 이 환자분은 1년 넘게 치료 중으로 이듬해 겨울에는 근무 시 냉동식품을 만질 때도 통증과 시린 증상이 현저히 줄게 되었다.

증례 2

수족냉증을 호소하는 28세 여성

28세 여성. 냉증호소로 내원하였다. 손발 찬 증상이 보통 심한 정도가 아니다. 일반적으로 손끝 온도는 36도 전후이지만, 이 환자는 24~25도 정도 되는 물건을 만지기만 하더라도 놀라는 정도의 냉증이다. 어렸을 때부터 겨울이 되면 동상이 잘 걸렸으며, 만성 두통, 심한 생리통, 발도 차서 하지통증도 가끔 나타난다는 호소이다. 요통 늑간신경통도 나타난다. 當歸四逆加吳茱萸生薑湯 내복에 紫雲膏라는 외용제로 1년간 치료하였다. 그 다음 해 겨울에는 동상도 생기지 않게 되었으며, 빵집에 근무하면서 아이스크림 통을 여는데도 아무런 문제가 생기지 않게 되었다. 만성 두통도 사라졌다. 제약회사 적응증에 의하면 當歸四逆加吳茱萸生薑湯은 두통 요통 하복부통으로 되어 있다. 이 환자의 경우 이 모두가 적응증이 되었던 것이다. 생리 시의 복통과 두통이 한꺼번에 연계된 증례이다.

증례 3

복합적 원인으로 인한 레이노현상이 발생한 61세 남성의 當歸四逆加吳茱萸生薑湯 사용

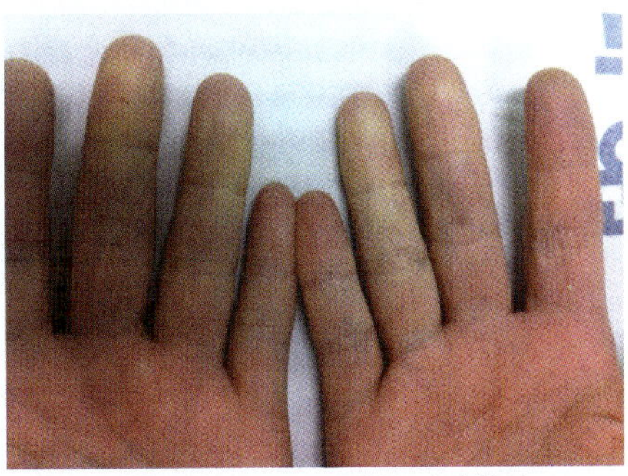

〈그림 45〉 증례 4, 2011.12월. 외래촬영

환자는 약 1년 전부터 양손이 갑자기 창백해지고 푸르스름해지는 증상이 발생했다. 모 대학병원에서 레이노증후군을 진단받았으며 트렌탈(혈류개선제, 적혈구 변형능 개선) 과 아스피린을 복용하였으나 레이노현상의 개선은 없었다. 30년 전부터 당뇨를 진단받고 경구혈당강하제를 복용 중이었고, 흡연과 음주를 하였으며, 혈중지질이 약간 높은 것으로 보아 혈관상태가 좋지 않은 것으로 추측 가능하다. 게다가 환자는 30년 경력의 시계수리공이었다. 그는 정밀함을 요하는 수작업을 해왔던 것이다. 환자는 레이노현상 외에도 두통과 어지럼증, 메슥거림, 심장의 두근거림과 불안, 초조, 불면을 호소하고 있었으며, 기운이 없고 몸이 쳐지는 상태였다. 복용하고 있는 약만 해도 당뇨약, 고혈압약, 고지혈증약, 전립선비대약, 수면제, 안구각막완화제 등 여러 종류였다.

외래에서 직접 양손 3,4,5지의 색이 창백해지는 것을 확인할 수 있었다〈그림 45〉. 복합적인 요인들, 당뇨와 흡연으로 인한 자율신경병증, 미세혈관병증과 오래도록 드릴과 드라이버를 사용해 왔던 직업력 등이 관여하는 케이스다.

처음에는 오심, 현훈의 증상이 동반되는 것을 보아 痰病症으로 보고 半夏白朮天麻湯을 하루 2회 복용으로 처방하였다. 2주간 복용 후 조금씩 호전을 보이는 것 같았으나 다시 2주를 복용한 뒤에는 별무효과였다. 두통, 오심, 현훈 증상이 수족의 냉증과 저림, 통증에 동반되는 데는 血虛 냉증이 기저에 있다고 생각되어 當歸四逆加吳茱萸生薑湯을 하루 2회씩 처방하였다. 한 달 후부터 제반 증상이 현저히 개선되기 시작했으며 3개월간 치료 후 수족냉증과 두통, 현훈 등이 좋아지면서 피로감도 덜하고 전반적인 삶의 질이 향상되었다.

증례 4

양하지 냉증을 호소하는 68세 남성의 五積散合桂枝茯笭丸 사용

환자는 더위가 기승을 부리기 시작하던 7월 중순의 어느 날에 양하지의 냉감을 호소하며 내원했다. 증상은 4년 전부터 있어왔으며 계절에 상관없이 양발이 시리고 저려서 오히려 냉방이 잘 되는 여름이 되자 선풍기 바람을 쏘이지 못할 정도가 되어 수족냉증 클리닉을 찾았다. 처음에는 발부터 시작된 냉감은 시간이 지나면서 양 허벅지까지 이어지게 되었으며 통증까지 느껴졌다. 발바닥을 찬 곳에 대면 쓰리고 아팠으나, 실제로 만져보았을 때는 찬 느낌은 없었다. 7년 전부터 고혈압 약을 복용한 것 이외에는 별다른 병력은 없었다.

五積散과 桂枝茯笭丸을 하루 3회 처방하였다. 일주일만의 재진인데도 환자는 시린 증상이 덜한 것 같다고 했다. 그러나 저린 증상은 변화가 없었다. 그리고 다시 일주 후, 이제는 선풍기바람을 맞을 때마다 느껴지던 시린 증상이 덜하다고 했으며, 다시 7일 후에는 발바닥의 저린 증상이 많이 좋아졌다고 했다. 복용한지 4주 후 처음 내원시보다 전반적인 냉증이 개선되었음을 확인할 수 있었다. 허리 아래부위의 허벅지부터 족부에 이르는 양하지 부위의 완고한 냉증에 오적산과 桂枝茯笭丸이 적절하게 효과를 본 케이스다.

증례 5

만성적으로 지속되는 양하지 시림과 저림을 호소하는 72세 여성

《주증상》

양쪽 다리가 시리고 저림

《병력》

약 5년전부터 엉덩이 이하부터 양쪽 다리쪽으로 시리고 저린 증상 있으며, 가끔 가슴이 답답하고 땀이 많아서 로컬의원에 내원하였으나 특이소견 없다고 하고 증상은 지속되어 한방치료 위하여 내원하였다.

《진찰》

체간부의 오한과 얼굴 윗부분의 열감 동시 호소, 땀이 상반신에 많다, 소변빈삭이 있다.

脈 : 沈弱

《경과》

초진시 시림과 저림은 NRS(Numerical Rating Scale)체크 시 8정도였으며 전체적으로 추위를 많이 타고 땀이 많은 증상이 있었다. 兩儀供辰丹 5일분과 升陽益氣附子湯 가미방 10일분을 처방하였다. 兩儀供辰丹(1丸:4.5g) (當歸 11.2 山茱萸 11.2 麝香 1 蜂蜜 6.7 鹿茸 2.1 熟地黃 5.6 人蔘 2.8g 金箔 微量)의 비율로 제조된 것을 하루 1환씩 복용케 하였으며, 升陽益氣附子湯(人蔘 桂枝 白芍藥 黃芪 各6, 白何首烏 官桂 當歸 甘草 附子 각 3g) 은 탕전액을 하루 3회 복용시켰다. 재진 때는 시림과 저림이 NRS 0으로 감소하였으며 兩儀供辰丹 10일분을 더 복용케 하였고 시림과 저림이 없는 상태로 유지되어 치료를 종료하였다.

[강동경희대학교 한방병원 박정미 교수 증례 제공]

증례 6

좌측하지의 폐색성동맥경화증으로 족부괴저가 발생한 70대 남성

《주증상》

하지냉감, 왼쪽 세 번째 발가락의 청색증

《병력》

20년 전쯤부터 당뇨병으로 경구용 혈당강하제를 복용하고 있었다. 1년 전, 심방세동에 기인한 뇌경색이 발생하여 뇌졸중 급성기 치료를 받았다. 그러나 우편마비의 후유증으로 독립적인 생활은 불가능하였다. 이 때문에 본 병원에 입원치료차 전원 되었다. 입원 시에 위의 주 증상이 발견되었다.

《진찰》

- 키: 165cm, 몸무게: 70kg
- 의식은 청명하나, 언어장애로 알아듣기가 힘들다.
- 망진: 체격은 비교적 좋다. 약간 붉은 얼굴, 왼쪽 2~5발가락은 암자색이며 특히 2~4발가락이 심하다.
- 설진: 약간 붉으며 옅은 백태. 설하정맥이 두드러져 보인다.
- 맥진: 沈細澁, 양측 족배동맥박동은 촉지 할 수 없으며, 무릎 이하에 심한 냉감
- 복진: 아랫배가 불룩하며 복력은 충실함. 좌우 하복부에 저항감이 있다. 좌하복부에는 변으로 추정되는 덩어리가 만져진다.
- 혈압 146/80mmHg, 맥박 80/분(부정맥)
- 右반신마비 右무릎관절과 右주관절은 경축경향
- 채혈: WBC 6300/㎕, Hb 14.7g/dL, Plt 21.0*104/㎕, TP 6.5g/dL, Alb 4.0g/dL, AST 28 IU/L, ALT 20IU/L, LD 211IU/L, BUN 24.5mg/dL, Cr 0.9mg/dL, TG 224mg/dL, HDL-Chol. 36mg/dL, LDL-Chol. 142mg/dL, BS 110g/dL, HbA1c 6.8%
- 소변검사: 요당(−), 단백뇨(∓), 잠혈(−), 케톤(−)
- 심전도: 심박수 70대, 심방세동
- 족관절상완동맥혈압비 Ankle brachial index: ABI(좌/우): 0.83/0.56
- MR Angio: 왼쪽 전 · 후 경골동맥 및 비골동맥에 심한 동맥경화. 적출하기 힘든 상태.

《경과》

만성 심방세동에 동반한 뇌경색, 당뇨병, 그리고 좌하지 폐색성동맥경화증으로 진단함. 전번 주치의의 와파린 칼륨, 항혈소판제 및 프로스타글란딘제제 복용을 계속하였지만 개선이 나타나지 않았다. 우선 프로스타글란딘제제는 내복에서 정맥내 투여로 변경. 그러나 현저한 개선은 보이지 않았다. 설진 및 복진소견, 병력에서 瘀血이 저변에 깔려있다고 생각하고, 완고한 변비도 있었기 때문에 大黃牧丹皮湯과 桃核承氣湯을 투여하였다. 서양의학적인 치료는 그대로 계속하였다.

驅瘀血劑가 잘 맞아 들어간 임상보고에 의하면 다량의 흑색변을 보면서 극적인 개선을 보인다고 하는데, 이 경우에는 그렇지 않았다. 약 1개월을 지나면서 결국에는 왼쪽 세 번째 발가락은 검게 괴사에 빠지게 되어 국소 마취하에 중족지절관절에서 절단할 수 밖에 없었다. 그러나 다른 발가락의 암자색은 개선되고 냉감도 좋아졌다.

세 번째 발가락의 절단면 상처를 빨리 낫기 하기 위하여 歸芪建中湯 方意로 當歸建中湯과 黃芪建中湯을 합방하여 투여하였다. 大黃牧丹皮湯과 桃核承氣湯을 계속투여하고 있었기 때문에 결국에는 네 개의 처방이 투여되는 상황이 되었다. 이들 모두를 아우르는 통도산으로 변경하였다. 2개월 반 지난 쯤, 상처는 거의 치유되었으며, 처방도 원래대로 通導散에서 大黃牧丹皮湯과 桃核承氣湯으로 되돌렸다. 발은 여전히 차지만, 처음보다는 현저히 개선되었다. 발가락 색깔도 암자색은 거의 없어졌다. 지금까지 계속 투여 중이다. ABI에서 의미 있는 개선은 나타나지 않았다. 따라서 이번 증례 개선은 ABI에 반영되는 혈관병변 레벨이 아니고, 보다 가는 혈관에서 혈액순환의 개선이 이루어졌다고 생각한다. 그러므로 한방처방은 서양의학적인 치료와는 다른 작용기전으로 효과를 가져왔다고 생각할 수 있다.

혈액순환 개선에 유용한 한방 처방은 양약과 병용할 때, 자칫 출혈경향을 상승시킬 수 있다는 우려가 있을 수 있다. 그러나 아직, 이러한 유해사상에 대한 보고는 없기 때문에 안전성에 문제없이 적극적으로 사용할 수 있다.

[야마시타 타로 선생 증례]

증례 7

2차성 레이노현상의 전신성 홍반성낭창 39세 여성

《주증상》

10년 전 레이노현상과 발열을 시작으로 증상이 나타났다. 전문의료기관에서 프레드니솔론10mg/1일을 처방받아 현재까지 복용하게 되었다. 원래 냉증이 있었고 10월에 들어서면 손끝이 하얗게 된다. 또한 결혼한 지 3년이 지났지만, 불임이었다.

《진찰》

- 키 150cm, 몸무게 46kg, 혈압은 94/62 mmHg.
- 脈은 沈, 오른쪽 弦細, 왼쪽은 細, 舌은 약간 胖하면서 齒痕이 있고, 혀끝에서 가장자리는 약간 紅,
- 복력은 약간 약하며 맥진과 설진에서 肝鬱 경향도 있다고 생각되었다. 복진에서는 胸脇苦滿같은 소견은 발견되지 않고, 배꼽주위로 가벼운 복직근 拘攣과 臍上動悸, 右下腹에 瘀血로 생각되는 압통이 발견되었다.

《경과》

口脣, 피부가 건조경향이 불임이라는 사실에서 溫經湯에 附子를 加하여 처방하였다. 2주 후 내원하였을 때, 몸이 날아갈 듯이 가벼워졌다고 말하였다. 수족의 냉증이 없어지고 복용한 2주 동안에는 레이노현상이 나타나지 않았다고 한다. 이후 같은 약을 계속 복용하면서 월경불순도 개선되고, 월경혈에 어혈덩어리도 없어졌으며, 기초체온도 二相性으로 되었다. 이 사이에 체외수정도 3회 시도해 보았지만, 뜻대로 되지 않았다. 따라서 2년 후 시점에서 補中益氣湯合當歸芍藥散(加附子)으로 바꾸고, 다시 2년이 지난 현재에 이르렀다. 레이노현상은 전혀 나타나지 않고 아주 건강한 모습이다. 단지 아직 임신이라는 소식이 들려오지 않는 것이 유감일 뿐이다. 교원병의 레이노현상에 대해서는 當歸四逆加吳茱萸湯이 제1처방으로 생각되지만, 출현빈도가 높은 강피증에 대해서는 내 경험상 이 하나만으로는 생각만큼 효과가 나타나지 않았다. 桂枝茯笭丸같은 驅瘀血制를 합방하는 편이 훨씬 효과가 좋다. 질병 본태의 하나에 혈관염과 섬유화가 있는데, 이것은 한방적으로는 血虛 + 瘀血이라는 생각을 하지 않을 수 없다.

[오리베 카즈히로 선생 증례]

증례 8

피부경화증으로 인한 2차성 레이노현상의 60세 여성

《주증상》

입 주위의 주름살과 피부경화, 레이노현상

《진찰》

- 키 156cm, 몸무게 44kg, 혈압은 112/76 mmHg, 뭔가 긴장하는 타입이다.
- 脈은 좌우 모두 弦細, 舌은 약간 紅, 무태, 갈라져 있으며, 설소대는 위축되어 있다. 입술 주위에 주름, 팔은 팔꿈치부터 손끝까지, 다리는 무릎에서 발끝까지 피부경화를 발견하였다. 복력은 약하고 배꼽 주위에 동계를 만질 수 있다.

《경과》

溫經湯合桂枝茯苓丸加薏苡仁을 1일 2회 투여하였다. 계절은 11월로 몸이 오싹하면서 레이노현상이 빈발하였다. 2주 후, 내원하였을 때 레이노현상은 문제되지 않았다. 계속 같은 약을 투여하면서 경과를 지켜본바, 추운 겨울에도 레이노현상은 더 이상 나타나지 않으면서 순조롭게 지내게 되었다. 물론 외출 시에는 털장갑을 끼고, 스커트는 입지 않았다. 귀가하면 手足湯을 하였다. 믿을 수 없는 일은 세월이 지나면서 피부의 경화도 개선 조짐이 나타났다는 것이다. 한방치료에서는 아주 드물지만, 본 증례와 같이 불가사의한 믿을 수 없는 경우를 만나게 된다. 驅瘀血制의 병용이 좋았다고 생각된다.

[오리베 카즈히로 선생 증례]

증례 9

양하지 냉증을 호소하는 관절 류마티스 69세 여성

《주증상》

주 증상은 허리에서 발끝까지 시려서 저리다고 하였으며, 4년 전 증상이 나타나 집 근처 류마티스 전문병원에서 치료를 받고 있었다. 왼쪽 장딴지 근육이 땡땡하여 아프다는 것으로 소개받고 오게 되었다.

- 키 153cm, 몸무게 63kg, 물살 타입.
- 脈은 沈細. 혀는 약간 紅, 舌은 胖, 微白苔.
- 배 전체가 불룩 나왔다기보다는 아랫배만 불룩 나온 타입이며 복력은 약간 弱.

• 상반신 自汗증상.

《경과》

전체 증상의 배경을 보면 防己黃耆湯證이라는 생각이 든다. 그러나 허리에서 발끝까지 차고, 왼쪽 장딴지 근육이 뭉쳐진 것을 고려하여 防己黃耆湯에 桂枝加朮附湯(附子 1.5g)을 합방하고, 當歸 3.0g을 넣었다. 2주 후인 12월 3일에는 전신 통증이 매우 좋아졌다. 그러나 발과 무릎 안쪽은 차다고 호소하여, 탕약 처방에서 生薑을 乾薑으로 바꾸었다. 1개월 후인 1월 7일에는 전신 냉증과 관절 통증이 아주 좋아으며, 이후 지금까지 계속 약을 복용하면서 경과가 순조롭게 진행되고 있다. 이 경우는 1차적으로 류마티스 전문병원에서 기본적인 서양의학적 치료를 잘 받고 있던 환자이다. 처음 소개장에는 "관절 류마티스로 다니고 있는 환자로서 몸이 냉하여 따뜻하게 하는 한방 처방을 원하고 있습니다"라고 되어 있었다. 이러한 면에서 서양의학 치료에서는 몸을 따뜻하게 하는 약은 없지 않은가 하는 생각이 든다.

[오리베 카즈히로 선생 증례]

PART 03

2차성 냉증과 한방치료

Chapter 10

소화기 영역의 냉증과 한방치료

1 소화기영역과 냉증

손발의 사지를 관장하는 장기는 소화기라는 「脾主四末」의 생리기능 개념은 수족냉증에 소화기 관여 처방을 우선 생각하게 한다. 그만큼 소화기 질환 또는 소화기능과 냉증은 밀접한 관계를 가지고 있다. 60대 초반 남성은 소화기능 허약으로 內消和中湯을 복용한 뒤 손발 찬 증상이 없어 졌다고 부연설명 하였는데 이와 같은 증례경험은 한의치료를 하는 입장에서는 기본적이라고 할 수 있다.

소화기영역, 특히 위장을 비롯한 소화관장애에서는 냉증과 관련된 질환이 많다. 냉증과 관련한 소화기 질환에서는 대응하는 약물이 정해져 있으며 각각 그 효능이 있어 만성기 뿐만 아니라 급성기에서도 잘 듣는 경우가 많아 한방 치료의 특징이 잘 나타나는 영역이다. 소화관의 연동운동 및 이를 둘러싼 혈류, 나아가서는 소화흡수기능이 한냉 자극으로 쉽게 영향을 받기 때문이다.

여기에 냉기를 잘 느끼는 개인의 체질과 기질, 정신 정동적 스트레스가 관여하면 증상은 더욱 변화가 나타나고, 냉증과 소화관질환의 다채로운 임상상을 형성하게 된다. 잘 냉해지는 체질은 한방의학에서는 寒證으로 분류한다. 또한 기질 · 정신정동변화는 개체의 精 · 神 · 氣 · 血 불균형으로 해석하여 냉증이라는 외적인자와 상호관련지어 병증을 이해한다.

2 '기능성 소화관장애'를 중심으로 살펴본 소화기 질환과 냉증

냉증과 관련된 질환들은 단순히 기질적 혹은 기능적 병태로 나눈다면 빈도 면에서는 후자인 기능적 병태가 압도적으로 많고 일상 진료에서도 많은 문제를 안고 있다. 따라서 소화관질환 중에서도 기능적 실조인 소화관장애를 중심으로 생각하는 것이 편리하다.

소화관의 기능실조를 일으키는 질환은 구체적으로 RomeⅢ분류〈표 13〉에서 기능성 소화관장애

(functional gastrointestinal disorders: FGIDs)로 정리된다. 이들 제질환 중에서도 냉증과 직간접으로 관련짓기 쉬운 상부소화관장애는 기능성 소화불량(functional dyspepsia: FD)에서 식후상복부증후군(postrandial distress syndrome: PDS)과 심와부통증후군(epigastric pain syndrome: EPS)이다. 구토증 · 구토장애에서 만성 돌발적 구토증(chronic idiopathic nausea: CIN)과 기능성구토도 관련증상이라고 추정된다.

한편, 기능성 장질환에서는 과민성 장증후군(irritable bowel syndrome: IBS)의 기능성 복부 팽만, 기능성 변비와 설사, 기능성 복통증후군(functional abdominal pain syndrome: FAPS)은 냉증으로 인해 반복적으로 증상이 악화되는 대표적인 질병이다. 기능성 장폐색도 같다고 할 수 있다.

RomeⅢ 분류에 제시한 기능성 소화관장애(FGIDs) 중에서도 일상 진료에서 가장 빈도가 높은 질환군은 기능성 소화불량(FD)에서 식후 상복부 불편 증후군(PDS), 심와부통 증후군(EPS)과 과민성 장증후군(IBS)이지만, 이들 상호간에 comorbidity로서 병존하는 병태도 드물지 않다.

〈표 13〉 RomeIII 기능성소화관장애(FGIDs)

기능성 소화관장애 (functional gastrointestinal disorders: FGIDs)
A. 기능성식도장애
A1. 기능성 속쓰림
A2. 식도유래로 보이는 기능성 흉통
A3. 기능성 연하장애
A4. 히스테리구(globus hystericus)
B. 기능성 위 · 십이지장 장애
B1. 기능성 소화불량(functional dyspepsia; FD)
B1a. 식후 상복부 불편증후군(postrandial distress syndrome; PDS)
B1b. 심와부통 증후군(epigastric pain syndrome; EPS)
B2 트림장애
B2a. 공기연하증
B2b. 극도의 트림
B3 구토증 · 구토장애
B3a. 만성 돌발적 구토증(chronic idiopathic nausea; CIN)
B3b. 기능성 구토
B3c. 주기성 구토증후군(cyclic vomiting syndrome; CVS)
B4. 성인 반추증후군
C. 기능성 장질환
C1. 과민성 장증후군(irritable bowel syndrome; IBS)
C2. 기능성 복부팽만
C3. 기능성 변비
C4. 기능성 설사
C5. 특정 불능의 기능성 장질환
D. 기능성 복통증후군(functional abdominal pain syndrome: FAPS)

※참고: 히스테리 구(球) : 목 부분에 공같은 것이 걸려서 오르락 내리락 하는 것같다고 하며 '히스테리 구'라고 하며 실제로는 목안에 아무것도 없는데 무언가 걸린듯하여 뱉어도 아무것도 나오지 않고 삼켜도 넘어가지 않는 주관적 느낌을 말함. 한의원에서는 '매핵기'에 해당

이들은 만성질환으로서 병상의 경중에 냉증이 관여할 뿐만 아니라, 경과 중에 한냉폭로로 인한 급성 복증과 유사한 복통과 구토, 설사를 초래하는 경우도 있다. 한방에서는 寒疝이라는 병태로 일컫는 병태이지만, 서양의학으로는 대응이 곤란하기 때문에 한방치료의 우위를 아주 잘 발휘할 수 있는 영역이다.

❶ 과민성 장증후군(IBS)과 냉증의 병태

이중 특히 IBS는 최근 본질환의 병태생리로서 腦와 腸(腸은 제 2의 腦이다)의 상관관계가 주목받고 있고, 소화관 운동 이상과 내장지각과민, 심리적 이상이 상호 관련되어 있다는 사실이 계속 해명되고 있다. 병상의 중증도 및 난치화에는 과민한 스트레스의 정신 신경적 기전이 깊이 관여되어 있다는 사실은 확실하다. 여기에 또한 한방적으로 보면 냉해지기 쉬운 寒證, 虛證의 증례라는 점도 중요한 요인으로 추정된다〈그림 46〉.

한방요법으로는 溫裏散寒의 치료방제로서 장관 측 스트레스요인을 경감하고 내장지각과민을 완화시키며 중추 측의 정신증상 개선을 유도할 가능성이 있다. 냉증에 대응하는 치료 약물로 조정된 氣血水의 조화가 오늘날 말하는 腦와 腸의 상관 적정화에 기여함을 시사하는데, 이는 매우 흥미로운 사실이다. 물론 이 개념은 다른 기능성 소화관장애의 성인 · 병태생리와 치료에도 적용할 수 있다. 여기에서 또 한 번 '냉증과 氣血水 病理를 항상 상호관련지어 병증을 파악해야 한다' 는 중요성을 강조하고 싶다.

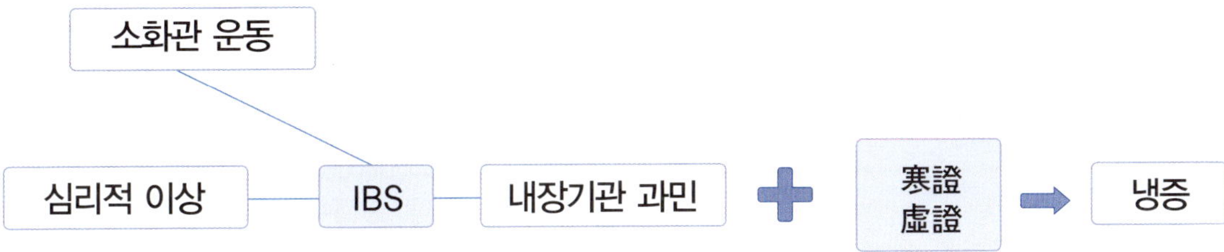

〈그림 46〉 과민성 장증후군(IBS)과 냉증과의 관련성

3 傷寒論 三陰病期를 중심으로 이해하는 소화기에서 냉증의 이해와 특징

냉증으로 인해 유발되는 대표적 소화기 증상은 복통, 복만, 구역증 · 구토, 설사, 연변, 변비 등이다. 이들 증상은 陽證에서도 陰陽이 혼재된 併病으로 나타나는 경우도 있지만, 대부분은 체질적으로 잘 냉해지는 寒證 · 虛證의 증례에 발현하고 또한 증상이 심해지기도 한다.

이 때 냉증과 관련된 질환을 한방의학적으로 고찰하기 위해서는 먼저 寒證의 정의와 분류(病期)에 대한 이해가 필요하다.『傷寒論』의 陰病期에 나타나는 대부분이 냉증으로 유발되는 소화기 증상들에 속한다. 太陰病脈證病治에는「太陰之爲病, 腹滿而吐, 食不下, 自利益甚, 時腹自痛」, 少陰病脈證病治에는「少陰之爲病, 脈微細, 但欲寐也」, 厥陰病脈證病治에「厥陰之爲病, 氣上撞心, 心中疼熱, 飢而不欲食, 食則吐,

下之, 利不止」로 陰證의 각각의 병기에 대해 정의하고 있다.

이들을 오늘날의 관점에서 보면 太陰病期에는 복통, 복만, 구토, 설사와 같은 소화기증상이 발현한다. 少陰病期에는 太陰病期보다 더욱 생체기능이 쇠약해지고 언뜻 보기에는 평온해 보이지만, 실제 병상은 진행 중에 있다. 寒證이 좀 더 진행되어 심각해진 厥陰病期에서는 손발은 厥逆한데 煩燥한다. 이것은 '陰이 극대화되어 陽의 증상을 이루는 상태' 를 띠게 된다.

太陰病期

원래 太陰病期 체질을 비롯한 寒證 · 虛證에는 소화기 기능전반이 저하되고('脾胃의 虛' 라고 한다), 氣의 생산능이 떨어져 따뜻하게 하는 溫煦작용의 결함으로 쉽게 냉해진다. 또한 氣虛 · 氣滯로 인한 병리적 부산물로서 瘀血, 水毒(痰飮)을 수반하는 경우가 많다. 오랫동안 이 상태가 지속되면 氣血兩虛를 초래하여 肌肉이 여위고, 전신 영양 불량상태에 이르는 경우도 볼 수 있다.

脾胃虛弱한 사람은 평소에 식욕이 부진하고, 식사를 하면 바로 배가 팽만해지고 오심, 구토증, 권태감, 설사, 변비와 같은 증상이 나타난다. 그러나 갑작스럽게 추운데 노출되면 氣虛 · 氣滯의 병리적 부산물인 瘀血 · 水毒과 寒邪기 뒤얽혀 소화관이 연축한다. 이에 따라 쥐어짜듯 산통발작(寒疝)을 야기하거나 기능적 장폐색을 초래하여 고도의 복부팽만, 구토증구토, 또는 진흙 같거나 물같은 설사가 나타나는 경우도 있다.

寒疝에 대해서는 『金匱要略』「腹滿, 寒疝, 宿食病脈證并治弟十」에 자세히 기술되어 있고, 疝의 대표적 처방약이 기재되어 있다. 일상 진료에서 이러한 寒疝증상으로 응급치료를 받는 태음증이 적지 않다. 溫中散寒의 치료처방으로 즉효가 있는 경우도 드물지 않으므로, 선택과 사용 방법을 숙지해 두는 것이 중요하다.

少陰病期

少陰病期에서는 虛寒이 더욱 진행되어 추위를 느끼고 권태감이 심하며 움직이기 싫어지고 그저 눕고만 싶은 증상이 나타난다. 이처럼 虛弱한 少陰證에는 장기간 설사증상이 계속되어 괴로워하는 眞武湯證이 나타난다. 한편 소화되지 않은 설사로 裏寒外熱(외견상은 열이 있는 듯이 보이지만, 실은 체내는 냉한 상태), 손발은 차고, 맥은 약하게 잡히는 정도의 급박한 通脈四逆湯證도 나타난다.

厥陰病期

이와 비슷한 국면은 정기가 허탈한 厥陰病에서는 더욱 위독한 경우로 나타난다. 즉, 설사가 심해져 손발이 궐냉하고 불쾌감이 드는 四逆湯證, 完穀泄瀉(먹은 것이 전혀 소화되지 않고 배출된다)로 더욱 위독한 병상이 나타나는 通脈四逆湯證, 심하게 구토 설사하여 얼굴에 핏기가 없고, 탈수상태에 이르는 四逆加人蔘湯證, 삶과 죽음을 넘나드는 극히 어려운 증이라는 通脈四逆湯加猪膽汁湯證이 바로 이에 해당한다.

심한 소화 안 된 설사, 구토 · 설사 병태 외에도 裏寒外熱, 眞寒假熱이라는 한방 특유의 병증에 대한 이해는 매우 중요하다. 裏寒은 냉증으로 인해 더 심화되어 증상이 급속히 악화된다. 치료는 裏를 따뜻하게 하는 데에 전념하여야 하며 淸熱劑와 瀉劑로 잘못된 치료를 범해서는 안 된다.

4 소화기 냉증의 치료 포인트와 유의점

냉증에 대응하는 한방요법을 통해 만성적으로 고생하는 소화기증상은 눈에 띄게 개선경향을 보인다. 또한 만성기 외에도 급성기 병태, 즉 산통발작의 寒疝, 구토설사, 장폐색 증상에도 유효한 면이 많다. 냉증과 관련된 제질환에 溫裏散寒의 제제가 들어있는 한방요법으로 효용이 나타난다. 이 분야는 한방요법의 독무대라고 할 수 있다.

냉증과 소화질환에서는 四診에 근거하여 寒證의 病期를 결정하고 주증인 복부증상의 경중을 파악하여 精神氣血 病理와 냉증과의 관련성을 파악한다. 이런 정보들로부터 만성기와 寒疝을 비롯한 급성기 병증에 대응할 수 있는 처방약을 선택한다.

또한 언뜻 陽證으로 착각하는 眞寒假熱인 병태에 대한 대응이 쉽지 않다. 즉 和田東郭은 다음과 같은 증례를 들어 경고하고 있다. '일반적으로 전염병에 大熱, 煩乾, 헛소리 등의 증, 熱은 불이 타는 것 같고 渴은 구운 돌에 물을 끼얹는 것 같고, 헛소리는 미친 사람이 말하는 것 같다. 일반 의사들은 이를 白虎湯의 證, 혹은 承氣湯의 證이라고 한다. 모두 당연한 논리이다. 그런데 의외로 眞武湯이 이를 다스린다.'에 덧붙여 '四逆湯類가 이를 다스린다.'라는 글귀가 아주 중요하다. 여기에 기술된 내용은 寒證 · 虛證例가 위급한 병태파악의 급소이고 한방의학의 참된 진수를 누리는 요체라고도 할 수 있다.

5 증례

먼저 살펴볼 두 증례는 냉증과 관련된 소화기질환 중에서 서양의학적으로 난치인 만성기 및 급성기 병태에 중요한 방제인 茯苓四逆湯의 方義가 함유된 眞武湯合人蔘湯이 단기간에 뛰어난 효과를 발휘한 케이스들이다.

증례 1은 만성기에서는 서양의학적으로 난치성질환이라고 보는 궤양성대장염으로 장기간 설사 · 하혈로 고생한 환자이다. 증례 2는 급성기에서는 아주 심한 수척상태에 빠지는 신경성 식사부진증을 기초질환으로 진행되는 고도의 급성위장염, 즉 寒證 · 虛證이 극에 달한 吐利가 극심한 증례(眞寒假熱)이다. 증례2의 급성 위장염은 熱性疾患으로 증례 1의 궤양성대장염과는 설사 병태, 긴급성도 다르다. 이처럼 서양의학적으로는 괴리상태의 병태로 판단되는 서로 다른 두 증례가 한방의학에서는 동일 치료처방으로 해결된다. 한방요법의 최고 묘미라고 할 수 있다. 특히 眞武湯合人蔘湯의 효용은 탁월하고 일상 진료에서 반드시 활용되었으면 하는 중요 방제 중의 하나이다.

증례 1

7년여 동안 궤양성대장염으로 고생한 38세 남성

《주증상》

혈변, 수양성 설사, 전신 냉증

《병력》

1995년, 직장, S상결장형의 궤양성대장염이라는 진단을 받고 근처 대학병원에 입원하였다. Steroid와 Mesalazine 치료를 받고 퇴원 후에는 Mesalazine만 복용했다. 2001년부터 1일 5~6번 혈액이 섞인 수양성 설사가 주로 오전에 계속되었다. 구갈이나 복통은 없었다. 손발 및 몸 전체가 쉽게 냉해졌다. 3회째 재발되어 2002년 6월 본원에서 초진을 받았다.

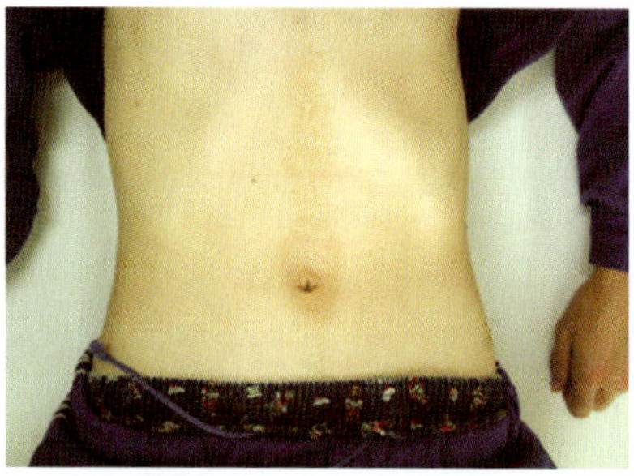

〈그림 47〉 궤양성대장염의 38세 남성

《진찰》

- 마른형으로 혈색이 나쁘고 표정은 억울상태로 어둡다. 증상호소에 힘이 하나도 없다.
- 脈: 沈細
- 舌: 淡白, 옅은 白苔
- 腹證: 腹力이 약하고 心下痞硬, 振水音이 있고 복직근이 약간 拘攣되어 있다. 또한 小腹不仁이 있다〈그림 47〉.
- 고방적인 陰陽虛實: 太陰에서 少陰의 虛證

《내원 후 경과》

초진 시 대장 내시경 소견에서는 직장, S상결장에 중간 정도의 비만성 연속성 미란과 부종이 보였다. 오전 중에 복통이 없는 설사를 鷄鳴下利, 五更瀉라고 하는데 전신권태감도 심하기 때문에 眞武湯을 가장 먼저 선택한다. 그래서 이번에도 眞武湯 「少陰病 · 自下利」의 병태를 가장 먼저 고려하여 본제를 투여하였다. 그러나 眞武湯 단독으로는 설사, 혈변, 전신 냉증에 대한 효과는 크지 않았다. 裏寒 및 腹診上의 心下痞硬을 참고하여 人蔘湯을 합방하였다. 효과가 바로 나타나 불과 2주 만에 설사와 하혈증상은 현저하게 경감되었다. 4개월 후 내시경소견에서도 미란성변화는 현저하게 경감하였다. 그 다음 4개월 후에는 Mesalazine을 중지하였다. 眞武湯合人蔘湯만으로도 재발이 없고 1년 후 검사에서도 거의 정상에 가까운 점막상태였다.

2008년 12월, 즉 6년 6개월 후에도 증상은 관해상태를 유지하고 정기적 내시경검사에서도 재발은 나타나지 않았다〈그림 48〉.

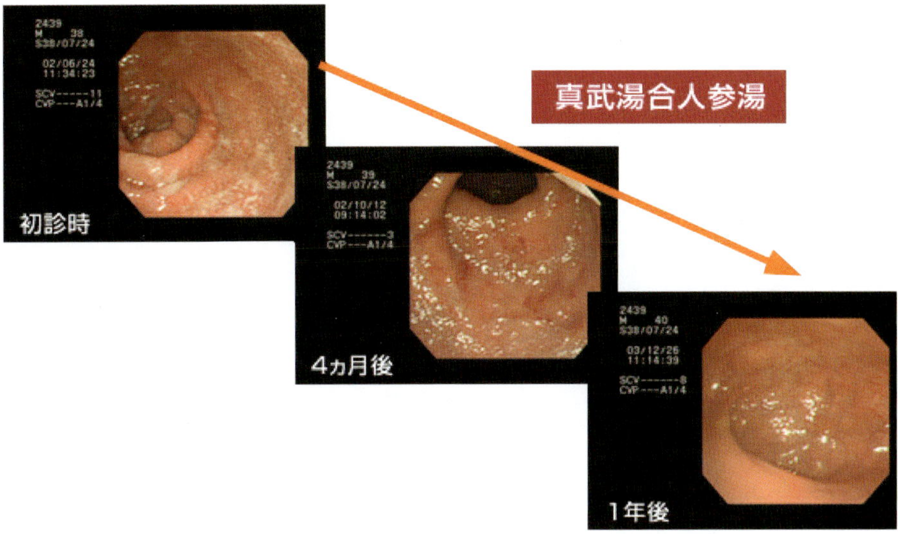

〈그림 48〉 궤양성대장염 환자의 대장내시경 결과 변화 [사진과 증례는 이나모토 요시히토 선생 제공]

증례 2

32세 여성, 신경성 식사부진증(極虛의 證) 증례가 진행된 '吐痢의 急症'

《주증상》

고열(39.4℃), 수차례에 걸친 구토 설사로 일어서지 못한다.

《병력》

환자는 평소 신경성 식사 부진증으로 정신과에서 치료받는 중이었다. 2005년 12월 3일 점심때부터 갑자기 전신권태와 팔, 어깨 관절통, 걸음이 흔들거리기 시작했다. 그 날 저녁 19시에는 37.8℃의 발열과, 오한, 구토가 나타났다. 야간이 되자 열은 39.4℃까지 오르고, 구토 및 설사가 7회 있었고 일어서지도 못하는 상태가 되었다.

다음날도 설사를 6회 하여 종합병원에서 진찰을 받았다. 수액치료도 받았지만 한기가 더 심해지고 복통도 더해졌다. 지사제와 진통제를 투여 받고 귀가했으나 설사는 멈추지 않고 변은 녹색변으로 되었다. 야간에 다시 열이 38.7℃까지 올랐다. 12월 5일에 걸을 수 없을 정도로 힘이 없어 안겨서 본원에 내원하였다. 환자는 쓰러질 듯이 침대에 누웠으며 몸을 모포로 감쌌다. 口渴이 현저하고 가벼운 小便不利가 보였다.

《진찰과 경과》

내원 시, 신장 156.5㎝, 체중 35㎏로 무척이나 마른 몸에 탈수가 더해지고, 전신 권태가 현저하며, 심한 복통 속에 煩躁를 수반하고 있었다. 極虛의 證에 발현한 구토설사의 急症으로 위급한 대응이 필요하였다. 發熱惡寒을 眞寒假熱로 보고 바로 眞武湯合人蔘湯 (茯苓四逆湯의 方義)을 따뜻하게 복용하도록 하였다. 1시간 후, 惡寒 · 腹痛 · 嘔吐症은 안정되어 같은 처방을 복용하도록 지시하고 귀가시켰다.

바로 다음날 내원한 환자는 이렇게 경과를 설명하였다. '밤 1시에는 37.8도까지 열이 올랐지만 아침 6시에는 36.3도로 해열되었다. 그 후, 기분이 좋아져 일어날 수 있게 되고, 복통이 현저하게 경감되고 구갈도 소실되었다. 한방약을 4회 복용하자 증상이 대부분 안정되었다.'

본 증례와 같은 極虛의 證이 아니더라도 허약한 陰證 · 虛證의 발열을 수반한 급성기 증상에는 眞寒假熱의 존재, 즉 '일반적으로 전염병에 大熱, 煩乾, 헛소리 같은 증에 의외로 眞武湯, 茯苓四逆湯이 효과가 있다.' 는 사실을 언제나 염두에 두고 치료에 임해야 한다.

[이나모토 요시히토 선생 제공]

6 냉증 변비: 當歸四逆加吳茱萸生薑湯

냉증치료에 當歸四逆加吳茱萸生薑湯 운용지침은 오츠카 케이세츠 선생이 제창한 「산기(疝氣)증후군A형」을 살펴볼 필요가 있다. 「산기(疝氣)증후군A형」을 보더라도 전형적으로 뼛속까지 한방하는 일본의사의 자세를 엿볼 수 있다. 우리들은 이런 사고에서 많은 '증후군 syndrome' 을 만들어냄으로써 보다 더 포괄적이면서 객관적인 진단체계를 만들 수 있다는 것을 배울 수 있을 것이다.

※ 산기(疝氣)증후군A형

- 수족 한냉을 호소하면서 심하면 어깨에서 발까지 물이 흐르는 느낌이 있다.
- 만성으로 진행된 하복통이 있다. 이것이 요통 · 사지통까지 미치면 背痛頭痛을 호소하는 일도 있다.
- 肝經변동에 의하여 일어난다고 생각되는 증상이 많다. 특히 생식기 · 비뇨기 장애가 대부분이며, 불임으로 되는 경향이 있다.
- 개복수술, 특히 자궁근종 · 난소낭종 · 임신중절수술 · 제왕절개, 하복부나 허리의 외상 등 과거력이 대부분 있다.
- 當歸四逆加吳茱萸生薑湯 복용으로 2~3주에서 뚜렷한 효과가 나타난다.
- 여성에게 많으며, 남성은 드물다.

※ 當歸四逆加吳茱萸生薑湯

- 溫經散寒 溫中散寒 補血活血 止痛 작용을 가진 약물이 들어가 있다. 大建中湯과 같이 복부를 따뜻하

게 하여 장의 연동운동을 촉진하는 작용과 潤腸湯과 같이 장을 潤滑하게 함으로써 배변을 촉진하는 작용이 있다. 그러므로 변비에 사용할 當歸四逆加吳茱萸生薑湯은 大建中湯合潤腸湯으로 생각하면 이해하기 쉽겠다. 효능으로서는 말초혈관확장작용 체온상승작용 진통작용이 있다.

증례 3

하반신의 냉증과 변비를 주소로 하는 63세 여성

《주증상》

하반신 냉증 (특히 허리와 왼쪽 하지가 아플 정도로 차다)

《병력》

45세 충수염 절제수술 이후, 겨울이 되면 하반신냉증을 느끼게 되었다. 58세 때 대장암 개복수술 후부터 냉증이 더욱 심해졌으며, 변비도 나타났다. 최근에는 여름날에도 냉증이 심해져 허리와 왼쪽 하지의 냉증이 고통을 만들어내면서 불면까지 생기게 되었다.

《진찰》

만성 하복부통은 없었지만, 만성변비가 있으며, 肝經에서 유래한다고 생각되는 불면을 호소하고, 여기에 두 번의 개복수술을 하였기 때문에 산기(疝氣)증후군A형을 진단하였다.

● 냉수부하 전후의 피부온도 혈류변화

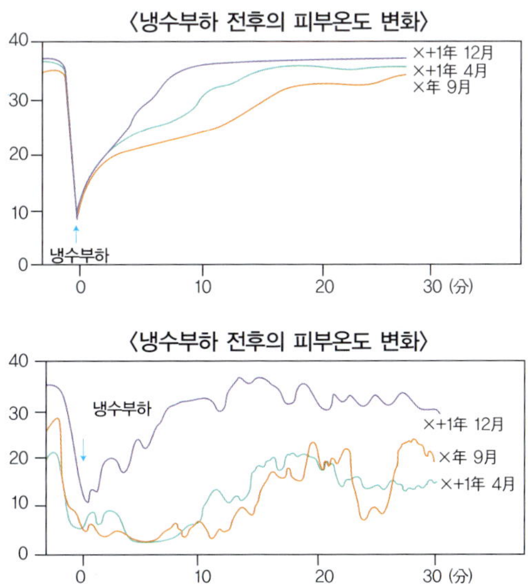

〈그림 49〉 증례 3: 4℃ 30초간 냉수부하 전후의 피부온도 변화와 혈류변화로 알수 있는 치료경과 [가코 와타나베 선생 증례 수정인용]

《경과》

當歸四逆加吳茱萸生薑湯을 투여하였다. 그 결과, 투여 2주 후에 변비와 불면이 극적으로 해소되고, 냉증도 서서히 줄어들었다. 그리고 4℃ 30초간 냉수부하 후 피부온도 및 혈류검사에서 개선을 보였다. 〈그림 49〉에서 보면 치료기간이 증가할수록 냉수부하 후 하강했던 피부온도와 혈류가 더 빠르게 회복됨을 확인할 수 있으며 부하전의 체표 혈류가 1.5배가량 증가해 있음을 알 수 있다.

증례 4

수족냉증 · 변비를 주소로 하는 40세 여성

《주증상》

수족냉증, 변비

《병력》

어릴 때부터 변비였으며, 2~3일에 1회로 토끼 똥 같은 딱딱한 변을 본다. 하제를 먹으면 복통이 생겨 복용하고 있지 않다. 16세 때부터 겨울이 되면 동상이 생길 정도로 수족 냉증이 심하다. 18세 때, 충수염수술과 오른쪽 난소낭종핵 적출수술, 33세 때 왼쪽 난소낭종핵 적출수술을 받았다. 월경주기는 20~27일로 약간 짧으며 월경통을 동반한다.

《진찰》

맥은 沈, 설은 담홍색, 薄白苔(+), 복력은 중간정도이며 가벼운 제방압통 및 가벼운 빈혈(10.9g/dL)을 나타난다.

《경과》

산기(疝氣)증후군A형으로 판단하고, 當歸四逆加吳茱萸生薑湯을 투여하였다. 투여 약 2주 후, 매일 쾌변이 나오게 되고, 2개월 후에는 월경주기가 28일 전후로 안정화 되었다. 월경통도 개선되었지만, 냉증개선은 완만하여 1년 후까지 계속 복용하였다. 〈그림 50〉 當歸四逆加吳茱萸生薑湯의 투여량은 한 여름에 1일 5.0g으로 충분하였지만, 조금 추워지면 1일 7.5g 복용이 변비 해소에 도움이 되었다.

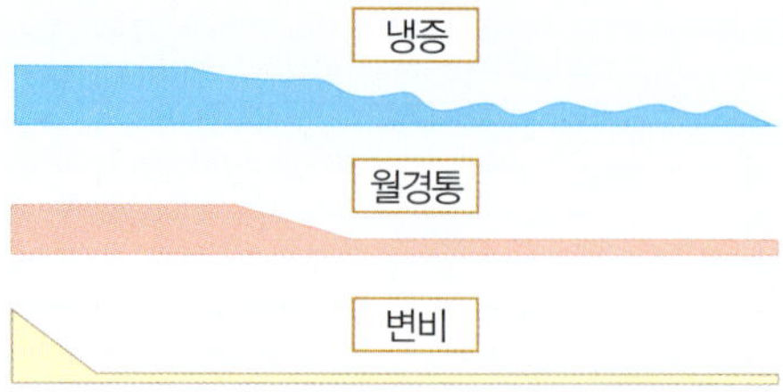

〈그림 50〉 증례 4: 냉증, 월경통, 변비 증상변화 [가코 와타나베 선생 증례 수정 인용]

증례 5

수족냉증과 부종 · 변비 · 어깨결림의 27세 여성

《주증상》

수족냉증과 부종, 변비, 어깨결림

《병력》

학생 때부터 수족이 차고, 배변은 3일에 1회로 변비 기미가 보이면서 딱딱하다. 외치핵이 있다. 머리에서 어깨에 결림이 있으며, 얼굴과 수족이 잘 붓는다. 월경이 시작하려면 기분이 가라앉거나 불안해하면서 과식하는 습관이 있다.

《소견》

맥은 平. 설은 담홍색 · 무태. 복력은 중강정도이며 가벼운 제방압통을 나타낸다.

《경과》

전형적인 산기증후군A형이라고 말하기는 어렵지만, 냉증과 변비가 있고, 복증에서 當歸四逆加吳茱萸生薑湯을 투여하였다. 투여 약 1개월 후에 어깨결림이 가벼워졌고, 변비도 해소되었다. 수족의 냉증과 부종도 서서히 개선되었다〈그림 51〉. 본 증례에서는 기온 변화에 맞추어 투여량을 조절하였다. 5.0~7.5g의 범위에서 적절히 증감하였다.

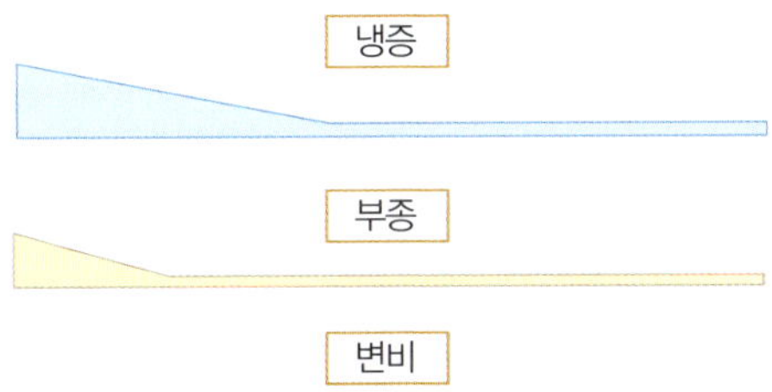

〈그림 51〉 증례 5: 냉증, 부종, 변비 증상변화 가코 와타나베 선생 증례 수정 인용]

7 원인불명 복통과 냉증 – 大建中湯

68세 여성. 5년 전부터 가끔 뭔가에 스친 것도 아닌데, 콕콕 찌르는 듯 한 복통이 30분에서 1시간 정도 있어 왔다. 변비는 없으며, 연한 변으로 1일 3회 쾌변은 아니다. 가끔 배가 당기면서 아프고, 차다는 호소이다. 검사에 이상이 없으며, 개복수술을 한 적은 있으나, 이번 증상과는 관계가 없는 것으로 결론을 내렸다. 복부를 진찰하자, 배꼽 주위가 차다는 힌트에 의하여 복부를 따뜻하게 하는 大建中湯을 투여하였다. 2주 후에는 통증이 거의 사라졌으며, 타각적인 배꼽주위 냉증도 개선되었음을 알 수 있었다. 3개월 후에는 변이 1일 1회 정상적으로 나오게 되었다. 배가 더부룩해지는 증상도 없어졌다.

大建中湯은 배꼽을 중심으로 하여 차다는 증상에 적합하고, 명치 밑이 차다면 人蔘湯이 적응이 된다. 특히 오늘날 일본에서는 大建中湯의 사용이 엄청나게 늘어나게 있는데, 대부분이 외과의들의 처방이다. 개복수술 후에는 장 마비, 즉 ileus가 문제 되는데, 이의 예방 및 치료에는 大建中湯이 first choice라는 것이다. 한편 개복수술과 냉증을 관련시켜 설명하면, 개복 그 자체가 내장에 냉증을 유발시킨다는 설명이다. 수술실에서 장기간 옷을 입지 않은 채 노출되는 그 자체가 한방에서는 냉증 원인인자로 포착하여야 된다는 것이다. 일전에 필자도 이런 얘기를 들었다. 40대 후반 여성이 10년 전, 분만실에서 쇠붙이 손잡이를 잡을 때 갑자기 몹시 몸에 냉기를 느끼게 되었는데, 그 후 그 냉증이 개선되지 않는다는 설명이다. 앞선 증례와 환경이 일치하지는 않는다. 그러나 각성상태든, 마취상태든 장시간 치료실이 주는 평균 이하의 온도는 환자에게 영향을 미침에 틀림없다.

8 소화기영역에서 빈용되는 냉증처방해설

냉증과 소화기질환에서 빈용되는 처방약으로(일본한방 엑기스제) 또는 人蔘湯 桂枝人蔘湯 附子理中湯 安中散 大建中湯 當歸四逆加吳茱萸生薑湯 吳茱萸湯 當歸湯 眞武湯의 아홉 가지 방제가 있으며 이들을 중심으로 설명하고자 한다(앞에서 중요하다고 한 四逆湯 通脈四逆湯 四逆加人蔘湯의 方義는 엑기스제에서는 附子理中湯으로 대용하고, 茯苓四逆湯의 方義는 眞武湯合人蔘湯 또는 眞武湯合附子理中湯으로 대용하여도 된다).

이들 방제는 사용에 대한 목표가 명확해야 한다. 일상 진료에서 각종 방제의 방의를 이해하고 숙지하기 위해서『東醫寶鑑, 傷寒論, 金匱要略』같은 원문을 살펴 볼 가치가 있다.

※ 냉증과 소화기질환에서 빈용되는 처방약

- 人蔘湯
- 桂枝人蔘湯
- 附子理中湯(人蔘湯+附子末)
- 吳茱萸湯

- 當歸湯
- 眞武湯
- 安中散
- 大建中湯
- 當歸四逆加吳茱萸生薑湯

이들 사용에 대해 원문을 중심으로 살펴보자.

人蔘湯『傷寒論』

- 心下痞鞕하고, 小便不利하며 혹은 갑자기 통증이 있고 혹은 胸中痺하는 환자를 치료한다.
- 吐利, 寒多不用水者, 理中丸主之(『傷寒論』「厥陰病 霍亂篇」).
  胸痺. 心中痞氣. 脇下逆搶心, 人蔘湯亦主之 (『類聚方廣義』).
- 「胸痺, 心痛, 短氣病脈證并治第九」(『金匱要略』)
- 이 처방은 胸痺의 虛證을 치료할 뿐만 아니라 中寒, 霍亂 등 모든 太陰吐利症에 좋다. 厥冷한 사람은 附子를 가미한다. 四逆湯은 즉 下利淸穀을 첫 번째 목표로 한다. 이 처방은 吐利를 목표로 한다 (『勿誤藥室方函口訣』).

> 人蔘湯은 마른형으로 안색이 창백한 太陰證의 구토증, 구토, 연변, 설사, 陰證의 心下痞鞕등을 목표로 한다. 복부증상만이 아니라 조문처럼 胸痺, 즉 가슴이 아픈 것으로 늑간신경통이나 심장신경증으로 착각하기 쉬운 증례도 많다. 이들 증상은 人蔘湯 하나로 해결된다. 복진에서는 전반적으로 연약무력하고 心下痞鞕과 振水音이 있는 경우가 많다. 하지만, 복벽이 얕으면서 단단하여 만지면 마치 판자 같은 느낌이 드는 점도 유의해야 한다.

桂枝人蔘湯『傷寒論』

- 太陽病, 外證이 아직 제거되지 않은데, 여러번 瀉下劑를 사용하여 결국에는 熱을 동반하면서 설사하게 된다. 설사가 멈추지 않고 心下痞鞕하며 표리가 풀리지 않은 경우, 桂枝人蔘湯으로 다스린다 (『傷寒論』, 太陽病).
- 人蔘湯 처방에 桂枝를 가미한다. 이 처방은 協熱利를 치료한다. 理中丸과 비슷하지만 心下痞가 있고 表證을 나타낸다. 痢疾 초기에 이 처방을 사용하는 경우가 있다. 이 증에 복통변혈도 없고 오한이 심하고 맥이 긴장되어 있을 때 이 처방으로 완화된다 (『勿誤藥室方函口訣』).

> 協熱利외에 人蔘湯證이면서 표증을 띠는 병태, 즉 지속적으로 나타나는 만성 두통과 빈맥증에도 人蔘湯證을 목표로 하는 경우가 있다.

附子理中湯『仁齊直指方』

- 虛損久痢, 四肢厥冷을 치료한다. 霍亂吐瀉證으로 사지가 궐냉한 자는 四逆湯보다 오히려 이 처방이 빠르게 반응한다 (『勿誤藥室方函口訣』).

> 본 방제는 人蔘湯에 附子를 가미한 것으로 四逆湯, 四逆加人蔘湯의 方義를 함유한다. 따라서 목표는 人蔘湯證으로 厥冷하고 냉기가 심한 상태를 해제시킬 뿐만 아니라 구토설사 증상이 한층 심한 경우를 목표로 한다.

安中散『和劑局方』

- 만성 · 급성 脾疼翻胃(胃痛嘔吐), 脹滿하고, 腹脇에 攻刺하는 증상, 그리고 부인의 血氣刺痛(울혈을 겸한 신경성동통)을 치료한다. 이 처방은 일반적으로 澼囊(위확장)의 주약이라고 하지만 吐水가 심한 경우에도 효과가 있다. 통증이 아주 심한 경우를 목표로 한다 (『勿誤藥室方函口訣』).

> 구성내용의 대부분은 溫性藥物로 배합되어 있어 약간 虛證을 띤 환자의 위염(EPS 유형의 FD)와 소화성궤양에 의한 心下部痛 · 血氣刺痛을 溫中散寒시킴으로서 치료한다. 냉증이 아주 심할 때에는 人蔘湯을 합방하고 脾虛痰飮의 위통에는 六君子湯을 합방한다. 補血利水의 當歸芍藥散과 加味逍遙散, 柴胡桂枝湯, 四逆散 등의 柴胡劑와 합방하여 위통에 대응하는 경우가 많다.

大建中湯『金匱要略』

- 心胸中大寒痛, 嘔不能飮食, 腹中寒, 上衝皮起, 出見有頭足, 上下痛而不可觸近, 大建中湯으로 다스린다 (『金匱要略』 腹痛, 寒疝, 宿食病脈證并治).
- 心胸中大寒大痛하고 토하여 음식을 먹지 못한다 (『類聚方廣義頭注』).
- 寒氣의 복통을 치료한다. 이 이상의 처방은 없다. 크게는 大腹痛으로 흉부에까지 영향을 미쳐 헛구토를 하거나 腹中塊와 같은 응결되어 있는 경우가 목적이 된다 (『勿誤藥室方函口訣』).

> 太陰證에 裏寒으로 腸의 연동불안으로 복만 · 복통을 일으키는 경우를 목표로 한다. 복부는 연약무력하고 이완되어 있어 장연동이 나타나는 것을 볼 수 있다. 단, 가스팽만이 심할 때에는 복부 전체가 긴장되어 있어 연동불안에만 구애받을 필요는 없다. IBS와 수술 후의 장관유착, 장협착, 기능성장폐색에서 냉증으로 인한 복만 · 복통 · 구역 · 구토에 효과가 높다.

當歸四逆加吳茱萸生薑湯『傷寒論』

- 手足厥寒, 脈細欲絕한 경우, 當歸四逆湯으로 다스린다. 만약 이 때 內久有寒하면 當歸四逆加吳茱萸生薑湯이 좋다 (『傷寒論』 厥陰病篇).
- 當歸四逆湯은 桂枝湯證으로 血分이 폐색한 자에게 사용하면 효과가 있다. 또한 加 吳茱萸 生薑은 傷寒論 이후 疝積치료의 기본 처방이 되었다 (『勿誤藥室方函口訣』).

> 실제 임상 운용에서는 虛寒의 寒疝을 대상으로 하며, 오츠가 선생의 〈산기증후군A형〉 항목과 '桂枝湯證으로 血分이 폐색된 자'를 목표로 사용한다. 특히 갑작스런 한냉 노출로 인한 하복통에는 즉각적인 효과가 있다.

吳茱萸湯『傷寒論』

- 少陰病, 吐利, 手足厥冷, 煩燥欲死者, 吳茱萸湯으로 다스린다 (『傷寒論』 少陰病).
- 乾嘔, 吐涎沫, 두통이 있는 자. 吳茱萸湯으로 다스린다 (『傷寒論』 厥陰病).
- 嘔而胸滿者, 吳茱萸湯으로 다스린다 (『金匱要略』 嘔吐, 噦, 下利病脈證并治第十七).

> 虛證으로 裏寒이 있으며 구토증, 헛구역질이 심하고 두통, 편두통을 호소하는 경우에 이 증이 나타난다. 편두통 발작 시에는 아픈 쪽의 목 언저리부터 뒤쪽 귓불에 걸쳐서 뭉치는 경향이 있다. 心下部가 팽만하여 맺힐 때가 많아 위가 꽉 차서 막힌듯한 느낌이 든다. 心下는 팽만하여 비교적 힘이 있고 연약무력하지 않다. 발이 매우 차고 맥도 가라앉고 느리다. 편두통과 헛구역질로 번조가 나타나는 경우도 있다. 또한 寒證으로 갑작스럽게 나오는 딸국질에도 효과가 있다.

當歸湯『千金方』

- 이 처방은 心腹冷氣絞痛, 肩背의 아주 심한 통증을 치료한다 (『勿誤藥室方函口訣』).
- 眞心痛(협심증, 심근경색)을 의심하며 하루하루 통증으로 고통을 겪는 경우에는 當歸湯이 아주 좋다 (『勿誤藥室方函口訣』).

> 구성내용은 大建中湯 人蔘乾薑半夏丸 芍藥甘草湯 甘草乾薑湯의 方義가 포함되어 있다. 냉증으로 혈색이 나쁘고 흉복부에서 배부에 걸쳐 동통이 있는 虛證의 늑간신경통, 협심증 외에도 위염, 소화성궤양이나 IBS 등의 복부팽만, 복통 등에 응용가능하다.

眞武湯『傷寒論』

- 太陽病, 發汗, 땀을 내어도 병은 낫지 않고 환자는 여전히 發熱이 계속되고, 心下悸, 현기증, 몸이 떨리고(身瞤動), 흔들흔들 흔들려 쓰러질 듯한 경우에 眞武湯으로 다스린다(『傷寒論』).
- 少陰病으로 2, 3일 안에 풀리지 않고, 4, 5일 지나며 복통, 小便不利, 四肢沈重疼痛, 自下利. 혹은 咳, 혹은 小便利, 또는 下利, 또는 嘔者, 眞武湯으로 다스린다 (『傷寒論』).
- 이 처방은 內有水氣가 목적으로 흔들거려 땅에 쓰러질듯하고 혹은 麻痺不仁, 혹은 水腫, 小便不利, 腫虛濡하여 힘이 없고 脈은 微細 혹은 浮虛하다. 四肢沈重, 疼痛, 下利하는 경우에 효과가 있다 (『勿誤藥室方函口訣』).
- 眞武湯, 鷄鳴瀉, 疝瀉를 치료한다 (『雜病翼方』 下利).
- 下痢腹痛, 五更瀉의 경우 眞武湯이 좋다 (『先哲醫話』 楓亭).

> 少陰病을 대표하는 방제이다. 원기가 없고 권태감이 심해 신진대사가 쇠약해진 여러 질환에 응용된다. 소화기질환에서는 陰證 · 虛證의 五更瀉(鷄鳴泄瀉), 만성 위장질환으로 오래 끈 설사에도 효용을 발휘한다. 또한 앞에서 설명한 심한 眞寒假熱의 병태에 사용하는 중요한 방제이다.

茯苓四逆湯『傷寒論』

- 發汗 내지는 이를 瀉下하여, 병이 낫지 않고 오히려 煩躁하는 자는 茯苓四逆湯으로 다스린다 (『傷寒論』 太陽病).
- 四逆湯 처방중에 茯苓, 人蔘을 가미한다. 이 처방에서 茯苓을 君藥으로 하는 것은 煩躁를 목적으로 한다. 四逆湯證에서 發汗煩躁가 멈추지 않는 경우, 이 처방이 아니면 치료가 불가능하다 (『勿誤藥室方函口訣』).
- 諸久病, 精氣衰憊하고 乾嘔하여 음식을 취하지 못하고 腹痛 · 溏泄 · 惡寒이 있고 面部 · 四肢가 약간 붓는 경우를 치료한다 (『類聚方廣義頭注』).
- 四逆加人蔘湯證으로 心下悸, 煩躁를 치료한다 (『類聚方廣義頭注』).
- 霍亂의 重症吐瀉厚 厥冷하고 筋煬煩躁하나 열이 없고 구갈이 없으며 心下痞鞕하고, 小便不利, 脈이 微細한 경우 이 처방을 사용한다 (『類聚方廣義頭注』).

> 중증의 구토설사로 궐냉하고 번조하여 증상이 위급할 때 본 처방도 裏寒外熱을 고려하여 운용한다. 또한 오래 지속된 모든 난치성 질환에서 '諸久病, 精氣衰憊하고 乾嘔하여 음식을 취하지 못하고 腹痛 · 溏泄 · 惡' 이라는 부분에 주목하여 뛰어난 효과를 보는 경우가 있다. 엑기스제제로는 본제의 方義로 眞武湯合人蔘湯, 혹은 眞武湯合附子理中湯을 사용한다.

Chapter 11
순환기 영역의 냉증과 한방치료

순환기질환영역에서의 냉증을 크게 두 방향으로 접근한다. 냉증이 순환기질환의 병태와 관련되는 경우와, 혹은 순환기 질환에 사용하는 약제의 부작용으로 발생하는 냉증에 주의해야 한다는 것이다. 전자는 기저질환에 의한 경우이다. 심부전이나 심원성쇼크, 본태성저혈압증, 말초성순환부전증 등이다. 후자는 약제의 부작용으로 냉증이 나타나는 경우가 있다. 예를 들면 원래 냉증인 사람이 혈압이 높아서 β-blocker 등의 강압제를 복용한 경우 등이다.

1 기저질환에 질환에 의한 냉증

심부전과 심원성쇼크는 서양의학적 치료가 확립되어 있기 때문에 당연히 서양의학적 치료가 우선시되고 여기서는 어디까지나 한방은 보조요법이다. 먼저 증례를 살핀 후 관련 질환들을 정리해보자.

증례 1

수족냉증을 호소하는 심장판막증 78세 여성

《주증상》

수족냉증, 경계, 정충, 불안, 초조

《진찰과 경과》

환자는 약 6개월 전부터 가슴 두근거림 증상과 전신 소력감, 수족냉증이 있어 대학병원 순환기내과 진료 후 심장 판막증을 진단 받고 약물 치료 중이었으나, 제 증상들은 점점 더 심해져 한방외래를 방문하였다. 원래도 추위를 잘 타는 체질이었으나, 냉증은 더 심해진 상태였다.

오빠와 동생이 모두 심장질환의 가족력이 있었으며, 진단 이후 불면증과 신경쇠약 증상까지 더해져 수면제의 도움을 받았다.
補益養胃湯에 元鹿茸 3.75g과 飴糖 8g을 더하여 아침 · 저녁 식후 30분, 하루 2회씩 20일간 복용시켰다. 이후 증상이 어느 정도 호전되어 치료를 중단하였으나, 환자는 거의 1년만에 다시 수척해진 모습으로 진료실로 들어섰다. 2개월 전 남편을 사별하였으며 이후로 손발이 차고 식욕이 저하되어 체중이 2kg이나 감소하였다는 것이다. 다시 補益養胃湯에, 이번에는 飴糖 20g을 가미하여 식사 2시간 전에 하루 2회씩 복용케 하였다. 20일 후 환자는 밥맛이 조금씩 좋아진다고 했고, 한여름의 지하철 냉방을 견딜 만 할 정도로 냉증 역시 호전을 보였다. 이후 補益養胃湯에 補心建脾湯을 합방하여 한차례 더 복용하게 하였다.

❶ 심부전

특히 심부전에 관한 한방약은 digitalis 같은 강심작용이 있는 생약과 방제는 없다. 따라서 전부하나 후부하를 조금이라도 경감시키는 푸로세마이드furosemide나 스피로노락톤spironolactone 같은 작용, 즉 이수, 이뇨작용이 있는 생약군이 들어간 방제를 사용하게 된다. 또한 혈류개선, 동맥계나 정맥계의 혈액 점조도를 낮추고 흐름을 원활하게 하는 작용이 있는 생약군, 한의학에서 活血化瘀藥으로 분류되어 있는 것들이다. 活血藥은 동맥계, 化瘀藥은 정맥계에 효과가 있다.

갑작스런 혈압저하는 기저질환의 치료가 우선시되고 항쇼크요법이 병용된다. 그렇지만, 한방약에서는 四逆湯(甘草 乾薑 附子)加人蔘, 通脈四逆湯(四逆湯의 乾薑을 증량한 것), 獨蔘湯(人蔘만을 다량으로 사용)이 이전에 사용되었다는 문헌이 있다.

❷ 심원성쇼크

심근경색 등으로 인한 부정맥과 심원성쇼크에는 서양의학적 치료가 제1선택이고 절대적 선택이라는 사실은 말할 것도 없다. 한방에서는 『金匱要略』의 「胸痺心痛短氣病脈證并治」에 기재되어 있는 방제가 적응이지만, 웬만큼 배짱 있는 한의사가 아니라면 이것을 먼저 사용하는 경우는 없을 것이다. 참고로 예를 들면 括蔞薤白白酒湯이나 半夏湯 枳實薤白桂枝湯 人蔘湯 茯苓杏仁甘草湯 橘皮枳實生薑湯등이다.

❸ 협심증 예방

단, 허혈성심장병에서도 협심증 예방과 체질개선에는 한방치료가 대상이 될 때도 있다. 이런 경우, 부정맥과 심근경색을 일으켜 급사하는 것은 아닌가하고 불안해하는 경우가 많기 때문에 무의식적으로 교감신경이 긴장되어 손발이 냉해지는 경우가 있다. 이는 혈류의 원활한 흐름을 저해할 가능성이 있으므로 腹證을 참고로 하여 四逆散과 柴胡加龍骨牡蠣湯, 柴胡桂枝乾薑湯에 驅瘀血劑를 병용하면 좋다.

- 처방 1: 柴胡加龍骨牡蠣湯 혹은 四逆散合桂枝茯苓丸
- 처방 2: 柴胡桂枝乾薑湯合當歸芍藥散(중의학에서는 冠心2號方을 사용한다)

[冠心2號方: 川芎, 赤芍藥, 紅花, 薑黃 各 15g, 丹蔘 30g]

❹ 만성심부전

양약의 이뇨제 작용 증강을 위해 木防己湯合九味檳榔湯이 추천된다.

❺ 본태성저혈압증

- 처방 1: 半夏白朮天麻湯
- 처방 2: 補中益氣湯을 기본으로 當歸芍藥散(加附子)
- 처방 3: 眞武湯(附子를 증량, 탕제라면 當歸, 人蔘, 桂皮를 가미). 虛寒(허한)으로 혈압이 낮고 원기가 없고 손발이 아주 냉해지는 등 신진대사가 완전히 저하된 경우에는 일시적으로 부활시키기 위해 四逆加人蔘湯의 方義로 附子理中湯 즉 人蔘湯加附子를 사용하면 좋다.

❻ 폐쇄성 혈전 혈관염 (버거병)

폐쇄성 혈전혈관염(Thrombo Angitis Obliterans: TAO)은 사지동맥이 막히는 질환으로 원인은 정확치 않고 동양인의 20~40세, 즉 비교적 젊은 남성에게 많이 발증하는 질환이다. 내막염을 주 병변으로 하는데, 동맥 전층에 걸친 염증질환으로서 이환된 동맥은 혈전성 폐색을 일으키고, 주위 조직과 강력하게 유착한다. 동맥과 나란히 지나가는 심부정맥 및 피하정맥에도 같은 양상의 혈전성정맥염을 일으키는 경우도 많다.

치료법이 확립되어 있지 않기 때문에 금연을 한 다음 한방을 단독으로 하는 치료방침이 가능하다. 한방치료의 사용은 미세순환부전개선 목적으로 驅瘀血劑 사용, 냉증개선, 동통완화, 체질개선을 목표로 한다. 냉증으로 레이노증상이나 동상이 잘 나타나는 버거병의 경우 當歸四逆加吳茱萸湯으로 치료한다.

- 처방 1: 當歸四逆加吳茱萸湯

2 약제 부작용으로 인한 냉증

증례를 살펴보자.

증례 2

혈압약 복용후 전신냉증이 발생한 40세 여성

진찰실에 들어온 순간 안색이 창백하고 원기가 없으면서 추워한다는 인상이었다. '혈압이 높아져 근처 의원에서 진찰을 받았더니 고혈압증이라고 하여 강압제를 처방받았다. 이 약을 복용하였더니 몸이 냉해지고 원기가 없고 외출하는 것이 두려워 집에서 누워만 지냈다. 감기가 계속 되고 있다'라고 한다. 약은 β-blocker인 프로프라놀롤propranolol염산염(인데놀®)이었다.

이 환자분은 마르고 식욕도 별로 없고 본래 냉증으로 체력이 없으며 복력도 약했다. 한방적으로는 虛證·寒證이고 陰證으로 분류된다. 이런 유형의 고혈압증에는 체력을 키우고 몸을 따뜻하게 하여 말초순환을 회복시킴으로서 혈압을 낮추는 작용기전의 강압제를 선택할 필요가 있다. 그런데도 실제 투여된 강압제는 말초순환에서 수축적으로 작용하고 즉 몸이 냉해지도록 작용하고 심기능도 떨어뜨린다는, 즉 기운이 떨어지게 하는 β-blocker였다. 그렇지 않아도 냉증 성향으로 체력이 없는데 점점 몸이 냉해져 활동력이 떨어지고 호흡기의 저항력도 약해져 감기 등을 잘 앓는다고 하였다. 그래서 혈압약을 바로 중단시키고 眞武湯을 투여하였더니 모두 개선되었다.

[오리베 카즈히로 선생 증례]

이외에도 혈압약을 처방하는 일본의사들이 환자들을 寒熱虛實 등으로 나누어 혈압강하제를 선택한다는 재미있는 임상례도 있다.

마무리

요약하자면 순환기영역 냉증에는 서양의학적 치료가 최우선시 되지만 한방은 또 다른 측면에서 도움을 줄 수 있다.

Chapter 12

호흡기 영역의 냉증과 한방치료

모든 질환에서 「한냉」이라는 조건에 가장 민감한 것은 호흡기 질환이 아닌가 생각한다. 호흡을 통하여 「한냉」이라는 조건에 직접 노출됨으로써 즉각적인 반응이 일어나는 것을 경험한다. 한의 진단에서도 肺寒證이 많이 있으며, '한냉 알레르기' 처럼 「한냉」이 병명에 바로 사용되기도 한다. 그러므로 호흡기질환의 한방치료는 환자를 '윤택하게 할 것인가, 건조하게 해야 하는가(燥證濕證)', 혹은 '따뜻하게 해야 하는가, 차게 해야 하는가(寒證熱證)' 를 잘 생각하여 처방약을 선정하는 것이 중요하다고 전해지고 있다.

마찬가지로 호흡기영역과 관련된 '냉증' 은 여러 소견 · 증후로부터 호흡기 냉증을 살피고, 한방적인 병위와 병기를 판정하여 처방약을 선택하는 것이 포인트다.

1 "폐가 차다"

한방진료를 하다 보면 "배가 차다." "손이 얼음처럼 차다."는 등의 '냉증' 을 호소하며 내원하는 환자들이 적지 않다. 그러면서도 "선생님! 폐가 차요." 라는 환자는 아직 만나본 적이 없다.

그럼 「폐가 차다」라는 것은 어떤 병태를 말하는 것일까?

그것은 『金匱要略』에 있는 「肺中冷」에서 우선 찾아볼 수 있다. 이 용어는 「肺痿肺癰咳嗽上氣病脈證治第七」의 조문 속에 나온다. "肺痿證으로 涎沫을 토하나 기침은 없는 자는 갈증은 없으나 반드시 遺尿하며 소변은 잦다. 이러한 이유는 胃가 虛하여 아래를 통제하지 못하기 때문이다. 이는 肺中冷을 유발한다. 반드시 어지러우며 침이 많이 고인다. 甘草乾薑湯으로 따뜻하게 한다." 라고 되어 있다.

"肺萎(호흡기질환) 중에는 熱의 肺痿와 寒의 肺痿가 있는데 이 조문은 寒의 肺痿를 설명하고 있다. 痰은 나오지만, 기침은 없다. 痰도 끈기가 없고 물처럼 흘러내리는 痰이 많다. 배뇨횟수가 많고 소변줄기가 약하다. 목도 마르지 않다. 이러한 것은 肺가 冷해져 있기 때문에 나타난다. 여기에는 甘草乾薑湯으로 따뜻하게 하면 좋다. 물 같은 痰이 많은 것이 甘草乾薑湯의 목표이다" 라고 오츠카 게이세츠 선생은 설명한다.

2 호흡기 냉증의 증후

그 밖에 일상진료에서는 다음과 같은 소견이 있을 때에 호흡기 냉증을 고려한다. '환자는 마른형으로 正氣가 없다. 기력이 없다. 손발이 차고 열감이 없으며 추위를 타고 권태감을 수반한다. 혈색도 좋지 않다. 따뜻한 것을 좋아하고 따뜻해지면 증상이 완화된다. 舌도 濕하고 연한 타액과 눈물이 많다. 口乾이나 口渴도 없다. 복부도 脈도 힘이 없고 약하다. 脈은 沈小, 沈遲, 微弱이다. 腹診에서는 근육의 긴장감이 좋지 않고 피하지방이 적으며 복직근 긴장은 있지만 복력은 없다. 냉해지면 소변줄기가 약해지고, 소변양도 많아지며 연변 경향으로 된다' 등의 증후를 보인다. 이런 환자들이 내원했을 때, 한방약군에서 어느 것을 선택할 것인가는 한방적 병위와 병기의 판정이 중요하다.

3 호흡기 냉증과 病位

病位를 고려해 보면 호흡기질환이므로 대부분은 半表半裏證이지만 장기화되면 裏證으로 다루어진다. 또한 폐장에 관해서는『素問』의「咳論」에 "五臟六腑, 모두 기침과 관련이 있다. 오로지 肺만 관여하는 것이 아니다."라고 하며 위산역류증성 해수와 심장천식(심부전성 해수) 등도 감별에 포함시킨다. 그 외에도 심인성psychogenic 해수는 肝鬱咳嗽라고도 할 수 있다. 또한 "肺는 呼氣를 주관하고 腎은 納氣를 주관한다"고 하고 현대 서양의학에서는 생각할 수 없는 腎性咳嗽의 사고도 치료범위를 넓혀준다. 치료가 힘든 고령자의 호흡기질환에 八味地黃丸이 유효한 경우이다. 더불어 '肺는 코에 開竅한다' 고 하는데 한방에서는 예전부터 One Airway Disease로 파악하여 小青龍湯은 화분증 등 알레르기성 비염에도 기관지천식에도 널리 사용된다.

4 호흡기 냉증과 病期

(1) 陰病期(음병기)

- 병기를 살펴보면 보통 냉증을 띠는 시기는 陰病期로서 太陰病期 少陰病期 厥陰病期의 어디에 위치하는가를 감별하야여 한다.
- 太陰病期에서는 脾胃의 虛證으로 麻黃劑는 위장장애를 일으키기 쉽기 때문에 甘草乾薑湯을 포함한 人蔘湯이나 苓甘薑味辛夏仁湯을 기본으로 생각한다.
- 少陰病期에서는 附子가 주요 생약이고 '곧장 少陰病期에 들어 갔을 때' 의 麻黃附子細辛湯이나 '열의 살짝 교체 현상', "아프다고 하면서도 특별히 이렇다 하게 힘든 곳도 없다."의 眞武湯이 기본이다.
- 厥陰病期 주변에서는 正氣를 더욱 증강시키기 위하여 太陰의 甘草 乾薑에 少陰의 附子를 가미한 四逆湯 그룹이 빠져서는 안 된다. 엑기스제제로는 眞武湯+人蔘湯+(附子末)로 대용한다. 인플루엔자

를 麻黃湯으로 지나치게 발한시켜 위험한 상황에 빠졌을 때 도와주는 처방약이다.

(2) 陽病期

- 陽病期에 자주 사용하는 小青龍湯은 太陽病期의 방제이지만, 앞서 말한 것처럼 甘草乾薑湯이 포함되고 少陽病期의 柴胡桂枝乾薑湯에도 配劑되어 있다. 陽 속에서도 '숨어있는 냉감'이 肺에 있다고 한다. 이때 더욱 주의해야 할 필요가 있는 것이 虛實이다. 이는 麻黃劑와 柴胡劑를 사용할 기회가 많기 때문이고, 특히 麻黃劑는 즉효성이 있는 반면 虛證에 사용하면 위장장애를 일으키는 경우가 있다. 그 밖에도 배뇨장애와 動悸 · 부정맥에 주의하여야 한다.
- 少陽病期의 肝鬱 대표선수인 四逆散은 그 조문을 살펴보면 "少陰病, 四逆하고 또한 기침을 한다…. 四逆散으로 다스린다."라고 한다. 이처럼 손발이 차고 기침을 하지만 이것은 「肝厥」이라고 하여 열이 차서 손발의 냉증을 느끼는 병태로 진짜 냉증은 아니다.
- 白虎加人蔘湯의 '大熱이 없고 등에 微惡寒'이라는 「熱厥」이라는 것도 있다. 언뜻 보기에 냉증인 것처럼 보이는 '외견상 냉증'이다.

(3) 眞寒假熱 혹은 裏寒外熱

- 裏는 완전히 냉해져 있는데도 체온계가 39℃ 내지 40℃인 상태이다. 이것은 가짜 열이다. 陰이 極에 달하면 陽, 陽이 極하면 陰으로 이렇게 잘 속는 '거짓 냉증'의 존재를 언제나 염두에 두어야 한다.

이상에서 살펴보면 앞의 『素問』에는 나와 있지 않지만, '三陰三陽 각각의 병기, 모두 기침을 한다. 냉증을 잘 살펴보자' 라는 의미인 것 같다.

증례 1

난치성 해수가 있는 70세 여성에게 柴胡桂枝乾薑湯 合 麻黃附子細辛湯

《주증상》

기침이 멈추지 않는다. 감기가 낫지 않는다.

《병력》

약 1개월 전부터 추워지면 재채기 · 콧물이 멈추지 않고, 그런 다음 심하게 기침을 했다. 야간에도 기침이 심해 잠들지 못했다. 痰은 객출이 곤란하고 정조한 황색으로 소량이다. 微熱도 있다. 남편이 전립선암수술로 입원하였는데 이후 남편 얼굴을 보면 기침이 난다고 했다.

《진찰》

- 146㎝ 44㎏ 원기는 있으나 안색은 창백하다. 옷을 두껍게 입는다. 목소리가 크고 분명하여 알아듣기 쉽다. 남편은 자영업자이고 지역주민회 일로 스트레스가 많았다.

• 脈: 浮數弱
• 舌: 경면설 裂紋
• 腹證: 腹力軟
• 上悸2+, 心下痞+

《경과》

麥門冬湯 滋陰至寶湯 麥門冬湯合半夏厚朴湯 苓甘薑味辛夏仁湯 桂枝湯合麻黃附子細辛湯 등을 단독 혹은 병용으로 여러 가지 사용해 보았지만 효과가 없거나 일시적이었다. 양약으로 기관지확장제, 스테로이드 흡인제, 항알레르기제, 혹은 PPI Proton Pump Inhibitor나 H_2수용체 길항약도 동시에 사용했지만 일진일퇴로 별 효능은 없었다.

6개월이 지날 무렵, 어느 종합병원의 호흡기와 耳鼻科에 소개하였는데 눈에 띄는 이상은 없었고 耳鼻科에서 淸肺湯을 처방하였지만 이것도 효과가 없었다. 그 후, 滋陰降火湯 竹茹溫膽湯 蔘蘇飮도 효과가 없었다.

약 1년이 지나 인플루엔자 예방접종을 했을 때 2~3일 후에 감기 같은 증상이 나타났다. 발열은 있는데 추위를 심하게 타서 옷을 몇 벌이고 겹쳐 입어야 했다고 한다. 맥도 약간 가라앉아 있고 약했다. 그래서 麻黃附子細辛湯을 처방하였다. 그러자 감기 같은 증상은 물론이고 평소의 난치성 해수까지도 경감하였다. 이후 麻黃附子細辛湯을 단독으로 1일에 1~2회 복용하였는데 간헐적으로 해수는 계속되고 때로는 심한 기침을 하지만 비교적 순조롭게 조절되고 있었다.

그 후 10월 하순 기온이 내려감에 따라 해수는 다시 악화되었다. 재채기와 콧물이 나오고 심하게 기침을 한다. 또한 전신이 차디차고 스토브까지 켜고 스웨터를 2장 겹쳐 입고서도 이불로 감싸며 너무 춥다고 하였다. 이 날 땀에 대해서 문진을 하였더니 땀이 목에서부터 위로 난다고 했기 때문에 柴胡桂枝乾薑湯을 선택하고 지금까지 처방해 온 麻黃附子細辛湯에 섞어 복용하게 했다(柴胡 黃芩 桂枝 瓜蔞根 牡蠣 乾薑 甘草 麻黃 附子 細辛).

1주일 정도 지나 난치성 해수는 현저하게 경감되어 처음으로 '덕분에' 편안해졌다고 하며 얼굴에 웃음기를 띄었다.

1월 중순, 추위가 한층 심해지면서 냉증이 심해지고 해수가 재연되었다. 이번에는 柴胡桂枝乾薑湯合麻黃附子細辛湯은 그대로 처방하고 여기에 附子末 1.5g을 가미하였다. 완전하지는 않지만, 咳嗽도 냉증도 재채기도 경쾌해지고 증상도 점점 없어지게 되었다. 드디어 약을 복용하는 것도 잊어버릴 정도로 자연스럽게 치유되었다.

[카지이 노부히로 선생 증례]

증례 2

呼氣困難 91세 남성에게 八味地黃丸 사용

《주증상》

호흡곤란 (숨을 충분히 쉴 수가 없다.)

《병력》

마르고 피부가 하얀 정정한 신사이다. 평소에는 소량의 sulfonyl urea제 (Insulin분비 촉진제)를 복용하면서 당뇨를 조절하고 있었다. 약 1개월 전에 감기에 걸렸으며, 감기 자체는 별 것 아니었지만 그 후 왠지 상태가 계속 나빠지게 되어 최근에 "크게 숨을 쉬면 거기에 반발하여 크게 기침을 한번 하여야 한다. 그래서 숨을 충분히 쉴 수 없다"는 증상에 이르렀다.

《진찰》

- 시험 삼아 외래에서 한번 해 보라고 했더니, 吸氣를 시작하면 얼마 있지 않아 도중에 호흡곤란이 와 숨이 차서 괴로워하며 얼굴이 붉어졌다. 그러고 나서 큰 소리의 기침이 한번나면 순간 괴로움은 없어진다. 큰 기침이 다시 숨을 빨아들이는 조치를 하게 되는 셈이다.
- 165㎝, 59㎏
- 脈: 沈弦으로 尺脈이 약하다는 느낌이 든다.
- 舌: 은 붉고 無苔이며, 오히려 건조기미로 裂紋도 있다.
- 腹證: 상복부에는 복력이 있지만, 하복부는 少腹不仁과 少腹拘急이 있다.
- 복부엑스레이: 정상
- SpO2 (산소포화도) 98%
- 혈액검사: 이상 없음.

《경과》

八味地黃丸 7.5g을 투여하였다. 경과는 즉효성으로 1주일 만에 내원하였을 때에는 "90%정도 나았다. 심호흡도 10회 정도는 무리 없이 할 수 있다."고 하면서 실제로 해 보였다. 인체의 근본 기운인 腎을 보강함으로써 호흡이 편해진 신기한 치험례이다.

[카지이 노부히로 선생 증례]

증례 3

기관지천식과 21세 여성에게 人蔘湯 사용

《주증상》

천식 발작

《병력》

21세 여성으로 어렸을 때부터 기관지천식이 있었다. 고등학교에 들어와서 안정이 되었으나, 날씨가 차지면 발작이 나타나곤 하였다. 아토피피부염으로 통원 중에 있었으나, 날씨가 차지면서 새벽에는 숨이 거칠어지고, 색색거리게 되었다. 2~3일에 1회로 기관지 확장제 흡입이 필요할 정도가 되었다.

《진찰》

한기를 느끼며, 피로하기 쉽고, 발이 차다는 호소에 이어, 실제 만져보면 차다는 것을 실감하였다. 명치 밑을 만지면 저항과 압통이 있다. 이 소견은 心下痞硬으로서, 人蔘湯 적응증을 시사하는 매우 중요한 요인이다.

《경과》

人蔘湯 투여 1주일 뒤, 새벽 발작이 없어지게 되었다. 人蔘湯은 소화기약이라는 인상이 있지만, 이 처방의 골격을 구성하는 중요한 한약으로서 甘草乾薑湯이 있다. 이 처방의 적응증으로서 「肺中冷」이라는 증후가 있다. 그러므로 이 약은 차게 된 폐를 따뜻하게 한다는 의미를 가지고 있다. 補劑이면서 따뜻하게 하는 溫補처방이 된다. 이 증례에 사용되었던 처방이 아토피피부염에는 악영향은 끼치지 않았다고 한다.

[카지이 노부히로 선생 증례]

5

호흡기 냉증 개선을 위한 빈용 처방

- 甘草와 乾薑의 2가지 성분으로 이루어진 甘草乾薑湯을 포함한 한방약군이 호흡기의 냉증을 개선하는 데에 중요한 위치를 차지하고 있다. 엑기스제제로는 小靑龍湯 苓甘薑味辛夏仁湯 人蔘湯 柴胡桂枝乾薑湯 茯苓四逆湯 〈대용: 人蔘湯+眞武湯+(附子末)〉 등이다.
- 甘草乾薑湯을 포함하지 않고 호흡기 냉증을 개선하는 한방약군에는 麻黃附子細辛湯 眞武湯 八味地黃丸 桂薑棗椒黃辛附湯 〈대용: 桂枝湯+麻黃附子細辛湯〉 등이 있다.

Chapter 13

남성의학 영역의 냉증과 한방치료

성의학sexology에서 중심은 여성이었다. 그러나 최근에 남성에 대한 관심과 연구가 급증함에 따라 남성 건강Men's Health이 주목받고 있다. 이 가운데 한방진료에서 특장을 갖춘 분야로서 남성갱년기 장애를 들 수 있다. 2012년 가을, 대한비뇨기학회가 중심이 되어 갱년기 남성 건강강좌가 진행되었는데, 이들 주제를 보면 발기부전, 남성 갱년기증상, 전립선비대증, 올바른 성지식 등으로 이루어져 있다. 1990년 후반부터 나오기 시작한 발기부전치료제 이전에는 이들 테마는 모두 한방치료가 중심이었다. 비아그라의 등장은 한의 입장에서 보면 가장 큰 의료시장 중 하나를 잃어버린 셈이 되었다. 그러나 약에는 항상 한계와 문제점이 있는 법이다. 새삼 한의치료에서 부작용 없는 한방처방 치료근거를 만들어 낸다면 안전하면서 효과적인 약을 희망하는 환자들에게 큰 보탬이 될 것이다. 70대의 남성이 '비아그라 보다 낫다' 고 하며 六味地黃丸을 꾸준히 복용하고 있는 증례도 있다.

본편에서는 비단 비뇨기에만 국한되지 않는 남성의학에서의 갱년기장애에 관해서 다루기로 하며, 기타 전립선, 배뇨장애 등의 비뇨기과 영역은 '남성비뇨기과영역의 냉증과 한방치료' 편에 정리하였다.

1 남성갱년기 장애

일본에서는 1980년경부터 여성 특유의 병태라고 생각되었던 갱년기장애가 남성에게도 존재한다는 개념이 제창되었다. 2007년에는 후천성 남성 성기능저하증후군(late-onset hypogonadism : LOH증후군)의 진료 매뉴얼이 일본비뇨기과학회, 일본Men's Health의학회 공인으로 발행되었으며 여기에 최초로 가이드라인이 제시되었다. LOH증후군은 40~50대가 되면서 고환의 기능이 약화되면서 테스토스테론testisterone이 감소하게 되므로 인해 여러 가지 증상이 발생하는 것을 말한다.

현시점에서는 남성갱년기는 '나이에 따른 남성호르몬의 부분적 결핍에 기인한 모든 증상' 으로 정의된다. 남성에서 연령이 증가하면서 경험하게 되는 전형적인 증상들과 혈청 테스토스테론 결핍을 동반하는 임상적 증후군을 아우르는 의미이다. 해당연령으로는 45에서 60세이다. 사회적 스트레스가 크게 관여하고 있으며, 우울증을 일으키기 쉬운 요인도 다수 포함되어 있다고 추측된다. 앞으로 한방치료에서 '남성 갱년기장애' 라는 것은 LOH증후군을 포함하는 포괄적 증상으로 이해하면 치료 범위가 훨씬 넓어질 것이다.

냉증치료를 기획하면서 남성들의 갱년기장애를 그냥 지나칠 수 없다. 왜냐하면 남성 갱년기증상의 환자들이 진료실에서 직접적으로 '냉증' 이라는 호소를 하지는 않지만, 전신 기능저하 상태, 즉 '허증' 을 '냉증' 과 결부시켜 생각하면 의외로 좋은 치료 성적이 나오기 때문이다. 증상의 정도에 따라서 가벼운 증상의 초기에는 한방치료가 중심이 되며, 우울증의 합병증이 오는 중증인 경우에도 항우울증약이 잘 듣지 않는다면 한방처방과의 병용이 필요하다.

2 남성갱년기 장애의 증상

연령대별로 보면 40대는 스트레스성 심신증후군 비율이 높고, 50대 이후 중년기에는 안드로겐(남성호르몬의 총칭) 감퇴증상이 전면에 나오는 단계라고 생각하면 된다. 따라서 혈중 남성 호르몬측정은 매우 중요하다. 주된 남성호르몬(안드로겐)은 정소에서 생산되는 테스토스테론이다. 성인에서는 근육량과 강도를 유지하게 하고, 내장지방을 줄이며, 조혈작용과 성욕을 일으킨다. 그리고 테스토스테론은 집중력과 리스크 감소를 위한 판단력을 하는 등 고차원 정신기능에도 관여한다고 알려져 있다. 그러므로 나이에 따른 남성 테스토스테론 감소는 억울상태, 성기능저하, 인지기능저하, 골다공증, 심혈관질환, 내장지방 증가, 인슐린 저항성악화, LDL저하 등의 대사증후군 리스크 요인으로도 된다. 총 테스토스테론이 일반적으로 300ng/dL 보다 낮을 때, 프리-테스토스테론이 7.2pg/mL이하 일 때 '호르몬 레벨이 낮다(Low)' 라고 보지만 확실한 기준은 못되며 갱년기 증상이 나타나는 역치 역시 잘 알려져 있지 않다. 증상의 발현에는 개별적 차이와 정신적, 환경적 등 여러 요인이 관여하게 되며 증상은 크게 정신증상, 신체증상, 성기능 관련증상으로 나누어 생각하는 좋다.

- 정신 · 심리증상
  낙담, 어울, 슬픔, 불안, 신경과민, 피로감
- 신체증상
  골 · 관절 · 근육 관련증상
  발한, 화끈거림, 수면장애, 기억 · 집중력저하, 신체적 소모감
- 성기능관련증상
  성욕저하, 발기장애, 기상시 발기소실, 사정감 감퇴

이와 함께 남성갱년기 장애 진단에 좀 더 객관적인고 정량적인 평가 도구로서 Heinemann들이 1999

년에 발표한 Aging males' symptoms(AMS) 스코어가 자주 사용된다. 2003년 김세현에 의해 한국어로도 번역되어 국내환자들 대상으로도 많이 활용되고 있다. 간단하므로 한의진료에서 사용하면 좋다고 생각한다.

Note

Aging Males Symptoms

- 문항들은 크게 3가지 요소, 즉 정신적, 신체적, 성적 요소로 이루어져 있으며 총점이 27점이 이상이면 갱년기 증후군 양성으로 판정하며 이후 점수에 따라 중증도를 나누었다.〈표14〉
- 평가 17~26: 이상 없다, 27~36: 가벼움, 37~49: 중간정도, 50점 이상: 심함
- 스코어

증 상	없다	가볍다	중간정도다	심하다	매우 심하다
스코어	1	2	3	4	5

	몸의 증상	증상의 정도				
		없음	가벼움	보통	심함	매우심함
1	몸 상태가 안 좋아진 느낌이다(전반적인 건강에 대한 주관적인 느낌)					
2	관절과 근육이 아프다(허리, 관절, 등이 아프거나 팔 다리가 쑤신다)					
3	땀이 지나치게 많이 난다(갑자기 식은땀이 나거나 긴장하지 않아도 얼굴이 화끈거린다)					
4	수면장애가 있다(잠들기 어렵거나, 자다가 자주 깨거나, 아침에 일찍 깨서 피곤하거나, 깊은 잠을 못자거나, 잠을 못 이룬다)					
5	수면시간이 늘지만 그래도 피곤하다					
6	잘 흥분한다(공격적이거나, 사소한 일에 쉽게 화를 내거나, 변덕스럽다)					
7	신경이 과민하다(긴장하거나, 들뜨거나, 조바심을 낸다)					
8	항상 불안하다(전전긍긍한다)					
9	신체적으로 기진맥진하고 활력이 떨어진다(업무수행능력이 떨어지거나, 활발하지 못하거나, 여가활동에 무관심해지거나, 목표량을 달성하지 못하거나, 기력이 없어서 어떤 일을 억지로 해야만 하는 느낌, 즉 예를 들면 아플 때 일 때문에 직장에 억지로 나가는 느낌이다)					
10	근력이 저하되고 있다(허약해진 느낌이다)					
11	기분이 우울하다(기분이 가라앉거나, 슬프거나, 눈물이 맺히거나, 의욕이 없거나, 감정의 변화가 심하거나, 아무 쓸모가 없다고 느껴진다)					
12	전성기가 지나버린 느낌이다					
13	정서적으로 탈진한 느낌이다(신체적, 정신적 고갈된 상태로 부정적 태도와 무력감 및 절망감 등을 겪고 있는 느낌이다)					
14	수염이 자라는 속도가 떨어진다					
15	정력이 떨어지고 성생활 횟수도 줄고 있다					

	몸의 증상	증상의 정도				
		없음	가벼움	보통	심함	매우심함
16	아침에 발기되는 횟수가 줄고 있다					
17	성욕이 줄고 성적충동도 줄고 있다(성생활의 즐거움이 없어지거나, 성생활을 하고 싶은 욕망이 없어진다)					

〈표 14〉 Aging males symptoms score

[Heinemann LA et al. Aging Male 1999]
[Kim S et al. Health Qual Life Outcomes 2003] 인용

3 남성갱년기 장애와 냉증

그러나 성기능 관련증상을 제외한 신체적, 정신적 증상들은 여성갱년기 장애 증상과 거의 같다고 생각하여도 좋다. 따라서 임상보고나 문헌을 보면 남성갱년기 장애에도 여성과 같이 加味逍遙散 桂枝茯苓丸 當歸芍藥散 같은 한방약이 유효하다는 것을 볼 수 있다. 일반적으로 上熱下寒이라는 '냉증' 호소는 적다는 인상이지만, 남성갱년기 장애에서 볼 수 있는 전신기능저하는 脾虛 腎虛이다. 여기에 氣虛 氣鬱 血虛 水毒의 어떤 병태와 합병되어 여성갱년기와 같이 '냉하기 쉬운 상태' 가 만들어졌거나 만들어지기 쉽다고 생각한다.

4 남성갱년기 장애의 치료

비뇨기과적으로 현재 치료의 기본은 남성 호르몬보충요법, 즉 androgen deprivation therapy(ART)이다. ART에 의한 전립선비대증과 전립선암 발생 우려는 근거가 없는 현실이지만, PSA가 2.0ng/ml이상이면 전립선암에 대한 정밀검사를 우선 받도록 권유하고 있다.

한방치료는 환자가 주로 호소하는 증상에 따라 肝氣鬱結, 腎虛, 그리고 脾虛, 이렇게 3가지 병태를 중심으로 다음과 같은 치료 전략을 세운다. 구체적인 내용들을 증례들을 통해 살펴보자.

- 스트레스가 주요인이면 肝氣鬱血이 발생하여 진행한다. 안절부절 못하는 마음 불안함 등의 氣逆이나 억울상태의 氣鬱을 일으킨다. 경우에 따라서는 성기능장애까지 일으킨다고 생각한다. 이 경우, 우선 柴胡劑를 중심으로 한 처방, 예를 들면 四逆散 柴胡加龍骨牡蠣湯 加味逍遙散 抑肝散 등이 응용된다.
- 성욕저하, 전신피로감 ,기력쇠퇴 등의 호소를 생식기능이 떨어진 腎虛의 상태라고 생각한다. 여기에 더하여 생체 에너지의 源으로 되는 氣부족이 동반된다고 생각된다. 이 경우, 補腎劑를 중심으로 六味丸 八味地黃丸 牛車腎氣丸 등의 처방이 응용된다.

- 식욕저하, 소화불량, 피로가 빨리 풀리지 않는 증상 등이 있다. 기초체력의 저하에서 소화흡수기능, 면역기능, 정신활동 등 모두가 떨어진 脾虛가 일어난다. 여기에 水의 정체에서 기의 저하까지 이르게 된다고 생각한다. 이 경우, 脾의 회복을 위한 방제로서 補中益氣湯 六君子湯 人蔘湯 大建中湯 歸脾湯 人蔘養榮湯 十全大補湯 등이 사용된다.

증례 1

발기장애로 불안해 하는 52세 남성

《주증상》

발기장애 기운이 없으며 안절부절못하다

《병력》

작년 12월 오른쪽 팔꿈치 수술을 받았다. 그 후부터 특별한 원인 없이 정신이 안정되지 않는다고 호소한다. 뇌 촬영, 혈액검사 등 모든 검사에서 특이 소견은 나타나지 않았다. 오른쪽 눈꺼풀 위로 때로 떨리는 경련이 있다.

《소견》

- 중간정도의 남성경년기 장애로 진단됨
  - –AMS 스코어: 38
  - –프리 테스토스테론: 9.8pg/ml, LH1.2mlU/ml, FSH2.5mlU/ml.
- 얼핏 보기에는 튼튼한 느낌
- 원기가 없고, 안절부절못하다. 오른쪽 눈꺼풀이 펄럭 거린다
- 脈: 은 실하면서 數. 혀는 백태와 치흔이 나타난다.
- 腹證: 복력은 實. 약간 흉협고만이 발견. 뚜렷한 복직근 긴장. 臍動悸는 촉지되지 않는다.

《경과》

實證이면서 스트레스 즉, 肝氣鬱血에 해당한다. 흉협고만과 복직근 긴장 그리고 안절부절못하는 감으로 柴胡加龍骨牡蠣湯을 투여하였다.

- 2주 후 얼굴경련이 없어졌다.
- 3개월 후 피로감도 개선되고 성욕이 되살아났다.
- 6개월 후에는 발기장애도 개선을 보였다. AMS스코어 30으로 감소하며 확실하게 좋아졌다.

이 증례에서 사용된 柴胡加龍骨牡蠣湯은 大柴胡湯을 사용할 腹證에서 臍上動悸가 항진되어 있고, 신경과민으로 잘 놀라며, 흥분하기 쉬운데 사용한다. 문헌에서는 胸滿煩驚, 小便不利, 譫語, 전신이 무거우며 돌아누울 수 없는 경우에 사용한다고 되어 있다. 기초연구에서 시상하부-하수체-부신피질계(hypothalamo-pituitary-adrenal axis)장애와 전두엽 앞부분의 기능을 개선하며 항우울작용을 가진다고 보고되고 있다. 따라서 남성갱년기 장애 개선에 유효하다는 문헌이 많다.

증례 2

성욕저하와 빈뇨를 주소로 하는 56세 남성

《주증상》

원기가 없다. 성욕감퇴. 소변이 잦다.

《병력》

2년 전부터 밤 수면이 얕아지고, 여러 번 잠을 깨게 되었다. 깰 때마다 소변을 보러가게 되었다. 성욕이 떨어짐을 알게 되었고, 발기부전도 나타났다. 비아그라를 복용하자 두통이 나타나 사용을 할 수 없었다. 서서히 기운이 없어지고 불면도 심하게 되었다.

《소견》

- 중간정도 남성갱년기 장애로 진단하였다.
  - AMS스코어: 37
  - 프리-테스토스테론 7.2pg/ml, LH1.3mIU/ml, FSH1.5mIU/ml.
- 키174cm. 몸무게90kg 딱 부러진 체형의 물살형 비만. 얼굴 표정이 부족하다.
- 수면 시 무호흡증후군이라고 말한다. 자각적인 냉증은 없다.
- 脈: 약간 沈하면서 遲. 설은 중앙에 白苔를 발견.
- 腹證: 복력은 연약하며, 아주 약하게 흉협고만이 있다. 心下悸는 없다. 少腹不仁이 있다.

《경과》

성욕저하, 전신권태감, 기력감퇴 등의 호소에서 腎虛 상태로 생각하였다. 그리고 少腹不仁 증상을 고려하여 八味地黃丸을 투여하였다.

- 1개월 후에 소변은 변함없지만, 피로가 없어졌다.
- 3개월 후에는 몸 한가운데서 따뜻한 온기를 느낄 수 있었으며, 불면이 개선되었다.
- 4개월 후에는 발기가 되었다. AMS스코어는 30으로 개선을 보였다.
- 6개월 후에는 소변배출이 좋아지고, 어깨결림과 좌골신경통 등 모두 개선되었다. 무엇보다도 머리카락이 검게 되어 매우 좋아하였다. 현재도 계속 복용 중이다.

증례 3

전신권태감과 야간빈뇨 성욕감퇴를 호소하는 60세 남성

《주증상》

전신권태감 야간빈뇨 성욕감퇴

《병력》

3개월 전부터 밭농사로 바쁘게 지내게 되면서 서서히 전신의 권태감이 심하게 되고 항상 선하품을 하면서 피로가 가시지 않았다. 밤에도 잠이 잘 오지 않는다. 야간빈뇨가 심하게 되어 동네 비뇨기과에서 α-blocker 처방을 받았다. 그러나 야간빈뇨는 개선되지 않았다. 이러한 가운데 식욕도 없어지고 의욕도 감퇴. 농사도 지을 수 없어 걱정이 되어 본원에 오게 되었다. 과거력에 기관지확장증이 있어 늘 기관지염 재발에 걱정을 하고 있다. 이번에도 그렇게 되지 않을까 하고 걱정을 하지만, 발열 기침 등 기관지염 증상은 전혀 없다. 흉부 X-ray 검사에서도 이상이 없다. 성욕의 감퇴도 있고, 5년 전부터 발기장애를 인정하였다.

- 중간정도 남성갱년기 장애로 진단하고 치료를 하였다.
  - AMS스코어: 43
  - 프리-테스토스테론6.5pg/ml, LH1.4mIU/ml, FSH2.5mIU/ml.
- 야윈 편. 표정이 없고 억울증상이 나타났으며 신경질 타입. 원기가 없고 우울 경향의 목소리도 적다. 자각적인 냉증 호소는 없다.
- 脈: 약하면서 數. 설은 백태와 치흔이 발견되었다.
- 服證: 복력은 연약하면서 약간의 振水音과 함께 心下悸 少腹不仁이 있었다.

《경과》

陰虛症, 脾虛, 氣虛의 증이 주이며, 腎虛도 겸하고 있다. 식욕도 없기 때문에 우선 補中益氣湯부터 시작하였다. 1개월 후에는 권태감이 반으로 줄어들고, 식욕도 조금씩 늘어났다. 2개월 후에는 표정도 밝게 되었다. 이때 AMS스코어/38로 개선되었다. 그러나 프리-테스토스테론은 6.8pg/ml로 변화는 보이지 않았다. 이후 야간빈뇨와 정력감퇴를 腎虛로 보고, 牛車腎氣丸을 병용하게 하였다. 그동안 補中益氣湯으로 脾虛의 개선이 확실하였기 때문에 처방을 변경하지 않고 牛車腎氣丸의 병용을 생각하게 되었다. 병용 후, 3개월 뒤에는 비뇨장애의 개선과 정력도 조금씩 나아지기 시작했다. 병용 6개월 만에 AMS스코어도 32로 뚜렷하게 좋아졌으며, 프리테스토스테론도 8.0pg/ml로 상승하였다.

[이상 3증례는 이시우치 히로토 선생의 것임]

마무리

이상의 증례로부터 살펴보면 남성갱년기 장애에서는 脾虛, 腎虛가 바탕에 깔려있으며, 여기에 血虛, 肝陰虛를 야기하여 장부 전체기능의 저하를 가져왔다고 생각할 수 있다. 환자 본인은 자각적으로 '냉증' 이라는 호소를 하지 않는다 하더라도 기능저하를 '냉증' 으로 파악하여 치료하는 방법론을 고려하는 것이 좋다고 생각한다. 특히 경증, 중간정도의 심하지 않는 단계에서는 한의치료를 제1선택으로 하여야 할 것이다. 따라서 한의치료 외래에서는 얼마나 초기에 경증의 환자를 만나느냐가 향후 치료성적에 미치는 관건이라고 할 수 있다. 중증의 심한 남성갱년기 장애 또는 우울증을 겸한 경우에는 양방치료, 즉 ART호르몬요법이 우선되나, 치료효과에서 그렇게 좋지 않은 경우도 많다. 이 경우에서도 脾虛, 腎虛, 心血虛 냉증을 치료하는 한방치료를 병용함으로써 효과를 기대할 수 있다. 빈용되는 처방을 정리하면 補中益氣湯 八味地黃丸 六味地黃丸 牛車腎氣丸 柴胡加龍骨牡蠣湯이라 할 수 있다.

Chapter 14 여성비뇨기과 영역에서 냉증과 한방치료

여성비뇨기과영역에서는 배뇨장애 증상 중 '빈뇨'가 주증이 되며, 특히 냉증 때문에 발생하는 질환에는 과민성 방광과 요실금이 있다. 이들은 현재 서양의학적 약제 치료로는 좀처럼 개선되지 않지만, 한편 한방에서는 냉증 해소를 통해 이들 증상이 개선되어 사실 한방치료가 상당히 도움이 되고 있다.

1 여성 빈뇨와 「냉증」

여성 빈뇨는 여성 특유의 瘀血, 血虛에 더하여 노화로 인한 腎虛나 脾虛, 또는 氣 이상, 특히 氣滯, 氣鬱, 氣虛 등이 복잡하게 얽혀 발생하는 병태라고 추측된다. 이 중에서 특히 냉증이 원인으로 발생하는 요실금과 과민성 방광에 관하여 증례를 통해 살펴본다.

1) 요실금

❶ 요실금의 정의와 분류

요실금은 '본인의 의지와는 상관없이 소변이 나와 일상생활에서도 위생 면에서도 지장을 초래한다'고 정의되어 있다. 다음은 요실금 증상을 유형별로 분류한 것이다.

- **복압성 요실금:** 재채기나 기침, 갑자기 자리에서 일어날 때, 무거운 것을 들어 올릴 때 등 복압이 상승하여 실금하는 상태이다. 복압 상승에 따라 방광내압도 상승하여 요도폐쇄압을 넘어서면 소변이 나온다. 특히 노화나 출산으로 인해 요도주위조직이 취약해지면 발생하기 쉽다.
- **절박성 요실금:** 강하게 요의를 느끼면서 본인 의지와 상관없이 소변이 나오는 상태를 말하며 화장실에 갈 때까지 참지 못하고 실금해 버린다.
- **혼합성 요실금:** 절박성 요실금과 복압성 요실금이 동시에 있는 경우다. 복압성 요실금 환자의 경우

30% 정도는 절박성 요실금도 가지고 있는 것으로 알려져 있다.

- **범람성 요실금:** 전립성비대증과 같은 방광출구폐색이나 신경계손상을 일으키는 질병, 방광기능을 억제하는 약물을 복용하는 환자에서 소변 유출이 장애를 일으켜 방광 내에 소변이 가득 넘쳐나 실금하게 된다.

❷ 요실금의 개선과 냉증 한방처방

요실금의 치료법은 유형별로 달라진다. 복압성 요실금의 경우 요도저항을 높이고, 절박성 요실금은 배뇨근의 과긴장, 과활동을 억제해야 한다. 범랑성 요실금은 남성의 전립선 비대치료에서와 같이 알파 차단제등이 사용되고 있다. 복압성 요실금이나 절박성 요실금 모두 골반저근 훈련과 방광 훈련은 권장되고 있다. 요실금 역시 냉증에 의해 악화되며 병태에는 腎陽虛 氣虛 血虛 등이 관련되며 주로는 升氣 · 補氣劑를 사용하면 효과를 볼 수 있다. 복압성 요실금과 빈뇨가 동시에 있을 경우 과민성 방광을 고려해야 하며 다음 증례를 통해 살펴보자.

증례 1

빈뇨과 요실금 증상이 있는 69세 여성

《주증상》

빈뇨, 요실금. 하복부에도 가끔 통증이 있다.

《병력》

예전보다 빈뇨가 심해져 그때마다 근처 병원 산부인과에서 진료를 받았다. 방광염 진단을 받고 항생제를 처방받았으나 이번에는 항생제를 복용해도 전혀 증상이 개선되지 않아 내원하게 되었다. 하루에 화장실에 10회 이상 가게 되며, 실금도 있어 여행도 가지 못하고 있었다. 뇨검사에서 이상이 없고 잔뇨량도 없어 과민성 방광(OAB)으로 진단하였다.

《진찰》

- 153㎝, 58㎏, 평소 여름에도 발에 냉기가 심하고 겨울에는 특히 심해서 쿡쿡 찌르듯이 통증이 있다. 발이 냉해지면 1시간 간격으로 화장실에 가는데, 소변이 조절이 안 되어 항상 패드를 착용한다. 오래 걸으면 하복부가 아파오고 발도 저린다. 최근에는 기분도 자주 가라앉고 피로도 많이 느낀다.
- 舌: 중앙에 白苔가 있다. 脈候 : 약간 가라앉은 상태로 가늘고 느리다.
- 腹: 복력은 부드럽고 차갑다. 心下痞硬이 약간 있고 少腹不仁이 뚜렷하다.
- 腹證: 胸脇苦滿, 少腹拘急, 臍傍悸는 확실하지 않다.

《경과》

少陰病期의 虛證이라고 진단하였다. 또한 少腹不仁이 뚜렷하고 쉬 피로를 느껴 腎陽虛로 판단하였다. 하지 냉증이 심해 배뇨장애 증상도 악화되고 하지 저림도 심하다. 요실금은 골반저근이 저하되고 脾胃虛도 가미되여 증상을 악화시켰다고 판단하였다. 補腎劑로 八味地黃丸에 瘀血제거 작용이 있는 牛膝과 利水作用이 있는 車前子를 가미한 牛車腎氣丸을 처방하였다. 여기에 補中益氣湯을 합방하였다. 1개월 후 빈뇨가 개선되고 2개월 후에는 피로감도 개선되었다. 요실금도 없어져 여행을 갈 수 있을 정도로 회복되어 환자가 좋아했다.

[이시우치 히로토 선생 증례]

이 증례는 냉증이 腎陽虛證으로 인해 초래되고 이것이 빈뇨와 요실금을 악화시켰다. 또한 증상 악화가 삶의 질(Quality + Life : QOL)을 저하시키고 脾胃虛를 더욱 악화시켰다. 補腎劑인 牛車腎氣丸을 주요 약제로 하여 桂枝 · 附子로 냉증을 제거하고 배뇨장애와 하지 저림을 개선하였다.

최근에는 牛車腎氣丸의 빈뇨 개선효과의 작용기전에 관한 기초연구가 보고되었다. 항콜린작용에 의한 방광수축 억제작용이나 척추내의 카파 오피오이드 수용체에κ-opioid receptor작용하여 지각 억제계를 활성화시켜 방광수축 빈도를 억제하는 작용, 방광자극에 관여하는 C 섬유 활동억제작용 등이 보고되고 있다.

요실금에는 補中益氣湯을 처방하여 골반저근의 과신전이나 요도 괄약근의 기능저하, 자궁하수에 수반되는 방광하수로 인한 실금에 補氣作用과 升提作用으로 증상을 완화시킨다. 특히 요실금은 다른 사람에게 상담하기도 힘들어 스트레스가 쌓이고 증상에 따른 불쾌감으로 생활의 질이 심히 저하된다. 따라서 氣鬱과 氣虛를 잘 일으키기 때문에 補中益氣湯을 처방함으로써 이들 증상개선과 QOL향상에 유효하게 작용할 것이라고 생각되었다.

2 과민성 방광 (Overactive Bladder: OAB)

❶ 과민성 방광의 정의와 분류

과민성 방광(이하 OAB)이란 요로 감염이 없는 상태에서 방광 축뇨장애로 축뇨기에 방광의 불수의수축이 발생하여 뇨의 절박감, 빈뇨, 절박성 요실금 증상 등이 나타나는 것을 말한다. 이는 뇨의 절박감(갑자기 나타나며 참을 수 없을 정도로 뇨의가 심하다)이 주요 증상으로(주1회 이상), 일반적으로 여기에 빈뇨(1일 8회 이상)를 수반하여 경우에 따라서는 절박성 요실금을 초래한다. 과민성 방광 자체는 하나의 질병이라기보다는 증상들의 조합으로 생각하는 것이 더 옳다.

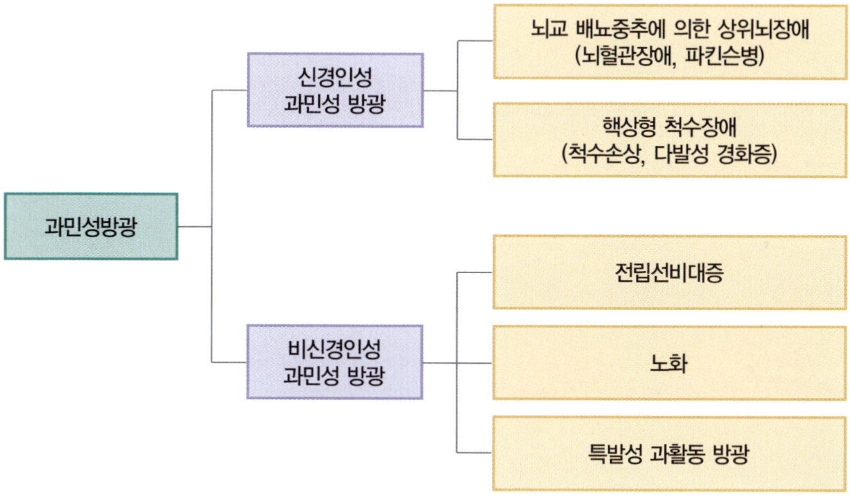

〈그림 52〉 과민성 방광의 발생기전

OAB는 발증기전에 따라 신경인성 과민성 방광과 비신경인성 과민성 방광 2가지로 분류된다 (그림 118) 양쪽 모두 축뇨기에서 배뇨근의 불수의수축, 즉 배뇨근과활동이 발생한다〈그림 52〉.

- 신경인성 과민성 방광: 어떠한 신경장애로 인해 발생하는데 뇌교 배뇨중추(pontine micturition center: PMC)보다 상위의 뇌장애 및 薦髓(천수)보다 상위의 척추장애로 인해 발증한다.
- **비신경인성 과민성 방광:** 신경장애를 수반하지 않는 배뇨근의 과활동으로 인해 발증한다. 이는 하부 요로폐색(bladder outlet obstruction: BOO)질환에 합병하여 잘 나타나며, BOO질환에는 전립선비대증, 노화 등이 있다.

❷ 특발성 과민성 방광의 치료와 냉증개선

임상에서 여성에게 많으며 외래 진료에서 자주 볼 수 있는 대부분의 과민성 방광(OAB)은 비신경인성 방광에 포함되는 특발성 과민성 방광이다. 즉 원인이 정확하지 않고 서양의학에서는 항콜린제 적응증으로 그로인해 구갈이나 변비, 복부압박감, 뇨폐, 녹내장 등의 부작용 증상도 많다. 치료를 받아도 좀처럼 개선되지 않으며 적절한 약제도 없는 것이 현재 상황이다. 여성인 경우 여기에 요실금까지 나타나면 '부끄러움' 이나 '자기혐오' 등의 정신적 부담이 커져 QOL저하를 더욱 촉진시켜 우울상태에 빠지는 경우도 있어 심각하다. 이 영역에서는 특히 한방 치료가 상당히 도움이 된다. 이 중에는 한방의학적으로 보면 腎陽虛, 血虛, 氣虛로 인해 발생한 냉증이 원인으로 OAB를 초래한 증례도 많다. 이 때 냉증을 해소시킴으로써 증상이 개선된다. 그 중 일부를 예로 들어 설명하고자 한다.

증례 2

회음부 불쾌감과 빈뇨를 호소하는 69세 여성

《주증상》

회음부 불쾌감과 빈뇨

《병력》

수 년 전부터 회음부 불쾌감과 빈뇨로 고생하고 있다. 부인과에서는 특별한 이상은 없는데 회음부 불쾌감이 지속되어 에티졸람(etizolam; 항불안제)을 처방받았다. 비뇨기과에서는 과민성 방광(OAB)로 진단받고 항콜린제를 내복하고 있었지만 개선되지 않고 구갈이 심해서 환자 본인이 중지하였다. 하루에 10회 이상 화장실에 가고, 야간뇨는 2~3회이다.

《진찰》

153㎝, 58㎏, 하복부를 중심으로 냉증이 심한데, 냉해지면 회음부에 통증이 있고 빈뇨도 심해진다. 환자는 '회음부 불쾌감' 치료를 간절히 원했다.

- 舌: 홍색, 齒痕이 있다.
- 脈: 沈細
- 腹證: 복력은 부드럽고 양쪽 하복부에 경도의 압통이 느껴진다.

《경과》

少陰病期의 虛證이라고 할 수 있다. 회음부 불쾌감이 때로는 통증으로 나타나고 수술력도 없으며 서양의학으로는 원인을 찾을 수 없었다. 회음부 불쾌감과 빈뇨는 냉증과 관련이 있으므로 當歸四逆加吳茱萸生薑湯을 처방하였다.

- 1개월 후에는 야간빈뇨가 줄었다.
- 2개월 후에는 복부 냉증이 사라졌다.
- 3개월 후에는 회음부 불쾌감이 줄고 빈뇨도 개선되었다. 에티졸람 etizolam도 환자 본인이 중지하였다. 냉증이 개선되며 증상도 완화되었기 때문에 본인도 한방 처방을 계속 원했다.

當歸四逆加吳茱萸生薑湯 사용목표는 앞에서 언급한 산기(疝氣)증후군A형에서 찾아 볼 수 있다. 산기(疝氣)증후군A형은 肝經(엄지 발가락 → 발의 내면 중앙을 위로 → 음부를 순환 → 복부를 거쳐 간, 담을 순환 → 측흉부 → 기관, 인두 뒤를 지남 → 안구에 이르러 머리 꼭대기로 지나간다)의 변동으로 발생하는데, 특히 생식기 · 비뇨기에서 장애가 많고 소변 조절이 안 되고 야간 실금 · 성교통 때문에 성교를 혐오한다. 비뇨기과영역에서는 이처럼 냉증이 깊이 관여하고 있는 만성 생식기 통증이나 불쾌감에 유효하다.

증례 3

방광염의 잦은 재발로 빈뇨를 주소로 하는 57세 여성

《주증상》

주간 빈뇨. 방광염이 반복적으로 생긴다

《병력》

자주 방광염을 앓았는데 그 때마다 항생제를 처방받았다. 이번에는 항생제를 복용해도 개선되지 않아 내원했다. 하루에 10회 이상 화장실에 가며 특히 낮에 빈뇨가 심하다. 과민성 방광(OAB)로 진단하였다.

《진찰》

- 156㎝, 50㎏. 이전부터 발이 심히 차갑고 얼굴은 화끈거리는 이른바 '냉증이면서 上氣' 증상이 보였다.
- 아주 꼼꼼한 성격으로 작은 일에도 신경을 많이 쓴다. 발에 냉증이 심해지면 몇 번이고 화장실에 가고 그러는 사이에 방광염이 생긴다고 한다. 갈수록 걱정이 심해져 밤에도 숙면을 취하지 못할 지경에 이르렀다.
- 舌: 끝이 약간 붉다 脈候 : 약간 가라앉아 있고, 가늘며, 느리다(沈細遲).
- 腹: 복력은 부드럽고 경도의 胸脇苦滿, 心下痞硬이 있고 心下悸, 臍動悸가 만져짐.

《경과》

少陽病期의 虛證이라고 보았다. '냉증이면서 상기' 증상이 뚜렷하고 신경질적인 성격과 腹診소견을 바탕으로 加味逍遙散을 처방하였다. 여기에 만성 방광염도 있어 猪苓湯合四物湯을 합방하였다. 1개월 후, 소변이 시원스럽게 잘 나오고 냉증, 안절부절 증상도 조금씩 개선되기 시작하였다. 3개월 후 빈뇨도 완전히 치료되어 밤에도 편안히 잠들 수 있게 되었다. 방광염도 재발하지 않게 되었다.

[이시우치 히로토 선생 증례]

본 증례는 냉증으로 인해 정신적 스트레스가 심해지고 血虛상태도 생겨 OAB가 악화되었다. 加味逍遙散과 四物湯으로 「氣」와 「血」의 순환을 개선함으로써 냉증도 해소되었다. 또한 여러 정신적 요소가 얽혀 발생한 빈뇨를 개선하고 血虛상태에 있는 방광도 기능을 회복하여 방광염도 재발하지 않게 되었다. 즉 「냉증」이 원인으로 氣 · 血 · 水의 순환이 나빠져 여러 증상을 초래한 증례라고 볼 수 있다.

2 여성 비뇨기과 영역에서의 냉증관련 빈용처방 해설과 응용

냉증인 사람은 氣血水가 전체적으로 정체되어 있고 '추위(寒)'와 관련이 있기 때문에 특히 방광염, 신우염을 되풀이하는 여성은 냉증 여부를 고려해야 한다. 배뇨통, 회음통 등의 통증은 기순환을 조정하고 냉증을 개선하면 완화된다.

❶ 當歸芍藥散-냉증경향 여성의 반복되는 배뇨장애

- 虛證의 虛血과 水毒이 원인으로 체질은 寒證 · 虛證이다.
- 마른형으로 전신권태감, 냉증, 빈혈성, 근육긴장은 약하며, 피부가 하얗고 맥도 가라앉아 약하다. 복벽은 부드럽고 심하부에 振水音이 들리는 경우가 많다. 소변은 화장실에 자주 가며 양도 많다. 때로는 하지가 붓기도 한다.
- 當歸 芍藥 川芎 → 四物湯去地黃으로 血虛를 보완한다.
- 澤瀉 蒼朮 茯苓 → 四苓散去猪苓으로 心下의 水를 제거하고 停水를 利水로 유도한다. 茯苓에는 安神작용이 있다.

❷ 加味逍遙散-심인성 배뇨장애

- 加味逍遙散은 『勿誤藥室方函口訣』에 "이 처방은 淸熱을 주로 하여 상부 血症에 효과가 있다. 때문에 逍遙散 증으로 두통, 얼굴의 열기, 어깨와 등의, 결림 코피에 효과가 뛰어나다. 또한 하부 濕熱(항문이나 음부 질환)을 치료한다. 부인임질에는 龍膽瀉肝湯 같은 것보다 더 虛證인 자에게 사용하면 효과가 있다"고 한다.
- 當歸 山梔子 牧丹皮로 瘀血, 鬱血을 제거하여 「냉증이면서 상기」 증상을 개선한다. 또한 비뇨기과 질환에는 심리적 영향으로 심인성 질환이 많이 합병된다. 특히 안절부절, 강도의 긴장감에는 柴胡를 포함한 자율신경진정작용이 있는 加味逍遙散 등이 효과가 뛰어나다.

❸ 猪苓湯-만성적 방광염의 재발

- 猪苓湯은 『類聚方廣義』에 "小便不利, 혹은 淋瀝不利하고 갈증이 날 때에 치료한다"고 한다. 또한 『勿誤藥室方函口訣』에는 "이 처방은 下焦 蓄熱, 利尿에 대한 주 방제이다. 만약 상초에 邪가 있거나 表熱이 있으면 五苓散證이다"고 한다.
- 猪苓 茯苓 澤瀉 滑石에는 利尿作用과 淸熱, 阿膠에는 血의 熱을 식혀 출혈을 멈추는 작용이 있다.
- 猪苓湯은 세균감염이나 염증이 심할 때에는 淸熱作用이 약하므로 별로 효과가 없지만, 이수작용이 강할 때에 방광염 예방에는 효과가 있다. 또한 만성적으로 방광염이 재발되는 경우에는 血虛상태라고 보고 四物湯을 합방하는 편이 효율적이다. 當歸 川芎에는 溫經散寒 작용이 있어 외부를 따뜻하게 함으로써 냉증개선 작용이 있다. 물론 잔뇨가 있는 요로의 기초질환(신경인성방광이나 요도협착 등)이나 방광결석이나 방광게실, 방광종양 등의 감별은 필요하다.

- 만일 염증이 심한 방광염일 경우에는 소염작용이 강한 山梔子 黃芩 甘草, 방광의 진경진통작용이 있는 芍藥 當歸 甘草, 소염이뇨작용이 있는 車前子 木通이 가미된 五淋散을 초기에 사용하고 증상이 개선되면 猪苓湯合四物湯으로 변경한다.

❹ 五淋散-비뇨기과적 염증성질환

- 방광에 열이 있어 소변줄기 약해지고, 뇨의빈삭, 배뇨통, 잔뇨감 등의 방광자극증상을 초래한 熱淋 때에 전용으로 사용된다.
- 山梔子 黃芩 → 염증을 치료하고 해독효과가 있다
- 茯苓 澤瀉 車前子 木通 滑石 → 利水作用으로 하초 염증을 제거한다. 茯苓에는 安神作用이 있다.
- 當歸 芍藥 地黃 甘草 → 하복부 혈행을 촉진시킨다. 芍藥으로 통증과 압박감을 제거한다.
- 龍膽瀉肝湯보다도 虛證 유형의 만성방광염, 요도염, 전립선염에 사용한다. 무균성방광염에는 淸心蓮子飮, 세균성방광염에는 五淋散을 선택한다.

❺ 龍膽瀉肝湯-비뇨기과적 염증성질환

- 본 처방은 방광과 요도, 자궁질부 등, 하초에 염증이 있을 때 사용하며 실증에 속한다. 맥도 복부도 긴장되어 충실하다. 체력이 약해져 있거나 냉증, 빈혈에는 사용하지 않는다.
- 龍膽 黃芩 山梔子 → 염증을 치료하고 해독효과가 있다.
- 車前子 木通 澤瀉 → 利水作用으로 하초염증을 제거한다.
- 當歸 地黃 甘草 → 하복부 혈행을 촉진시킨다. 비교적 체력이 있고 방광염, 요도염, 정소상체염, 전립선염, 자궁내막염 등에 사용한다.

Note

여성 배뇨장애의 脾胃虛병태: 補中益氣湯 vs 淸心蓮子飮 의 감별

補中益氣湯	淸心蓮子飮
복압성 요실금 타입	**과활동성 방광 유형**
• "脾胃가 손상되고 일을 과도하게 하여 원기를 소모하고 몸에 열이 있고 두통이 있으며 혹은 갈증이 계속되고 風寒을 견디지 못하고 氣가 고양되어 기침 증상이 있는 경우에 치료한다." 『勿誤藥室方函口訣』 • 補氣藥 과 升提藥이 매우 합리적으로 조합 • 주약은 黃耆로 升提 · 補氣 · 强壯 작용이 있고 人蔘이 이를 보조 • 蒼朮 甘草: 健脾和中, 人蔘 黃耆의 補益性을 강화. • 當歸: 補血 · 活血에 작용 • 陳皮: 理氣, 소화를 돕고 補益性을 강화 • 升麻 柴胡: 黃耆 人蔘과 협동작용을 통해 陽氣를 升提하	• "四君子湯을 바탕으로 구성된 방제이므로 평소에도 위장이 약하여 地黃劑를 사용하면 식욕이 떨어지고 대변이 묽어지거나 하여 위장에 영향을 미치는 경우에 사용한다. 목표는 소변의 淋瀝이며 또한 소변이 나올 것 같으면서도 나오지 않아 기분이 상한 경우에 사용하면 효과가 뛰어나다. 八味丸을 사용하는 증례와 비슷하며 위장허약, 냉증으로 신경질적 경향이 있다" • 氣虛(역피로, 위약), 心火旺(안절부절, 흉고, 구갈), 淋瀝(빈뇨, 잔뇨감) → 신경질적 유형의 과활동방광 • 人蔘 茯苓 甘草 → 四君子湯(去蒼朮, 生薑 · 大棗)의 방위로 脾胃를 보완한다. • 蓮肉 黃耆 → 强壯 · 진정작용, 補腎작용 • 黃芩 麥門冬 地骨皮 → 心肺의 淸熱작용

Chapter 15

남성비뇨기과 영역에서 냉증과 한방치료

비뇨기과영역의 배뇨장애 증후들 중에서도 특히 빈도가 높은 증상인 빈뇨는 냉증이 원인으로 증상이 악화되는 경우도 많고 서로 관련이 깊다.

본 편에서는 비뇨기과 전문의인 康晏堂 石内의원의 이사우치 히로토선생이 〈비뇨기과영역의 냉증과 한방치료〉에서 빈뇨라는 병태를 한방의학적 관점에서 접근하고, 이를 바탕으로 서양의학으로 대처하기 힘든 배뇨장애의 증상 완화에 영향을 미치는 한방학적 증의 분별 방법 및 냉증 개선에 관하여 논의하였던 내용을 정리하였다. 또한 주로 남성비뇨기영역에서 전립선에 미치는 영향을 고려하여 냉증 개선으로 빈뇨 증상이 완화된 증례를 중심으로 설명한다.

1 빈뇨증상의 악화 요인인 냉증

비뇨기영역인 배뇨장애에서 특히 빈도가 높은 빈뇨에 초점을 맞추어 살펴보자. 빈뇨는 축뇨장애의 대표적 증상이다. 발증 원인은 고령자 남성에게 많은 전립선비대증 등의 하부요로질환, 방광염이나 전립선염에 나타나는 염증성 방광자극, 뇌신경장애에 따른 신경인성 방광 관련 질환, 노화로 인한 방광 자극, 스트레스, 수면장애 등 상당히 다양한 부분에 걸쳐있다.

이 중에서 "목욕을 하면 몸이 따뜻해지고 소변이 잘 나와 기분이 좋다", "서서 작업을 하는데 발이 냉해지면 화장실에 가고 싶다", "냉증 때문에 방광염이 생겼다" 등, 사실 냉증과 관련하여 증상을 악화시키는 경우가 상당히 많다. 특히 환절기에 아침저녁으로 갑자기 냉기가 심해지면 빈뇨, 특히 야간빈뇨가 심해진 증례가 매우 많다. 이는 원래 냉증이 있었던 분들이 추운 계절에 증상이 더 심해지거나 전립선비대증으로 잔뇨량이 많은 경우에 냉증으로 인해 방광자극성이 더욱 가중되어 증상이 악화되었다고 볼 수 있다. 이와 같이 배뇨장애와 「냉증」은 서로 깊이 관련을 맺고 있다.

먼저 빈뇨의 한방의학적 병태는 腎 · 요로계에 기인한 水滞(수분대사 이상)와 방광이 있는 골반강내에서의 해부학적 변화에 瘀血(혈액 정체나 미세순환부전)이 바탕을 이룬다. 여기에 腎虛(노화로 인한 성호르몬 생리적 감소)나 脾虛(노화로 인한 체력, 면역력, 정신활동 저하)가 따르고 氣이상 등이 복잡하게 얽혀서 생기는 병태이다.

여기에 「냉증」이 가미되면 氣 · 血 · 水의 균형이 쉽게 깨지면서 증상이 더욱 악화된다. 특히 고령자를 포함한 太陰病 체질인 경우는 급속도로 냉해져 증상 악화를 초래하기 쉽다. 따라서 한방적으로 냉증을 해소시켜 빈뇨를 완화시킨 증례는 다수 볼 수 있다.

※ 빈뇨의 병태에 따른 경향과 특징

- 腎 · 요로계 질환은 수체가 많다
- 고령자 질환은 腎虛와 脾虛가 많다
- 골반내 장기 질환은 瘀血이 많다
- 부정수소 질환은 氣 이상이 많다
- 만성화된 질환에서는 복진 소견에 胸脇苦滿이 많다

2 전립선비대증과 냉증 – 瘀血, 腎虛, 氣의 이상이 혼재

남성 빈뇨에는 아무래도 전립선에 미치는 영향을 생각하지 않을 수 없다. 특히 전립선비대증은 50세 이상의 남성 70% 이상에서 발증한다고 하는데, 이 중 20%는 치료를 요한다. 물론 전립선암과는 감별해야 한다. 하지만, 전립선비대증 진단이 확정된 경우, 일반적으로는 야간빈뇨가 2회 이상이며, 잔뇨감이나 가늘어진 오줌줄기가 생기고 잔뇨량이 30~50mL 정도인 경우에는 α-blocker 내복약 적응이라고 볼 수 있다. 그러나 이 상태에 이르기까지는 전립선비대 자체가 혈관총 확장으로 울혈상태(瘀血상태)에 이르러야 한다. 이로 인해 內요도 압박을 초래하여 만성적 방광내 긴장상태에 놓이게 된다. 또한, 방광 내벽 자극도 있어 결국 원인이 몇 가지 겹쳐 발생한 상태라고 볼 수 있다. 이런 상태에서 외부환경으로부터 유발된 외인적 냉증에 야간빈뇨와 수면장애로 인한 스트레스가 겹쳐 氣의 이상을 초래하고 여기에 계속 냉증에 영향을 미치면 증상은 갈수록 악화된다. 이런 병태는 한방치료로 냉증을 개선하면 증상이 극적으로 완화되는 경우가 있다.

일반적으로 남성 빈뇨는 腎虛이며 대부분 八味地黃丸을 사용하지만, 이밖에도 냉증을 해소하여 증상이 완화된 증례도 있다.

증례 1

야간빈뇨를 주소로 하는 70세 남성

《주증상》

빈뇨, 특히 야간빈뇨

《병력》

몇 년 동안 전립선비대증으로 근처 병원에서 α_blocker의 내복 치료를 받았지만, 빈뇨가 완전히 개선되지 않았다. 밤낚시를 아주 좋아한다.

《진찰》

- 경직장 전립선 초음파로 중량 40g과 중등도 비대(평균 20~30g).
- 전립선암소견은 없었으며 수술은 원하지 않았다.
- 나이보다 젊게 보였다. 발에 냉증이 심하고 요통도 있다.
- 舌: 중앙에 백태가 약간 있다 脈候: 沈細
- 腹證: 복력은 부드럽고, 小腹不仁이 있다. 그 밖에 특별한 증후는 없다.

《경과》

배뇨장애와 발 냉증을 腎虛로 보고 牛車腎氣丸을 처방하였다. 1개월 후에 발 냉증이 개선되고 소변 횟수도 줄었다. 3개월 후, 상태가 좋고 요통도 경쾌해졌다. "오줌줄기가 힘이 없다"고 하여 猪苓湯을 합방하였다. 그 후, 소변도 시원하게 나오게 되어 환자가 좋아하였다.

[이시우치 히로토 선생 증례]

본 증례는 여기에 瘀血 제거작용이 있는 牛膝과 이수작용이 있는 車前子를 八味地黃丸에 가미한 牛車腎氣丸을 처방하였다. 牛車腎氣丸은 『勿誤藥室方函口訣』에서 "腎虛하여 허리가 무겁고 다리가 붓고 小便不利한 경우를 치료한다. 이 처방은 八味丸證으로 허리가 무겁고 허리가 붓고, 기력이 쇠약한 자를 치료한다." 고 한다. 오늘날은 고령자의 비뇨기 · 생식기계의 기능저하에 수반되는 배뇨장애, 음위, 요부하지 탈력감, 저림, 통증 등을 목표로 빈용된다.

증례 2

골반 골절 후 발생한 야간빈뇨가 주소인 65세 남성

《주증상》

빈뇨, 특히 야간빈뇨

《병력》

7년 전, 교통사고로 골반이 골절되어 그 후부터 빈뇨가 생겼다. 근처 병원의 비뇨기과에서 전립선비대증이라는 진단을 받고 통원치료 중이었지만, 전혀 개선되지 않았다.

사고 후부터 언제나 허리가 냉하며 통증이 있고 화장실에도 자주 간다. 1회 소변양은 소량이다.

《진찰》

- 舌: 중앙에 백태가 약간 있다.
- 脈: 가라앉아 있고 약간 느리다
- 腹證: 복력은 약간 부드럽다, 미약한 小腹不仁이 발견된다.

《경과》

냉증으로 인한 야간빈뇨라고 보고 苓薑朮甘湯加附子를 투여하였다. 1개월 후 허리 냉증이 개선되었다. 밤에 화장실 가는 횟수가 조금 줄었다. 3개월 후에는 빈뇨, 요통도 개선되어 밤에 편히 잠들 수 있었다.

[이시우치 히로토 선생 증례]

苓薑朮甘湯은 甘草乾薑湯에 茯苓과 白朮을 가미한 방제이다. 乾薑은 몸을 따뜻하게 하는데 여기에 茯苓과 白朮의 이수약을 가미함으로써 下焦(허리와 다리) 냉증을 해소하는 方意이다. 이 증례는 요통도 있어서 附子를 가미하였으며, 냉증을 개선함으로써 배뇨장애도 해소되고, 오랫동안 고생한 요통도 완화되었다.

증례 3

급성 전립선 염증후 지속되는 빈뇨와 요통을 호소하는 43세 택시운전기사

《주증상》

배뇨시 위화감, 빈뇨, 요통

《병력》

택시 운전을 한다. 여름 더울 때에 에어컨을 계속 틀어놓고 하루 종일 운전을 하여야 한다. 이 날도 장거리 운전을 하여 몹시 더위를 탔다. 일을 마친 후, 배뇨통을 느껴 근처 병원의 비뇨기과에서 진료를 받았다. 급성전립선염 진단을 받고 항생제를 투여하였다. 통증은 개선되었지만, 배뇨시의 위화감이 좀처럼 없어지지 않았다. 그러는 사이에 빈뇨, 요통도 나타나고, 택시 운전에도 지장을 초래하여 내원하게 되었다.

《진찰》

- 165세, 70㎏
- 脈: 약간 가라앉아 있고 약하다.
- 舌: 微白苔 있다.
- 腹證: 복력은 중간 정도, 胸脇苦滿과 복직근 긴장이 있다.

《경과》

이러한 증상 소견을 바탕으로 스트레스성 간기울혈상태에서 전립선염이라는 瘀血상태가 생겼다고 진단하였다. 그리고 냉방 속에서 일을 계속 하면서 냉증이 겹쳐 결국 증상이 만성화되었다고 본다. "목욕 후에는 약간 편안하다"고 하는 것을 보면 냉증이 심하게 영향을 미쳤다고 할 수 있다. 먼저 냉증으로 인한 빈뇨를 개선하기 위해 五積散과 桂枝茯苓丸을 합방하여 처방하였다. 그리고 택시 운전 중에는 허리가 냉해지지 않도록(손님이 없을 때에는 에어컨을 가능한 켜지 않고, 복대나 쿠션을 사용한다) 주의를 주었다.
2주 만에 빈뇨는 극적으로 개선되었고 요통도 완화되었다. 외적요인으로 인해 발생한 냉증이 영향을 미친 것이다. 그러나 예전부터 느껴 온 배뇨시 위화감은 개선되지 않아 四逆散合桂枝茯苓丸으로 바꾸었다. 4주 후에 배뇨시 위화감도 개선되어 처방을 계속하였다.

전립선염을 계기로 스트레스와 몸 상태가 좋지 않아 허증 상태가 나타나고, 여기에 냉증이 가미되어 방광자극증상을 증대시켰다.

먼저 五積散으로 냉증을 개선하고 驅瘀血劑인 桂枝茯苓丸을 합방함으로써 전립선염 후의 만성염증상태를 완화시켰다. 이로써 전립선에 미치는 영향을 억제시켜 자연스럽게 배뇨를 유도하였다.

[이시우치 히로토 선생 증례]

五積散은 氣血痰寒食의 五積을 해소한다고 해서 붙여진 이름인데, 이 중에서도 寒이 가장 중요한 요소이다. 이번 하반신 냉증으로 인해 발생한 빈뇨와 요통은 五積散의 桂皮 當歸 川芎 麻黃으로 외부를 따뜻하게 하고, 茯苓 生薑 蒼朮 甘草의 苓薑朮甘湯의 方意인 '하초 냉증'을 개선하였다고 생각된다. 그러나 만성 증상인 '배뇨시 위화감'은 좀처럼 개선되지 않았는데 근본적인 원인은 肝氣鬱結에 의한 氣 이상으로 보고 四逆散으로 변경하였다. 四逆散에는 芍藥 甘草에 의한 방광평활근의 경련이나 과긴장을 완화시키는 작용과 柴胡 芍藥으로 자율신경을 진정시켜 긴장, 안절부절 등을 조정하는 작용이 있기 때문에 이번 만성증상인 배뇨시 위화감을 개선시켰다고 볼 수 있다.

증례 4

야간빈뇨와 복부냉증, 설사를 동반하는 75세 남성

《주증상》

빈뇨, 특히 야간빈뇨

《현병력》

수 년 동안 전립선비대증으로 근처 병원에서 α_blocker를 내복치료 중이었지만, 빈뇨가 개선되지 않았다. 밤이 되면 복부가 냉해지고 설사를 자주 한다.

《소견》

안색이 나쁘고, 패기가 없다. 평소에 맥주를 마시면 바로 설사를 한다.

舌候: 중앙에 백태가 있다. 脈候: 가라앉아 있고 느리다

腹候: 복력은 연약하고 진수음이 들린다. 상하복부 모두 냉하다

《처방과 경과》

빈뇨는 水滯를 수반한 「하초 냉증」에서 초래된 것으로 보고, 한증이면서 위장허약도 있어 眞武湯을 처방하였다. 1개월 후에 조금씩 피로가 개선되었다. 빈뇨도 조금 줄고 설사를 하지 않게 되었다. 3개월 후, 복부 상태가 좋아졌다. 하반신 냉증이 사라지고 야간빈뇨도 개선되었다.

[이시우치 히로토 선생 증례]

본 증례는 배경에 「냉증」으로 인한 水滯가 있어 이를 眞武湯으로 散寒利水시킴으로써 배뇨장애가 개선되었다.

3 배뇨장애에서의 냉증 치료를 위한 빈용 처방 정리

❶ 八味地黃丸

- 배뇨장애를 腎虛로 생각하면 八味地黃丸이 가장 자주 사용되는 방제이다.
- 『金匱要略』에 「小便不利」, 「多尿」, 「소변을 보지 못 함」의 서로 다른 경우에 八味丸을 사용한다고 한다.
- 六味丸(山茱萸 地黃 山藥 牧丹皮 澤瀉 茯苓)에 附子 桂皮를 가미한 것으로 地黃에는 小腹不仁, 煩熱을 치료하는 한편 강심작용이 있다. 地黃 澤瀉 茯苓 附子는 이뇨작용을 하고, 山藥 山茱萸는 자양강심작용을 한다. 牧丹皮는 혈을 완화시키고, 桂皮는 水毒의 상충을 억제하고, 附子와 함께 신진대사를 자극하여 하복부 냉감, 지각운동부전을 치료한다고 한다.

❷ 苓薑朮甘湯

- 苓薑朮甘湯은 甘草乾薑湯에 茯苓과 白朮을 가미한 방제이다.
- 茯苓 白朮 → 기를 순환시켜 표리의 수분을 조정하여 소변이 개선된다.
- 甘草 乾薑 → 복부를 따뜻하게 하여 하초를 보완하고, 통증과 빈뇨를 제어하는 작용이 있다.
- 附子 → 냉증과 통증을 없애는 작용이 있다.
- 『類聚方廣義』에는 "心下悸하여 小便自利하고 허리가 냉하고 물 속에 앉아 있는 것 같고 혹은 통증이 있으면서 무거워(疼重), 마치 물같은 형상을 띤 같은 환자를 치료한다."라고 기술되어 있다. 비교적 체력이 저하되고(太陰病期 · 虛證), 주로 요부 및 하복부에 걸쳐서 냉증이 심하며 소변양이 많고, 냉감 냉통 빈뇨 부종경향 등을 목표로 사용한다.

❸ 眞武湯(茯苓 芍藥 生薑 蒼朮 附子)

- 少陰病의 葛根湯이라고 할 정도로 신진대사가 침체되고 쇠약해졌을 때 자주 사용된다.
- 茯苓 蒼朮 → 水氣를 순환시킨다
- 茯苓 生薑 → 水의 동요를 진정시킨다
- 蒼朮 芍藥 → 복통, 설사를 치료한다.
- 附子 → 利水 散寒止痛, 따뜻하게 한다.
- 『傷寒論』『少陰病篇』에는 "少陰病에 걸려 이삼일 만에 낫지 않고 사오일째가 되어 복통이 있고 소변이 잘 나오지 않고, 손발이 무거우며 나른하고 통증이 있고, 설사를 하는 경우에는 水氣가 관여되어 있다. 眞武湯이 이를 다스린다.","냉증으로 기력이 없고 손발이 나른하여 움직이고 싶지 않다. 이와 같은 경우에는 眞武湯 附子理中湯 四逆湯 등을 사용한다."라고 되어 있다.
- **일반 만성병:** 여위고 생기가 없는 사람이 설사를 하고 손발이 차고 현기증을 호소하며 복통, 구토, 심계항진, 尿利減少 등이 있을 때
- **열이 있는 급성기:** 열이 좀처럼 내리지 않고 몸이 쇠약해져 일어나기 힘들어 누워서만 지낸다. 체온이 오르더라도 환자 자신은 열감을 느끼지 못하고 한기가 심한 경우가 많다. 설사를 하거나 기침도 약간 있다.

● 마무리

남성의 배뇨장애는 고령자에 많다. 고령자는 비뇨기계뿐만이 아니라 전신의 기능저하를 초래하여 복수질환을 앓고 있다. '배뇨장애' 라는 사소한 문제를 가지고 비뇨기과 진료를 받더라도 서양의학적 접근으로는 도저히 치료가 불가능한 경우가 많다. 한방의학적 證을 꿰뚫어보고 냉증으로 인해 발생하는 氣 · 血 · 水의 불균형을 조절함으로써 증상을 완화시킬 수 있다.

Chapter 16

소아과 영역에서 냉증과 한방치료

어린이들은 '바람의 아들' 이라고도 하듯이 열로 뭉쳐져 있다. 즉 내열內熱이 왕성하다. 그러나 최근에는 어린이들의 몸이 차며, 저체온을 나타내는 경향이 늘어나고 있다. 이 원인으로서는 생활환경의 변화, 특히 의 · 식 · 주의 변화가 많은 영향을 미치지 않았는지 생각해볼 필요가 있다. 예전과 눈에 띠게 다른 라이프스타일의 변화로 밤늦게까지 자지 않고, 아침을 거르며, 지나친 외식 등으로 인한 식생활의 문란이 큰 것으로 생각된다.

물론 이전에도 동상에 잘 걸리거나 허약체질에서 냉증, 또는 감염증 등에서 생기는 냉증에 대하여 附子가 들어간 처방으로 치료를 하여왔다. 한방에서는 냉증이 만병의 근원이라는 사고를 가지고 환자를 보고 있으나, 서양의학에서는 이들 치료개념이 부족한 실정이다.

1 어린이 냉증의 특징

열 생산은 음식물을 입으로 섭취하고, 이들을 소화 흡수하여 운화, 즉 조직으로 내보내어 에너지원으로 이용한다. 이들 과정에서 신진대사가 이루어진다. 이 신진대사가 저하되어 있으면 이른바, 맥없는 어린이가 된다. 이들 허약아들은 몸이 차고, 쉬 피로하며, 안색도 불량하고, 식욕도 없든지, 아니면 편식을 하면서 입이 짧다. 식사 후에는 들어 눕기를 좋아하며, 설사를 잘하고, 혹은 가스가 잘 찬다. 그다지 몸을 잘 움직이려 하지 않기 때문에 대부분의 열을 만들어내는 골격근에서 열 생산이 적게 된다. 따라서 혈액순환도 나쁘게 된다. 이 때문에 어린이의 냉증은 성인 여성에게 많은 혈류장애(瘀血形)이나, 노인에게 많은 腎虛形은 적다.

한편, 어린이들은 체중의 약 2/3는 물로 이루어져, 표면적에 공간적 여유가 적다. 그러므로 탈수나 수분과잉상태가 짧은 시간 안에 이루어질 수 있다. 그러나 성인에게 나타나는 만성적 水滯는 비교적 적다.

신진대사가 떨어지고, 열 생산이 줄어 몸이 차가워지면 여러 가지 장기에 영향을 미친다. 즉, 어린이의 구토, 설사 · 복통(소화기계통), 비염, 천명, 천식 또는 쉬 감염성(상기도감염 등 호흡기계통), 동상이나 습진 · 아토피피부염의 악화(피부감각기계통), 냉증으로 야뇨의 악화(신 · 비뇨기계통), 그리고 불안정한 행동, 갑자기 급격한 이상행위(정신 · 심리계통) 등 다방면에 걸쳐 영향을 미친다.

2 어린이 냉증의 원인

최근 임상에서 어린이들도 냉증으로 오는 경우가 있는데, 이들 주원인을 표로 정리한다〈표 15〉.

〈표 15〉 냉증의 원인

어린이도 몸이 차다! 왜? 환경 · 식습관의 변화
냉성 체질(엄마의 냉성이 태아에 영향을 주었을 수도 있다)
지나친 냉방에서 엷은 옷, 장시간 거주
지나치게 찬 음식 섭취
식품의 다양화(인스턴트, 냉성)
아침 거르기
밤늦게 활동(게임, 텔레비전, 학원 등)
외식, 나이에 비해 너무 바쁜 어린이의 생활

1 어머니의 냉성 체질

여기서 가장 문제가 되는 것은 어머니의 냉성 체질이 태아기에서 소아기를 통하여 영향을 미칠 가능성이 높다. 이 원인을 없애기 위해서는 엄마의 라이프스타일, 식생활습관의 개선이 필요하다. 경우에 따라서는 단순히 약물요법에서 벗어나 모자가 함께 치료 받으면 효과적이다.

2 의복

다음으로는 의복에 대하여 생각해보자. 아사다 소하쿠 선생은 「소아양생10종법」 가운데 다음과 같이 말하고 있다.

- 첫 번째는 등을 따뜻하게 한다: 등은 오장의 神이 깃들여 있는 곳이므로 한냉의 침법을 받지 않도록 한다.
- 두 번째는 배를 따뜻하게 한다: 배는 有生의 本, 진액의 바다이므로 한냉을 받으면 복통 · 구토 · 설사 등 여러 증상을 일으킨다.

- 세 번째는 발을 따뜻하게 하여야 한다: 발은 모든 양기의 근원이 되므로 냉하면 양기가 역상하여 상부에서 병을 일으킨다.

이와 같은 그의 지침은 오늘날 일상생활에서 입는 의복에 신경을 써야하며, 우리들이 다 같이 한번 되돌아보아야 할 가치가 있다고 생각한다.

3 음식

다음으로는 음식에 대하여 말하고자 한다. 서양문화가 주류를 이루게 되고, 그동안 지켜 왔던 한열온냉을 고려한 식사는 그 모습을 감추고, 영양학에 따른 생야채와 과일의 대량섭취가 권장되고 있다. 어른할 것 없이 어린이들에게도 하루 2L 이상의 물 섭취는 수분 저장의 여유가 별로 없는 어린이에게 나쁜 영향을 줄 수 있다. 가이바라 에키켄의 양생훈에 따르면 "여름에 과일이나 생야채를 한껏 먹고, 냉면을 즐기며, 냉수를 많이 마시면 가을이 되면 반드시 설사병에 걸린다."고 되어 있다. 예전에는 식생활습관에서 양생으로 병에 대한 체력 · 저항력(항병력)을 올리는 예방책이 일반적으로 행해졌다.

4 주거

마지막으로 주거에 대하여 한번 생각해 보자. 냉난방의 발달로 여름과 겨울에는 실내외 온도차가 커다. 이 때 허약아들은 자기 몸 조절에 실패하기 쉽다. 어린이들에게는 사는 주거환경이 습기가 많은 곳인가, 건조한 곳인가에 따라 한방약효가 다르다는 지적도 한다. 그만큼 예민한 어린이들에게는 온도와 습기를 고려한 환경을 조성하여야 하고, 이를 치료까지 반영하여야 한다.

3 어린이 냉증에 빈용되는 한방처방

어린이의 허약체질을 개선하여 냉증으로 진행하는 것을 예방하기 위한 한방엑기스제제로서 몇 처방을 선택할 수 있다. 전신적 허약에는 小建中湯이나 補中益氣湯이 대표적이다. 복부(소화기증상)증상을 중심으로 한 허약에는 小建中湯 大建中湯 六君子湯 등이 거론될 수 있다. 여기서는 小建中湯과 麻黃附子細辛湯의 예를 인용하겠다.

지금까지 어린이에게 附子가 들어간 처방은 금기로 되어 있었다. 그러나 최근에는 임상현장에서 附子劑의 필요성도 많아졌다는 지적이 있다. 냉증 치료제로서는 附子 乾薑 제제와 기타 약물군으로 크게 대별될 수 있으며 다음〈표 16〉을 참고하자. 附子와 乾薑의 약효에 대한 역대의가들 견해들은 본편 마지막에 정리해 두었다.

〈표 16〉 어린이 냉증에 빈용되는 한방처방

어린이 냉증에 비교적 다용되는 한방 엑기스제제	
附子 乾薑제제	麻黃附子細辛湯(附子 1.0g)
	附子理中湯(人蔘湯 + 附子) (乾薑 3.0g, 附子 1.0g)
	眞武湯(附子 0.5g)
	大建中湯(乾薑 5.0g)
	苓薑朮甘湯(乾薑 3.0g) 小靑龍湯(乾薑 3.0g) 人蔘湯(乾薑 3.0g)
	半夏瀉心湯(乾薑 2.5g)
	柴胡桂枝乾薑湯(乾薑 2.0g) 桂枝人蔘湯(乾薑 2.0g) 苓甘薑味辛夏仁湯(乾薑 2.0g)
	半夏白朮天麻湯(1.0g)
기타 처방	當歸芍藥散 當歸四逆加吳茱萸生薑湯 吳茱萸湯 當歸湯

1 小建中湯 과 麻黃附子細辛湯 사용 증례

증례 1

소아천식을 앓는 허약체질 7세 여아

생후 6개월 때 소아천식으로 한방치료를 원하여 내원함. 이른바 전형적인 허약아이다. 얼굴이 창백하며 우는 목소리에 힘이 들어가지 않고, 복력은 힘이 없다. 복부근육은 얇고 가벼운 흉협고만(우계륵부를 누르면 어딘지 모르게 싫어한다)을 나타낸다.

흡입제와 柴胡桂枝湯合五號湯 각 1/6포로 천식발작이 감소. 소위 복직근이 좌우 두 개로 뚜렷하게 나와 있으며, 체력을 상승시킬 목적으로 1년 후에는 小建中湯을 1/6포 추가함. 천식발작 때에는 임시로 麻黃附子細辛湯을 사용하였다. 3세 3개월 때부터 小建中湯 5g/일 만으로 현재까지 천식발작은 없다. 아울러 냉증이나 허약체질도 개선되어 활기차게 학교에 다니고 있다.

[사키야마 타케시 선생 증례]

여기서 사용된 小建中湯은 飴飴가 군약으로 급박증상을 완화하며, 동통을 치료하고, 자양작용을 가진다. 이 주치증은 허약과 허냉을 보하며, 기력을 증진시키고, 비위를 튼튼히 하게 한다.

小建中湯

체력이 없는 허약체질. 소화기계통이 약하다. 쉬 피로해한다. 동계나 심계항진이 있다. 복통을 호소한다. 복증에서는 복직근의 拘攣이 있으며, 복벽이 엷은 腹皮拘急을 나타내든지, 혹은 拘攣은 없더라도 복부 전체가 연약무력하며 가스로 腹滿을 나타낸다.

- **아사다 소하쿠(1815-1894)『勿誤藥室方函口訣』**
  中氣가 허하여 복중이 당기고 아픈 증상을 치료한다. 中은 비위이며, 建中은 脾胃를 세운 다는 의미이다. 모든 建中은 血을 潤하게 하며, 급박한 기를 완화하는 의미를 가진다는 생각으로 사용하여야 한다. 복부 전체가 개운치 않고, 무력하여 여기저기 응결된 경우 이 처방으로 해결한다. 후세의 大補湯 人蔘養榮湯의 근본이 되는 처방으로 補虛調血허조혈의 묘를 가진다. 증에 따라 광범위하게 운영된다.
- **후쿠이 후테이(1725-1792)『方讀辯解』**
  이 처방은 桂枝 芍藥을 사용하여 복중을 부드럽게 하며, 비위기능을 기르고, 급박함을 완화시킨다. 飴飴는 허냉을 보하고, 복중에 들어가서 복력을 키운다. 후세의 모든 補하는 처방은 본 처방을 모태로 하여 각각 적절하게 가감하여 사용한다.

麻黃附子細辛湯

- 이 증례에서 천식발작에 대하여 麻黃附子細辛湯을 임시 복용으로 사용하는 목표는 오츠카 케이세츠 선생이 지은 『傷寒 · 雜病論 · 要防解說』가운데, 물 같은 콧물이 나오고, 또는 痰喘 · 咳嗽하면서 자주 추워하는 자로 되어 있다. 타츠노 카즈오(1905-1976)의 『新撰類聚方』에 의하면 기관지천식에서 맥이 침하고, 냉증일 때 사용한다고 되어 있다.

2 眞武湯 사용예

증례 2

항생제 복용 후 설사가 발생한 4세 남아

체중 15kg으로 야윈 형. 어느 해 12월 8일 구토한 뒤 그 다음 날 중이염으로 동네 의원을 방문. 항생제 복용으로 12일부터 설사. 13일 한방 외래 내원함. 맥은 沈, 微. 활력은 없으며, 녹초가 되어 있고, 수족은 냉하다. 복진에서 복력저하, 복직근이 두 줄로 나란히 나 있으며, 아주 가벼운 흉협고만이 있다. 眞武湯과 補中益氣湯 각1/2포를 합방하여 2회/일로 2주간 투여. 복용 후 泄瀉는 멈추었으며, 수족도 따뜻해지고, 원기도 회복하여 2주일로 완치 판결하였다.

[사키야마 타케시 선생 증례]

眞武湯은 앞 증례에서 말한 麻黃附子細辛湯과 같이 少陰病의 대표적 처방이다. 본 증례에서는 아주 가벼운 흉협고만을 발견하여 補中益氣湯을 합방하였다. 그러나 眞武湯 단독으로도 효과가 있을 가능성이 있다.

소아과 영역에서 사용하는 眞武湯

- 眞武湯은 소음의 갈근탕으로 불리어 질 정도로 널리 사용된다. 복통은 그렇게 심하지 않고, 裏急後重도 없다.
- 眞武湯증은 裏寒의증으로 水毒을 겸한다. 茯笭 白朮은 胃內의 정체된 水를 없애며, 위장기능을 높인다. 芍藥은 내장의 평활근 긴장을 조절하고, 경련을 완화하며 통증을 진정시킨다. 附子는 신진대사를 높여 전신 기능을 활성화시킨다. 生薑은 水毒의 上逆을 치료한다.
- 복증은 복벽이 얇고, 정중선에서 배꼽위로 직선상 피하에 작은 연필심 같은 딱딱함이 5-10cm 만져지는 일이 많다. 그러나 이를 놓치기가 쉽다. 어떤 임상가들은 왼쪽 배꼽 주변부 압통 존재, 또는 우측에도 같은 압통이 있다는 것을 발표한다.

※ 眞武湯을 자주 사용하는 이시이 소아과 이시이 아케이 선생은 사용목표와 인플루엔자에 사용한 경험을 제 6회 일본 소아한방집담회에서 발표하였는데 그 내용을 다음과 같이 정리할 수 있다.

- 사용 질환: 급성위장염 38% 급성편도염 21% 호흡기질환 13% 인플루엔자 9% 기타 바이러스감염 13(9%)
- 眞武湯 사용목표
  1) 체력이 소모되어 회복이 불량한 설사 구토 매슥거림 식욕부진 기침 통증 열
  2) 안색불량, 자세유지곤란, 움직임이 둔함. 약해진 목소리, 손 · 발가락 암자색, 사지 冷寒, 맥은 미약.
  3) 비교적 옅은 색의 소변

- **증례**

인프루엔자감염으로 원기가 저하된 6세 남아

어느 해 2월 7일 인플루엔자A로 타미플루 복용, 3일 동안 고열과 기침으로 폐렴 합병증. 회복 후 3월 7일 다시 39.8℃로 발열. 다른 병원에서 인플루엔자B 진단으로 타미플루 5일 처방. 그러나 연일 고열이며 기침은 없지만 원기도 식욕도 없음. 병 난지 6일 째인 12일 내원함. 37.8℃이며 콧물 있다. 眞武湯을 3일 처방한 뒤 완전히 회복함.

3 當歸四逆加吳茱萸生薑湯 사용예

증례 3

각종 알러지 질환이 병발된 6세 남아

체중 19kg, 키 119cm. 야윈 형으로 약간 안색이 불량한 허증. 어느 해 5월 2일, 천식치료를 양약으로 하고 있던 중, 화분증과 음식알레르기(매밀 계란 피넛)가 생겨 한방치료를 하고자 내원함. 복력은 약하고, 복부는 차며, 복직근은 연급되어 있다. 가벼운 진수음과 오른쪽에 흉협고만이 발견한다.
맥은 침하며, 동상도 잘 생긴다고 한다. 천식치료를 중심으로 하면서 허약체질 개선을 목표로 삼았다. 처방은 柴朴湯3.0g, 小建中湯6.0g을 합방하여 2회 나누어 복용하게 하였다. 이 후 6월에 한 번의 가벼운 천식발작, 10월 하순에 인플루엔자B에 걸려 타미플루 사용. 그 뒤 천식발작 1회 있었다. 발작 시에는 모두 흡입제만으로 회복. 어느 해 1월 동상이 심하다는 호소가 있었다. 當歸四逆加吳茱萸生薑湯 3.5g을 2회 나누어 투여하였고 자운고도 함께 처방하였다. 1개월 후에 완전히 나았다. 그러나 서혜부의 압통이 계속되고 있었기 때문에 복용은 계속시켰다. 1년 뒤 1월에 귀에 동상이 생겨 當歸四逆加吳茱萸生薑湯 4.0g을 약간 증량하여 2회 분복 처방했다. 같은 해 5월에는 서혜부동통도 거의 없어지고, 2g/1회로 감량하였으며 같은 해 12월말까지 천식발작 동상의 재발없이 건강하다.

[사키야마 타케시 선생 증례]

當歸四逆加吳茱萸生薑湯

수족이 냉한하고, 맥은 잘 잡히지 않으며, 평소에도 복부가 찬 편이다. 이 때문에 스스로 본인은 항상 몸이 냉하다고 생각한다. 오츠카 케이세츠 선생은 문헌에 疝이라고 하는 병태에는 만성적으로 경과한 동통, 특히 복통, 이 가운데에도 하복부통이 많다. 이 증상은 한냉으로 악화된다. 복증은 허증이면서 寒性이다. 외부로부터 한냉에 노출되어 반응이 나타나는 厥寒인 경우, 내부 양기가 쇠퇴하여 수족궐냉이 일어나면 四逆湯을 사용하는데, 이들 두 처방의 차이는 바로 이 점에 있다.

마무리

어린이 냉증은 기본적으로 양생의 중요성을 부모 특히 엄마에게 이해시키는 것이 절실하다. 대부분 이 경우 엄마에게도 냉증이 있다. 넓은 의미에서 母子同服이라는 의미가 통할지 모르겠다. 두 사람을 같이 치료하면 더 좋은 효과를 경험하게 된다. 한편 한약을 먹기 싫어하는 어린이들에게 복약 순응도를 높이기 위해서 약 맛이 좋은 小建中湯부터 시작하는 것도 한 방법이다. 어린이들은 일반적으로 추위를 타서 활동적으로 되지 않는 점에 주의를 하여야 한다. 진찰에서는 복력의 저하, 좌우 복직근 노출, 복부팽만, 서혜부압통, 중완부압통, 제방부압통 등, 복진에서 냉증을 살필 수 있는 조건이 된다.

본문에서 소개한 빈용처방 이외에도 人蔘湯 附子理中湯 大建中湯 苓薑朮甘湯 當歸芍藥散 등도 눈여겨 보면서 감별할 필요가 있다.

附子와 乾薑의 약효 차이

附子

- 『藥徵』: "주작용은 逐水이다. 惡寒, 사지 및 골절동통 혹은 沈重 혹은 不仁 혹은 厥冷을 치료한다. 이 외에도 복통 失精 설사를 치료한다."
- 『古方藥議』: "陽을 회복시키며, 寒을 흩이고, 통증을 없앤다. 따라서 陰症의 주약으로 된다. 효능의 첫 번째는 동통을 없애고, 두 번째는 궐냉을 몰아내며, 세 번째는 오한을 제거한다."
- 오츠카 케이세츠 선생: 乾薑과 합하면 한냉을 치료한다. 附子는 맥이 沈微하고, 심혈관계증상에서 많이 나타난다.

乾薑

- 『藥徵』: "주로 結滯의 수독을 치료한다. 이외에도 구토, 기침, 설사, 궐냉, 번조, 복통, 흉통, 요통을 치료한다. 건강은 수독의 결체를, 생강은 구토를 위주로 한다."
- 『古方藥議』: "乾薑은 中을 따뜻하게 하여 飮을 몰아낸다. 甘草乾薑湯 乾薑附子湯 四逆湯의 모든 처방은 裏寒을 따뜻하게 한다. 乾薑朮甘湯 小靑龍湯 같은 처방에서는 水飮을 제거한다. 寒熱 처방을 달리 한다고 하여도 中을 따뜻하게 하여 飮을 없애는 기전은 같다. 乾薑은 附子와 비교하면 嘔吐 등 소화기 증상에 많이 보인다. 乾薑은 腹脹滿을 없애며, 附子는 신체동통을 억제한다."

Chapter 17

정형외과 영역에서 냉증과 한방치료

정형외과 영역에서 냉증은 통증에 크게 관여하고 있으며 동통개선의 장애인자가 되기도 한다. 동통치료에서 중요한 것은 냉증만을 치료하는 것이 아니고 따뜻하게 하여 통증을 완화시키는 것이다. 瘀血이나 水毒 등이 관련되어 있는 경우에는 증을 잘 살펴 방제를 결정하는 것이 중요하다.

1 정형외과 영역 통증의 효율적 치료: 냉증해소가 관건

정형외과 영역의 통증에서 냉증은 氣虛, 水毒, 瘀血 등의 상태를 악화시킨다. 따라서 사용하고 있는 驅瘀血劑와 理氣劑 등의 효과를 약화시키는 등 동통개선에서 커다란 장애요인이 되기도 한다. 따라서 이것을 능란하게 해결하는 것이 한방 치료에 있어서 중요한 요인이다. 변형성 슬관절증 환자로 관절수종이 있으면 그곳을 차게 함으로써 통증이 악화되는 것을 자주 본다. 즉 水毒에 냉증이 가해진 상태가 되므로 防己黃芪湯 등의 利水劑만으로는 효과가 적고 여기에 附子나 麻黃을 가미하여 냉기를 분산시켜 주는 것이 중요하다.

2 정형외과 영역에서 냉증 치료 처방: '냉기를 느끼는 부위별'로 접근하는 것이 포인트

- 어디에서 냉기를 느끼는가가 하나의 판단기준이 된다. 동상 등으로 손가락 끝, 발가락 끝이 차서 통증이 있을 때에는 當歸四逆加吳茱萸生薑湯이 좋다. 팔꿈치에서 손끝으로 또는 무릎에서 발끝 쪽으로 냉해서 통증이 있을 때에는 當歸芍藥散이 좋다.
- 변형성 슬관절증과 오십견 등의 관절통에서도 냉증으로 인해 증상이 악화되는 경우를 볼 수 있는데, 이 때 목욕 등으로 따뜻하게 하면 증상이 완화되는 경우가 많다. 이런 경우, 桂枝加朮附湯이 좋은 효과를 발휘한다. 또한 만성경과 환자들에게는 修治附子를 증량하면 좋다.

- 허리가 냉해서 통증이 있을 때에는 苓薑朮甘湯을 사용한다. 오츠카 게이세츠의 『漢方診療醫典』에 보면 "본 처방은 물속에 앉아있는 것처럼 허리가 찬 느낌과 소변이 맑고 깨끗하며 양이 많은 경우를 목표로 사용한다."라고 한다. 전체적으로 보아 裏를 따뜻하게 하며 '利水'를 조절하여 동통을 완화시키는 방제이다.
- 五積散도 냉증 때문에 통증이 있는 환자에게 사용하는 경우가 있다. 虛證이고 氣虛, 水毒, 血虛를 수반하는 경우로 특히 외부로부터의 냉기가 여러 증상을 초래할 경우에 효과가 있다. 『勿誤藥室方函口訣』에서 아사다 소하쿠는 이것을 사용하는 데에 '腰冷痛, 腰腹攣急, 上熱下寒, 下腹痛'을 목표로 한다고 한다. 오늘날 여름에 에어컨 바람을 쏘이면 머리가 냉해져 아프다거나 허리에 통증이 있는 것은 '腰冷痛'에 해당한다고 할 수 있다.

증례 1

어깨통증을 호소하는 75세 여성에게 桂枝加朮附湯

《주증상》

오른쪽 어깨통증으로 내원

《진찰》

- 오른쪽 어깨에서 상완에 걸쳐서 아프다. 右肩擧上 90°
- Painful arc(어깨의 外轉 60°~120°에서 운동통이 발생한다): 양성
- 온열요법, NSAIDs(비스테로이드성 소염진통제)처방으로 경과관찰 했으나, 1주일이 지나도 통증에 전혀 변함이 없고, 오히려 심해졌다고 한다. 차게 하면 어깨에 통증이 온다.
- 脈: 沈, 弦
- 舌: 白苔++ 瘀血+

《경과》

마른형으로 근육질 체형이고 냉해지면 어깨에 통증이 있다는 점에서 桂枝加朮附湯 5.0g에 附子 1.0g을 가미하여 1일 2회로 처방하였다. 복용 1주일 후, 통증이 완화되어 1일 3회 처방으로 변경하였다. 그 후 1개월 정도 같은 처방으로 오른쪽 어깨통증은 거의 완쾌되고 右肩擧上도 170°로 개선되었다. 한방 처방을 1일 2회로 감량하고 더 이상 처방을 하지 않았다.

[시노자키 토시로 선생 증례]

이 증례는 NSAIDs를 처방함으로써 냉증을 더욱 조장하여 통증이 심해진 경우로 냉증을 분산시켜 통증을 완화시킨 증례이다.

桂枝加朮附湯은 桂枝加附子湯에 朮을 가미한 것으로 보통 구성생약은 桂枝 4.0g, 芍藥 4.0g, 蒼朮

4.0g, 大棗 4.0g, 甘草 2.0g, 生薑 1.0g, 附子末 1.0g 이다.『傷寒論』의 桂枝加附子湯의 조문에서 '사지 근육이 조금 뻣뻣하며 구부리고 펴기가 힘든 경우' 를 목표로 하여 관절통이나 신경통에 사용한다. 여기에 虛證으로 腹診소견에서 약간 긴장되어 있을 때에 사용하면 좋다. 脈은 浮脈을 목표로 하지만 반드시 浮脈일 필요는 없다. 쯔무라제약의 桂枝加朮附湯은 附子가 0.5g으로 적으므로 경과가 오래된 경우나 냉증이 심한 경우에는 修治附子를 적정량 추가하여 사용한다.

증례 2

둔부의 통증을 호소하는 요추추간판 탈출증 71세 여성에게 五積散

《주증상》

왼쪽 둔부에서 하지에 걸친 통증, 저림, 간헐성파행이 있다. 좌둔부에 압통이 있다.

《진찰》

엑스레이에서 요추 추체간이 협착되어 있고 左SLR(하지진전거상 테스트)가 50° 로 요추추간판 탈출증으로 보고 골반견인을 시작하였다. 요하지통은 약간 개선되었지만, 저림 · 간헐성파행은 변함이 없었다.

- 脈: 沈 弦
- 舌: 紅舌
- 腹證: 腹力중등도 少腹不仁 양성

《경과》

少腹不仁이 있고 腎虛로 인한 요통이라고 보고 八味地黃丸 7.5g을 처방하면서, 좌골신경통과 저림에는 血虛나 水毒이 원인으로 보고 疏經活血湯 7.5g을 처방하였다. 좌측 허리와 하지의 통증, 저림은 약간 개선되었지만, 아직 시작 단계이다.

허리가 냉하고 아프다고 하여 疏經活血湯을 五積散 7.5g으로 변경하였다. 2주 정도 지나자 증상이 개선되었지만 찬 곳에 있으면 통증이 나타나 修治附子 1.5g을 추가하였다. 그리고 2주 정도가 더 지나자 똑바로 설 수 있게 되고 간헐성파행도 개선되기 시작하였다. 그 후 허리와 하지통증, 저림은 거의 개선되어 서서히 감량하여 약을 중지하였는데 증상은 더 이상나타나지 않았다.

[시노자키 토시로 선생 증례]

五積散의 구성생약은, 蒼朮3.0g, 陳皮 2.0g, 當歸 2.0g, 半夏 2.0g, 茯苓 2.0g, 甘草 1.0g, 桔梗 1.0g, 枳實 1.0g, 桂皮 1.0g, 厚朴 1.0g, 芍藥 1.0g, 生薑 1.0g, 川芎 1.0g, 大棗 1.0g, 白芷 1.0g, 麻黃 1.0g이다. 五積散 전체내용은 平胃散(脾胃虛, 水毒), 四物湯(血虛), 二陳湯(脾胃虛, 水毒), 麻黃湯(溫煦作用) 등의 방제를 조합한 것이라고 해석할 수 있다.

증례 3

하지 저림과 통증을 호소하는 척추관협착증 80대 여성에게 麻黃附子細辛湯

《주증상》

10년 이상 우하지 저림과 통증, 좌골신경통과 요통

《병력》

척추관협착증과 골다공증을 진단받았으나 심방세동, 대동맥폐쇄부전, 갑상선기능저하 등이 있어 수술을 할 수 없는 경우였다. 신경블락을 받았지만, 여의치 않아 한방외래에 오게 되었다.

《진찰》

냉증정도가 꽤 심하고, 1년 전 7월 여름에도 난로를 켰다고 설명했다.

《경과》

이 경우, 麻黃 附子 등이 들어간 처방으로 몸을 따뜻하게 해 주는 편이 심장에도 유리할 것으로 판단되었다. 麻黃附子細辛湯을 처방 내렸다. 아주 작은 체격이어서 1일 2.5g부터 시작하였다. 복용하자, 발끝에서 따뜻해짐을 느끼기 시작하였으며, 기분이 상쾌해졌다고 한다. 계속 복용하여 저림은 남아있지만, 통증은 없어지게 되었다. 우리들이 알기에 麻黃附子細辛湯은 감기치료제로 알고 있지만 정형외과 영역에서의 통증, 좌골신경통, 말초통증에 유효하다. 단, 麻黃과 附子는 혈압을 올릴 가능성이 있으므로 주의 깊게 살펴야 한다.

[시노자키 토시로 선생 증례]

이상 3증례 모두 냉증에 주목함으로써 효과를 본 경우이다. 정형외과 영역만이 아니라 통증은 氣 · 血 · 水의 이상으로 발생하는 경우가 많고, 냉증은 이를 악화시키는 인자라고 생각할 수 있다.

마무리

- 따뜻하게 하여 통증을 완화시킨다는 개념은 양약에는 없고, 한방약이기 때문에 가능한 접근방식이다. 단 냉증이 있다고 해서 냉증만을 해소하는 것이 아니고 瘀血과 水毒 등이 관련되어 있으므로 증을 잘 살펴 방제를 결정할 필요가 있다.
- NSAISDs는 해열작용도 있으면서 통증에 진통제로 처방하지만, 오히려 냉증을 조장하기 때문에 통증이 악화되는 경우가 가끔 있다.
- 냉증으로 인한 통증에는 附子를 포함한 한방방제가 특히 유효하다.

Chapter 18

피부과 영역에서 냉증과 한방치료

피부과영역에서도 냉증은 피부질환의 원인 또는 악화요인이 된다. 한방약은 따뜻하게 하는 효능을 발휘함으로써 양약에서 불가능한 것을 가능하게 한다.「냉증」이 발증 또는 증상악화의 계기가 되는 광범위한 피부과질환은 다양하다.

"선생님 근질근질하면서 가려워요." 이 한마디로 우리 피부과의는 '겨울이 왔구나!' 하고 느낀다. 이처럼 외부기온의 변화로 발증하는 피부질환으로는 봄에는 수독 · 대상포진, 여름에는 벌레에 물리거나 백선, 겨울하면 동상과 두드러기가 있다.

일부 피부질환은 발증 뿐 아니라 상태를 악화시키는 요인으로서 외부 기온변화가 관련이 깊어 온도조절이 치료의 성공여부에 영향을 미치기도 한다. 따라서 오로지 겨울이 가고 봄이 오기만을 기다릴 것이 아니라 한방약을 치료에 사용함으로써 치료의 폭을 훨씬 넓힐 수 있다.

피부냉증의 발증 내지는 증상악화의 원인이 되는 질환을 들어보면 먼저 한냉 두드러기, 동상, 관절류마티스, 강피증, 루푸스erythematosus와 같은 교원병, 진행성 수장각피증, 아토피성 피부염(겨울철 건조로 인한 악화 유형), 폐색성동맥경화증(Arteriosclerosis Obliterans: ASO) 등이다.

이번에는 냉증과 관련된 피부질환 중에서 한냉 두드러기와 동상의 두 질환에 대한 진단과 빈용되는 처방인 麻黃附子細辛湯과 當歸四逆加吳茱萸生薑湯에 관하여 설명하려고 한다.

1 한냉 두드러기

1 한냉 두드러기 진단의 중요성

두드러기란 "팽진 즉 홍반을 수반하는 일과성, 국한성 부종이 병적으로 출몰을 반복하고 대부분은 가려움증을 수반한다. 통상 개개의 피진은 24시간 이내에 없어지고 색소침착, 낙설 등을 수반하지 않는 환자이다."라고 정의되어 있다.

여기에서 주목할 점은 '개개의 피진은 24시간 이내에 없어지고' 라는 점이다. 24시간 이상 지속되는 부종성 피진은 두드러기가 아니며, 이들은 두드러기 유사 혈관염이나 혈관부종과 같은 두드러기 이외의 질환이다. 때로는 肝 · 腎장애 등의 전신증상이나 후두부종 등의 위독한 증상이 나타난다. 이런 치료에는 스테로이드 전신투여를 비롯해 특수한 약제투여를 고려해야 될 경우가 있기 때문에 주의가 필요하다. 〈표 17〉에 감별포인트가 정리되어 있다.

〈표 17〉 카테고리 Ⅲ: 특수한 두드러기 또는 두드러기 유사질환의 감별 포인트(일본 피부과 학회. 2008)

		혈관성부종	두드러기 유사 혈관염	색소성 두드러기의 다리에 징후	진동두드러기 (진동혈관성부종)
특징	임상적	경계가 불명료. 個疹의 지속시간이 2~3일로 길다. 가려움이 없는 경우 많음.	24시간 이상 지속하는 두드러기양 홍반, 자반과 색소침착을 말한다. 가려움이 없는 경우가 많다.	난원형~원형. 약간 침윤을 수반하는 갈색반이 대칭성, 파종성으로 출현. 색소반을 문지르면 팽진이 유도된다 (Darier sign)	진동 후의 일과성 부종
	병리 조직학적	진피하층의 부종	진피상층의 백혈구 파쇄성 혈관염	진피내의 Mast cell의 증가	진피내혈관 확장 Mast cell 탈과립
병인 · 병리		*두드러기를 합병하지 않는 경우 C1INH부전: 유전성, 후천성, 약제성: ACE-I, ARB, 괴사성 혈관염, 혈청병, 혈청병양증후군, Episodic angioedema with eosinophillia	면역복합체의 혈관벽에의 침착과 보체활성화에 의한다. 교원병 등의 기초질환과 약제성의 검색이 필요.	• c-kit 유전자 변이 • SCF(c-kit리간드)의 대사이상	상염색체 우성 유전의 형식을 띄는 예가 있다.
임상증상		안면, 특히 구순, 안검에 호발. 인두부종, 후두부종 등 중대한 증상을 동반하게 된다.	발열, 관절통, 肝腎장애 등의 전신증상을 수반하기 쉽다.	중증례에서는 여러 유인(운동, 온도변화, 입욕, 감정의 동요, NSAIDs 투여 등)에 의해 두통, 호흡곤란, 심계항진, 저혈압, 실신(아낙필락시스)가 출현하는 경우가 있다. 소아 < 성인	특별한 것 없음
검사		① 혈액검사: C1INH부전 검색으로서 CINH, C3, C4, C1q. 그 외는 *등의 원인이 상정되는 경우에 실시한다.	① 피부생검 ② 혈액검사: 백혈구수 · 분화, 보체가, ESR, CRP	① 피부생검	특별한 것 없음

	혈관성부종	두드러기 유사 혈관염	색소성 두드러기의 다리에 징후	진동두드러기 (진동혈관성부종)
치료	C1INH부전에서는 발작시에 C1INH제제, 예방에는 Tranexamic acid, 단백동화호르몬. C1INH 부전 이외에 두드러기를 수반하는 경우는 특발성 두드러기에 준한다.	H1길항약의 유효성은 낮다. 스테로이드 전신투여의 적응증	소아발증의 대부분은 자연치유되나, 증상이 격렬한 경우, H1 길항약의 내복이 필요하다. 성인 발증에서는 난치화 경향이 있다.	진피내혈관 확장 Mast cell 탈과립

다음의 두드러기의 분류는 올바른 치료를 위한 순서를 정하는 지침이 된다〈표 18〉.

〈표 18〉 두드러기의 분류

두드러기의 분류
카테고리 I : 특발성 두드러기
1. 급성 두드러기(발증 1개월)
2. 만성 두드러기(발증 1개월 이상)
카테고리 II: 특정 자극 내지 부하에 따라 유발되는 두드러기
3. 외래 항원에 의한 알레르기성 두드러기(4 제외)
4. 식물의존성운동유발 아나필락시스(anaphylaxis)
5. 외래 물질로 인한 비알레르기성 두드러기(6 제외)
6. 불내성(Intolerance)으로 인한 두드러기
7. 물리성 두드러기
(1)기계성 두드러기 (2)한냉 두드러기 (3)일광 두드러기 (4)온열 두드러기 (5)지연성압 두드러기 (6)水 두드러기
8. 콜린성 두드러기
9. 접속성 두드러기
카테고리 III
10. 혈관부종
11. 두드러기 유사 혈관염
12. 진동 두드러기
13. 색소성 두드러기(비만세포증)의 다리어 증상(Darier sign)

이 3가지 카테고리 중에서 카테고리 I 의 특발성 두드러기가 최다로 70~80%를 차지한다. 한냉 두드러기는 카테고리 II 에 속하고 가족성과 후천성으로 나누어 치료방법을 결정한다. 가족성 한냉 두드러기는 원인유전자 CIAS1의 변이로 발증하고 생후 얼마 지나지 않아 두드러기 유사 피진에서 시작하여 발열과 관절통 등의 전신증상이 나타난다. 후천성 한냉 두드러기에는 원발성 이외에 한랭 글로불린혈증(cryoglobulinemia), 악성종양, 혈관염, 감염증 등을 배경으로 발증하는 증후성 후천성 한냉 두드러기

등도 포함된다. 따라서 난치성 한냉 두드러기 증례인 경우 이러한 점을 염두에 두고 진단하여 치료에 임하는 것이 중요하다.

2 한냉 두드러기의 확진 : 'ice cube test'

한냉 두드러기는 진찰 시에는 소멸되어 확인하지 못하는 경우가 많다. 그러나 진단은 외래진료에서 불과 5분간의 유발시험으로도 가능하다. 前腕屈側에 비닐봉지에 넣은 입방체 얼음을 하나 올려놓고 팽진 출현을 5분 정도 관찰한다. 음성이면 얼음을 20분정도까지 올려놓을 수 있다. 이 때 얼음에 너무 힘을 가하지 않는 것이 중요하다. 비교적 쉽게 확정 진단을 할 수 있다.

3 한냉 두드러기의 한방치료 : 麻黃附子細辛湯

한냉 두드러기의 한방치료는 다른 무엇보다 먼저 麻黃附子細辛湯이다. 麻黃 附子 細辛은 모두 散寒과 利水浮腫의 약효가 있다. 작용기전은 寒證이 원인으로 출현한 모세혈관의 투과성 항진상태를 散寒작용으로 동맥측 혈관을 확장하고 혈행을 촉진시킴으로써 정맥계를 정상으로 회복시킨다. 利水浮腫효능으로 조직 안의 수분을 혈중으로 흡수시켜 개선한다고 생각한다.

증례 1

한냉 두드러기가 발생한 35세 여성

《주증상》

이른 아침에 나타나는 심한 가려움증과 팽진

《병력》

이번달 초부터 매일 아침 5시경에 사지의 屈側에 붉은 구진이 출현하였다. 심한 가려움증을 동반하고 이것이 서서히 확대되어 팽진이 되고 일부는 융합하여 지도상이 된다. 개개의 피진은 보통 오후에는 없어지나 다음날 아침이면 재연된다. 피곤할 때에는 저녁때에 나타나는 경우도 있다〈그림 53〉.

《가족력》

어머니에게 화분 알러지가 있었다.

《진찰》

- 체격은 작은 편(153㎝, 55㎏)으로 피부가 하얗고 통통하다. 손발은 쉽게 차가워지고 겨울철에는 양말을 신고 잠자리에 든다. 피로를 잘 느끼며 어깨결림이 있어 심할 때에는 두통도 병발한다. 변비는 없고 생리는 규칙적이다.
- 舌: 淡紅色, 연한 白苔가 부착되어 있고 齒痕舌은 없었다.
- 脈: 沈細
- 腹證: 腹力 약간 중등도, 경도, 胸脇苦滿 있다. 少腹硬滿 있고, 少腹不仁은 없었다.

《경과》

- 2005. 10. 26 초진 시 본 증례는 냉증과 쉬 피로로 인해 少陰病期에 있었다. 한냉 두드러기를 진단하였으며 麻黃附子細辛湯 7.5g/1일 3회 처방하였다.
- 2005. 12월 상순부터 두드러기가 출현하지만, 이전보다 가려움증이 경감하였다.

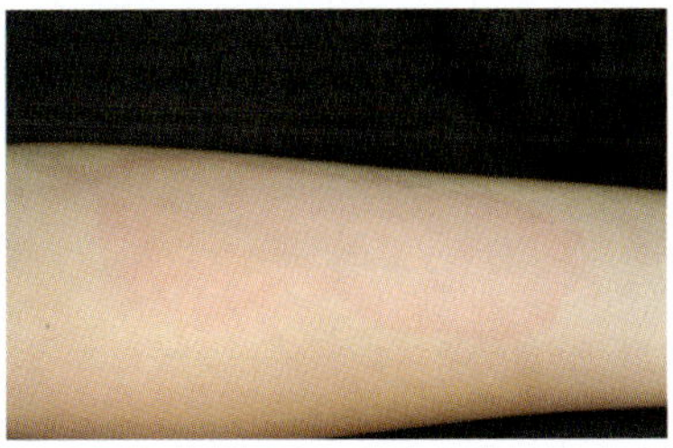
〈그림 53〉 前腕屈側에 유발된 한냉 두드러기

- 2006. 1월 상순부터 두드러기 출현 횟수에 변동은 없지만, 범위가 좁혀져 갔다.
- 2006. 2월 중순부터 두드러기는 출현하였다. 그러나 이전보다 가려움증이 훨씬 경감하였다. 두드러기는 1주일에 며칠씩 나타났던 것이 1일 정도로 줄었다.
- 2006. 3월 중순에는 두드러기는 거의 나타나지 않게 되고 환자 스스로 복약을 중지하였다. 그러나 2006. 7월에 들어 에어컨 바람에 노출되면서 두드러기는 재발하였다. 다시 麻黃附子細辛湯을 복용하고 두드러기는 완화되었다.
- 2006. 12월의 어느 추운 날 아침, 두드러기가 출현하였다. 이번에는 냉기를 별로 느끼지 않고 두드러기의 출현범위도 무릎의 굴측부위 뿐이었다. 두드러기의 출현횟수는 줄었다. 麻黃附子細辛湯을 다시 복용하였다.
- 2007. 2월 아주 추운 이른 아침에만 두드러기가 나타났지만, 3월에는 가려움증만 있고 피진은 전혀 출현하지 않았다. 2007년부터 가을이 끝날 무렵부터 麻黃附子細辛湯을 계속 복용함으로써 2008~2010년 이른 봄까지는 두드러기 출현은 한 달에 1~2회이었다. 더 이상 두드러기로 고생하는 일 없이 생활하고 있다.

[사진과 증례는 요모다 마리 선생 제공]

'적극적으로 따뜻하게 하여 치료한다'

한방치료는 난치성 만성 한냉 두드러기 케이스에 특히 효과가 있는 치료법 중 하나이다. 그 중에서도 麻黃附子細辛湯은 대표적 치료제이고 본제가 냉증과 관련된 피부질환증례에 효과가 뛰어난 치료예는 많다. 피부질환 외에도 전신 병태가 少陰病期에 있음을 목표로 하여 사용한다는 것이 중요한 포인트이다. 麻黃附子細辛湯과 少陰病期에 관한 내용은 본편의 마지막에 정리해 놓았으니 참고하도록 한다.

두드러기로 일본 내에서 보험적응이 되는 한방방제는 葛根湯, 十味敗毒湯 大柴胡湯 消風散 茵蔯五苓散 茵蔯蒿湯의 여섯 방제이지만, 이것만으로는 한방 본래의 효과는 기대할 수 없다. 개개의 방제에는 생약배합의 의도가 있고 어떤 유형의 환자나 병태에 사용해야 하는가를 이해한 다음 처방하여야 양약 단독 사용보다 효과적인 치료를 할 수 있을 것이다. 이상을 근거로 한냉 때에 악화되는 피부질환에 빈용 한방방제를 열거하면 當歸四逆加吳茱萸生薑湯, 麻黃附子細辛湯, 眞武湯, 當歸芍藥散, 溫經湯, 人蔘湯, 十全大補湯 등을 들 수 있다. 증례에 따라서는 이들 방제에 附子末을 가미하면 효과를 더욱 높일 수 있다.

2 동창

1 동창이란

동창은 만성적 한냉자극에 반복적으로 노출됨으로써 발증하는 말초순환장애이다. 손가락 · 발가락, 귓볼, 코끝 등이 종창, 울혈하여 암적색을 띠고, 수포, 미란을 형성한다. 보통 영하 4도 이하의 동결온도에 노출되었을 때 발증하는 '동상' 과는 구별된다.

외부 기온은 4~5도, 1일 온도차가 10도 전후에서 가장 발증하기 쉽다. 그러므로 초겨울과 겨울이 끝나갈 무렵에 많고 엄동설한에는 오히려 적게 나타난다. 임상상 주의해야 할 점은 교원병(특히, 전신성 홍반성 루프스)과 갑상선 기능저하증의 합병을 잘 살펴보아야 한다.

2 동창의 치료

피부과에서 동창 치료는 외용에서는 헤파린 유사물질을 사용한 마사지, 부신피질호르몬 연고, 내복약에서는 비타민E, 혈관확장약Kallidinogenase, Beraprost Sodium, 가려움증을 수반하는 경우에는 항히스타민제이다. 한방약 중에서 동창에 가장 많이 사용되는 약제로는 當歸四逆加吳茱萸生薑湯이므로 이 약제의 특징과 증례를 살펴보고자 한다.

當歸四逆加吳茱萸生薑湯

- 當歸四逆加吳茱萸生薑湯은 當歸四逆湯에 吳茱萸와 生薑 2종류의 생약을 가미한 것으로 주약은 當歸이다. 四逆이란 사지말단에서부터 팔꿈치 · 무릎 위로까지 냉해지는 것으로 이것이 사용목표이다. 吳茱萸는 진통작용 외에 健胃 · 利水작용이 있고, 乾嘔(헛구역질)에도 효과가 있다. 生薑은 수분, 체액의 편재, 정체를 개선하는 작용이 있기 때문에 구토 · 설사를 치료하고, 또한 驅風 · 發汗 · 鎭痛작용이 있다.
- 작용기전으로는 손발의 말초혈관을 확장시키고 교감신경활동을 억제하여 부교감신경우위의 환경을 조성함으로써 손발과 골반내세혈관의 혈류를 증가시킨다고 추측된다. 내복 1시간 후의 체표온도 상승은 서모그래프Thermograph로 증명되었다.
- 피부질환 적응으로 동창은 물론이지만 경피증이나 전신성 홍반성 낭창(Systematic Lupus Erythematous : SLE), 혼합성 결합조직병 (Mixed Connective Tissue Disease : MCTD), 한냉 두드러기, 리베도 혈관염에도 효능이 있다. 또한 냉증은 수반되지 않더라도 말초순환부전 개선이라는 관점에서 당뇨병성 족부궤양 등의 난치성 다발성 피부궤양에도 적응가능하다.

증례 2

손발의 냉증과 소양감, 통증을 호소하는 83세 여성

《주증상》

손발의 냉증과 함께 가려우면서 아픔

《병력》

2006년부터 매년 겨울이 되면 손가락 · 발가락이 냉해지면서 암적색으로 변하고 붓고 가려우면서 아프다. 초등학교 때는 매년 겨울 동창을 앓았지만 성인이 된 후부터는 지금까지 발증은 없었다. 그 외 고혈압과 동성빈맥을 가지고 있었다.

《진찰》

- 양 손발은 아주 차다. 손과 발가락에 부종성 홍반이 조금 보인다. 손가락 끝으로 갈수록 피부가 단단하고 일부에 양초같은 색조를 띠며 손끝이 가늘다〈그림 54〉.
- 하지 부종과 변비가 있으며, 피곤하면 불면 · 두통을 호소한다.

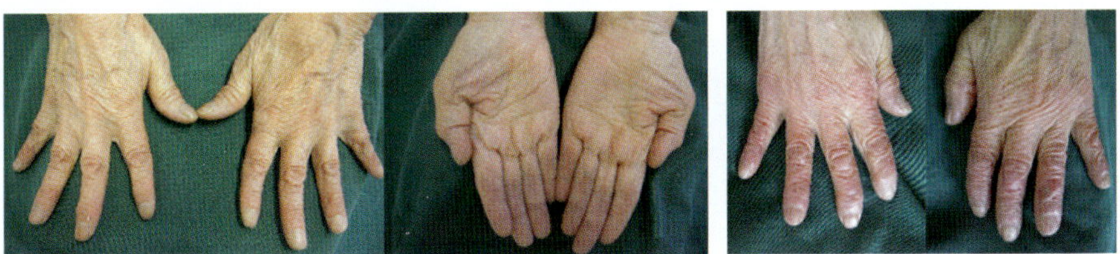

(手背·治療後)　(手掌·治療後)　(手背　治療前)

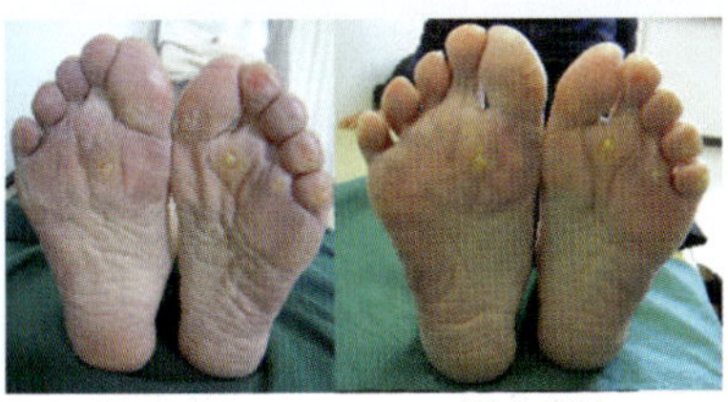

(足·治療前)　(足·治療後)

〈그림 54〉 수족냉증과 홍반 소양, 증례 2

- 舌: 淡紅色으로 乾燥하고 無苔
- 脈: 沈細
- 腹證: 腹力弱. 胸脇苦滿, 少腹硬滿, 少腹不仁이 있다.

《경과》

- 2009. 12. 18. 초진시 양 손발 끝의 냉증과 가려우면서 통증, 두통에는 當歸四逆加吳茱萸生薑湯을 주처방으로 하였다. 피곤하면 나타나는 불면에는 酸棗仁湯을 겸용하도록 하였다. 외용은 페파린 유사물질을 5회/일 이상 사용하고 취침 전에는 strong class에 해당하는 부신피질 스테로이드를 바르고 장갑 · 양말을 착용하도록 하였다.

• 2010. 01. 08. 손발의 암자색홍조홍반의 범위는 줄어들고 두통이나 불면도 개선되었다. 그러나 냉증의 자각증상은 조금 더 보완할 필요가 있어 附子末을 가미하였다.
• 2010. 01. 29. 개선경향에 있고 가려우면서 통증이 있는 증상은 소실되었다.
• 2010. 04. 18. 증상이 없어진 것을 확인한 다음 약을 중지하였다.

[사진과 증례는 요모다 마리 선생 제공]

3 동창의 관리

평소에 동창 환자들에게 가능하면 서늘해지기 시작하는 가을부터 다음해 초여름까지 한방약을 권하고 있다. 또한 추운 시기는 언제나 손발을 청결하게 유지하도록 하고 보습에 신경을 쓰며 되도록 장갑이나 모자 착용을 권하고 있다. 그리고 작은 상처도 소홀히 하지 말고 바로 치료를 받고 매일 밤 손발에 신경을 써 외용약을 바르는 것이 중요하다는 사실을 진찰 때마다 이야기한다. 처음에는 귀찮아도 이러한 치료를 일상 습관으로 정착시키는 것이 한방치료를 성공시키는 중요한 요인이기도 한다. 이렇게 실행해 가는 동안에 매년 힘들고 괴로운 시간을 보냈던 겨울 동창은 발현하지 않게 된다. 만약 출현하더라도 증상은 경증이고 쾌적한 겨울을 보낼 수 있는 증례도 적지 않다.

3 아토피성 피부염 – 냉증이 악영향을 미치는 피부질환

아토피성 피부염 중에 만성화되어 잘 낫지 않는 경우, 냉증이 관련되어 있는 경우가 적지 않다. 외래통원에서 桂枝加黃芪湯 溫淸飮 정도로 낫는 아토피피부염은 경증에 속한다고 할 정도로 아주 심한 중증도 꽤 있다. 40대 중증 아토피피부염 여성의 경우, 아주 심한 냉증이 관련되어 있다는 사실을 알게 되었다. 이 경우는 四逆湯 전탕제로 효과를 보았는데, 이는 몸의 내부에서부터 냉증이 생겨 피곤해지면서 아토피로 고생하게 되었다고 진단한다. 냉증 관련 질환에서는 우선 몸을 따뜻하게 해준다는 치료원칙을 다시 한 번 확인하여야 할 것이다. 신체가 따뜻해지지 않으면 補, 潤, 건조, 순환시키는 약물이 피부에 효과를 나타내지 않는다는 결론이다.

● 마무리

냉증이 원인이거나 악화요인인 피부질환에 한방약은 따뜻하게 하는 효능을 발휘함으로써 양약에서는 불가능한 치료를 가능하게 한다.

피부과 영역 냉증 처방

麻黃附子細辛湯

- 출전: 麻黃附子細辛湯은 『傷寒論』의 少陰病篇에 다음과 같이 기재되어 있다.
  "소음병이 시작되면서 오히려 열이 나고 脈이 沈한 사람은 麻黃附子細辛湯으로 다스린다":『傷寒論』에서 少陰病이란 脈이 가라앉고 微細하며 그저 꾸벅꾸벅 조는 것이 기본적인 병태이다. 평소에는 발열 등이 없지만, 熱狀이 출현할 때는 麻黃附子細辛湯을 사용하라고 한다. 매일 '냉증'에 노출되어 있는 오늘날에는 노인이나 허약체질에만 해당하는 적응이 아니다. 少陰病期에서 元氣가 있어 보이는 청장년에게도 효과가 뛰어난 경우가 적지 않다.
- 『類聚方』(吉益東洞): "惡寒의 증이 있어야 한다."
- 『勿誤藥室方函口訣』(淺田宗伯): "이 처방은 少陰의 表熱을 치료한다. 일반적으로 寒邪가 처음 발현하였을 때 그르쳐 고생하는 자는 이 처방 혹은 麻黃附子甘草湯으로 치료하는 경우가 있다. 이 처방은 원래 表熱을 겸하기 때문에 후세방의 감기 陰證을 겸하는 증과 같다. 또 陰分의 두통에 防風, 川芎을 가미하면 효과가 있다. 또 陰分의 水氣, 桂枝去芍藥湯을 합방하여 사용한다. 陳修園은 知母를 가미하여 水를 제거하는 聖藥으로 만들었다."
- 『校正方輿輗』(有持桂里): "이 처방은 頭痛 脈沈細 혹은 惡寒이 있고 손끝, 발끝이 냉한 사람에게 좋다. 痘疹이 함몰되어 있으며, 자꾸 졸립고 음식 맛이 없으며 脈이 가라앉아있는 경우 少陰病 증상이다. 麻黃附子細辛湯을 사용하면 두진이 불그지며, 脈이 살아나며 기력이 회복된다. 그러므로 起脹貫膿 작용과 함께 딱지를 만들면서 낫게한다(「痘疹」)."
- 『漢方診療醫典』: "少陰病에는 表에 寒邪가 있는 경우와 裏에 虛寒이 있는 경우가 있다. 表의 寒邪에는 麻黃附子甘草湯 혹은 麻黃附子細辛湯을 사용하고 裏의 虛實에는 四逆湯, 眞武湯을 사용한다."

이상 麻黃附子細辛湯에 관한 개략적인 내용을 발췌하였는데, 『校正方輿輗』 중에 少陰證에 빠진 痘瘡에 麻黃附子細辛湯이 효과적이었던 치료경험 예가 실려 있다.

當歸四逆加吳茱萸生薑湯

- 출전: 『傷寒論, 辨厥陰病編』: "手足厥寒, 脈細欲絶한 사람, 當歸四逆湯으로 다스린다. 만약 이 경우에 內有久寒하면 當歸四逆加吳茱萸生薑湯이 좋다.": 이것은 "외부의 한냉자극으로 환자들 자신이 손발의 냉증을 호소하고 맥이 가라앉아 가늘면 當歸四逆湯이 좋다. 또한 이전부터 腹內에 寒飮(수분이 정체되어 냉한 상태)이 있으면 當歸四逆加吳茱萸生薑湯을 사용한다."라고 해석할 수 있다.
- 當歸四逆湯은 손발의 厥寒을 목표로 동창이나 냉증에 빈용하는 것 외에도 옛 선인들이 「疝」이라고 부른 병태에 효과가 뛰어나기 때문에 내과 · 부인과에서 자주 사용되고 있다. 疝에 관한 구체적인 상태를 大塚敬節 선생은 「산기(疝氣)증후군A형」으로 발표하였다.

Chapter 19

뇌신경질환에서 냉증과 한방치료

임상현장에서 두통 환자를 만나는데, 이들 중 일부분은 '새벽에 찬바람을 쏘인 뒤 뒷머리가 욱신욱신 거린다.' '추운날 모자를 쓰지 않으면 바깥에 나갈 수 없다.' '추운날 머리가 무겁다 찬 것을 먹고 난 다음 머리가 띵하다.' 라는 말을 한다. 환자 스스로가 냉기를 발병원인의 하나로 지목하고 있는 것이다. 『東醫寶鑑』 두통 분류에는 風寒두통이 나와 있다〈표 19〉. 편두통의 치료제로 유명한 吳茱萸湯은 寒證을 치료하는 대표약물이기도 하다. 이만큼 뇌신경 영역에서 각 질환이나 증상에 대하여 냉증과 결합시킴으로써 좋은 치료결과가 나오게 된다.

〈표 19〉 『東醫寶鑑』에서의 두통 분류

분류	증상
正頭痛	족태양경맥을 따라 정수리 부위로 치받는 듯하며, 눈과 목덜미가 빠질 것 같은 두통
偏頭痛	담열 혹은 혈허로 인해 한쪽 머리가 아픈 것
風寒頭痛	풍한에 상초가 상하거나 사기가 경락에 침범하여 편두통 혹은 정두통의 양상이 나타남
厥逆頭痛	냉한 기운이 골수에 침범하여 정수리 주변의 머리와 치아까지 통증이 참을 수 없이 아픈 것
痰厥頭痛	비위가 허냉한 사람이 두통과 현훈, 수족냉, 구역, 구토 등을 동반
熱厥頭痛	더운 곳에 가거나 햇빛을 보게 되면 머리가 아픈 것
氣厥頭痛	기가 허하고 원기가 부족한 사람에게 생기는 두통
眉稜骨痛	담으로 인해 눈썹주위가 아픈 것
濕熱頭痛	여름에 찬 것을 많이 먹거나 습한 날씨와 열로 인해 생긴 두통
濕厥通	머리가 무겁고 어지러우며 날씨가 흐리거나 비가 오면 더욱 심해지는 두통

냉증과 관련 (風寒頭痛, 厥逆頭痛, 痰厥頭痛, 氣厥頭痛, 濕熱頭痛, 濕厥通)

뇌신경영역에서 냉증에 수반되어 잘 나타나는 증후는 두통, 현기증, 저림, 마비 등이 대부분이다. 냉증 그 자체가 영향을 미치는 뇌신경외과영역 질환은 그다지 많지는 않다. 이 가운데 냉증과 관련성이 높은 대표적인 질환은 편두통이다. 고령자에게 많은 만성 경막하혈종도 水滯와 瘀血로 해석하는 것이 가능해진다. 뇌부종을 수체의 한 종류로 생각한다면 냉증과 관련된 병태라고 생각하는 것이 타당해진다. 이 때 냉증안에서도 水毒, 瘀血, 氣의 이상 등의 병태를 파악하는 것이 중요하다.

1 신경질환 증후와 냉증에 사용하는 한방약

1 두통, 현기증과 냉증

신경내과에서 자주 듣는 냉증에 수반되는 두통, 현기증의 병태는 寒邪(표증), 水毒과 이에 관련된 脾虛 血虛 瘀血 腎虛등이 중요하다.

이들 방제를 간단히 살펴보겠다.

❶ 두통

- 吳茱萸湯은 구토증과 위가 더부룩한 증상 동반(胃에 寒飮),
- 川芎茶調散은 표증을 수반한 것이 특징
- 虛證의 두통, 현기증 半夏白朮天麻湯: 六君子湯의 가미처방으로 식욕저하, 안색이 좋지 않는 등의 脾虛, 痰飮의 증후가 있다.

❷ 현기증

- 當歸芍藥散-주로 여성, 살찐 듯 부석부석하며 몸이 무거운 느낌 등 水滯에 血虛의 증후
- 眞武湯은 동요성의 현기증, 寒證의 水滯, 脈, 腹力이 약한 경우 등의 증후,
- 麻黃附子細辛湯은 表證에 냉증 증상이 심하고 脈도 沈, 微, 細 등의 증후
- 苓桂朮甘湯을 대표로 하는 현기증, 動悸의 치료약은 桂枝 甘草 茯苓의 氣上衝과 水毒 치료약의 조합이 기본

두통, 현기증의 본태는 水毒(水滯)의 존재가 중요하지만, 악천후로 악화되고 멍한 느낌을 호소하는 경우가 많다. 일반적으로 냉증이라는 寒證으로 기울어진 상태에서는 白朮 茯苓 등의 利水劑에 當歸 川芎 등의 補血劑, 附子 등의 補陽劑가 포함된 방제를 많이 사용한다.

2 편두통과 냉증

염산 로메리진 (Lomerizine HCl−칼슘채널길항제) 등 편두통 예방약도 효과가 높지만, 한방약도 개개인의 증에 맞게 적절하게 사용하면 놀라울 정도로 좋아지는 경우가 적지 않다. 특히 수유 중이거나 임신 중일 때, 생리관련 두통일 때 유효하다고 알려져 있다. 만성 두통 진료 가이드라인에서도 한방약 전체가 권장 레벨 B(사용하도록 권한다)의 예방약으로 되어 있다.

다음 두 증례는 즉, 吳茱萸湯 7.5g/일 투여로 두통 강도와 빈도가 현저히 개선된 증례이다. 효과 발현까지 걸린 시간은 다 같이 2주 정도이었다. 吳茱萸湯의 특징으로서 여러 가지 있다. 피부가 매끄러운 습윤 경향, 혀도 습윤하여 있을 때가 많다. 證은 중간에서 虛證이 약간 많다. 맥은 細, 약간 沈 등으로 보고되고 있다.

증례 1

전조증을 동반한 박동성 두통을 호소하는 37세 여성

《주증상》

전조증을 동반한 박동성 두통

《병력》

2년 전까지 吳茱萸湯으로 조절하고 있었다. 잠시 두통 횟수가 적어졌지만, 월 8회 정도 나타나서 재차 한방치료를 시작하였다. 환자의 어머니 역시 편두통을 앓았다고 했다.

《진찰》

- 약간 야윔, 혈압 108/80mmHg. 맥박 78/분
- 피부 흰편이며 야윔. 허증 경향. 냉증. 피부 습윤, 혀는 담백하면서 습윤 경향.
- 脈: 細, 약간 沈
- 腹證: 가벼운 胸脇苦滿, 가벼운 心下痞硬, 심한 臍傍悸, 가벼운 복직근 연축, 振水音은 없음.

[사토 신이치 선생 증례]

증례 2

전조증 없는 매슥거림을 동반한 두통 26세 여성

《주증상》

전조증 없는 매슥거림을 동반한 두통

《병력》

20세경부터 두통. 매월 10회 정도 어깨결림과 눈이 같이 아프다. 3주전부터 시판약이 효과가 없어 초진으로 오게 되었다. 환자의 어머니 역시 편두통이 있다고 했다.

《진찰》

- 몸매는 중간 정도. 혈압 112/76mmHg, 맥박 68/분, 특히 이상소견 없음.
- 피부 흰 색, 중간정도 몸매. 피부는 습윤, 혀에는 어혈 없음. 습윤경향.
- 脈: 약간 細, 沈
- 腹證: 미약한 胸脇苦滿, 중간정도 심하비경, 가벼운 臍傍悸, 가벼운 복직근연축, 진수음 없음. 어혈압통 없음, 상복부 피부온도는 매우 낮다.

[사토 신이치 선생 증례]

3 저림, 마비와 냉증

저림, 마비 등의 신경장애의 병태는 다음과 같이 생각된다.

- 신경근, 신경세포의 부종(신경근장애 등, 水毒)
- 혈류장애 관여(당뇨병성 neuropathy, 교액성 및 압박성 neuropathy 등, 血虛 또는 瘀血)
- 축삭의 전도장애는 經絡, 氣흐름장애라고 바꾸어 생각 할 수 있다.

이 때문에 한방치료는 水滯 瘀血 血虛의 조합이 많고, 氣의 이상을 고려할 때도 있다. 실제 임상에서 처방할 수 있는 예를 들면 다음과 같다.

Ⅰ. 表證이 있는 경우

桂枝二越婢一湯加苓朮附(加減方). 엑기스제는 桂枝加朮附湯 + 越婢加朮湯

Ⅱ. 腎虛

八味地黃丸 牛車腎氣丸

Ⅲ. 水滯 + 血虛(瘀血)… 병태 관점에서 생각하면 이것이 가장 많다.

疏經活血湯, 桂枝加朮附湯, 柴苓湯 또는 桂枝加朮附湯, 柴苓湯의 2처방에 防己黃芪湯, 四物湯, 桂枝茯苓丸 중 어느 하나를 가미한다.

예) 桂枝加朮附湯 + 防己黃芪湯, 桂枝加朮附湯 + 四物湯
예)柴苓湯+防己黃芪湯, 柴苓湯+桂枝茯苓丸

Ⅳ. 寒證

麻黃附子細辛湯 芍甘黃辛附湯(엑기스제는 芍藥甘草湯 + 大黃末 + 附子末)

Ⅴ. 氣血兩虛

十全大補湯 大防風湯

Ⅵ. 스트레스 등 肝氣鬱結(氣滯)

四逆散 등의 柴胡劑와 抑肝散, 加味逍遙散을 위의 Ⅰ~Ⅴ처방에 추가한다.

이들의 방제를 허실에 따라 분류하여 사용한다. 냉증에 수반되는 다음과 같은 증후도 중요하다. 즉, 온도, 날씨에 따른 변화, 부석부석한 느낌(水毒과 냉증), 밤에 증상 악화, 만성, 고정된 증상(瘀血), 복부팽만, 心下痞(氣滯) 등이다. 저림, 마비성질환은 신경조직 장애가 심하며 수개월이상 경과관찰을 하는 것이 중요하다. 의사는 환자와 함께 끈기 있게 지켜볼 필요가 있다.

증례 3

변형성척추증으로 인한 반사성 교감신경성 디스트로피가 의심되는 83세 남성

《주증상》

좌상지통, 양쪽 하지 저림

《병력》

수 년 전, 왼손가락, 어깨통증, 양 손발에 저림 증상이 나타났다. 밤에 냉기가 돌면 통증이 심해진다. 이전부터 농업을 계속해 왔지만 통증으로 보행도 불편해졌다. 근처 의원에서 관절류마티스 진단을 받고 진통제, 신경블락 투여를 받았지만 개선되지 않아, 본원에서 진찰을 받게 되었다. 평소 고혈압 외에 다른 질환은 없었다.

《진찰》

- 중간키에 보통 살집, 근육질, 혈압 182/96mmHg, 다른 내과적으로 뚜렷한 문제점은 없었다.
- 사지관절은 변형, 종창 등 이상이 없었다. 신경학적으로는 왼발바닥의 가벼운 지각저하만이 나타났다.
- CRP, RA테스트는 음성. 척추, 손의 X선 검사도 이상이 없었다.
- 脈: 70/분, 부정맥(−), 沈, 弦~緊
- 舌: 暗紅紫色, 濕, 가벼운 白膩苔
- 腹證: 腹力이 약간 강하다. 가벼운 胸脇苦滿, 振水音, 動悸는 없다. 臍傍抵抗 있다.

《경과》

타각적으로는 냉증이 느껴지지 않았으나, 찬기가 돌면 증상이 악화되고 야간에 더욱 심해진다. 舌, 腹證으로부터 水滯(寒濕痺證), 瘀血 증후를 확인 후 桂枝加朮附湯, 越婢加朮湯을 투여하고 침구치료도 병용하였다. 8월 상순, 보행 시 저림은 개선되었다. 9월 상순, 통증, 저림은 30%정도 개선되었으며, 꽤 먼 거리까지 보행이 가능해졌다. 관절의 염증소견, 검사에 이상이 없다는 점에서 RA의 진단을 다시 생각하게 되어 오라노핀Auranofin을 클로미프라민(Clomipramine—삼환계항우울제)염산염으로 변경하였다. 야간에 증상이 더욱 심해지고 설태 소견에서 瘀血 증후를 중시하여 한방약도 疏經活血湯으로 변경하였다. 9월 하순, 통증은 이전보다 80%까지 완화되고 야간에 디클로페낙나트륨(Diclofenac sodium—NSAID)내복, Noirotoropin주사도 불필요해지고 피로감도 거의 사라졌다.

[카키사코 신신이치 선생 증례]

증례 4

등교를 하지 못할 정도의 심한 두통(기립성 조절장애)을 호소하는 17세 여학생

《주증상》

심한 두통

《병력》

어릴 때부터 일어설 때 현기증, 피로를 잘 느끼고 수 년 전 12월부터 전두부에 박동성 두통이 있고, 가벼운 구토증, 하복부통, 월경통도 있다. 정신적으로는 이상이 없지만, 두통이 심하고 오전 중에 일어나지 못해 학교에 갈 수 없게 되었다.

《진찰》

- 마른형, 안색은 창백하고, 약간 기운이 없으며 손발에 자각, 타각적으로 냉증이 있다.
- 혈압 100/70㎜Hg, 5분간 기립으로 혈압저하, 맥박 변화는 없고 다른 소견에 이상이 없다.
- 脈: 沈弦(左>右)
- 舌: 약간 淡紅色, 濕, 白膩苔 있음
- 腹證: 腹力중간 정도, 心下痞 있음. 복직근 약간 긴장, 臍上悸, 腸鳴 있음.
- 검사실 소견은 이전 병원에서 이상 없음.

《경과》

- 권태감 등의 증상, 脈, 舌證에서 주로 脾虛, 痰飮이라고 보았으며, 하복부통, 월경통에 대해서 腹證에 의하여 當歸建中湯을 투여하였다. 3주 후, 두통은 변함이 없어 이전 병원의 吳茱萸湯을 半夏白朮天麻湯으로 변경하자. 하복부통은 중간정도로 좋아졌다. 2개월, 3개월 후에는 두통이 50~70%정도 좋아지고 학교에 갈 수 있게 되었다. 표정도 밝아졌다. 첫째 시간에 지각이 많아 當歸建中湯을 小建中湯으로 변경하였다. 그 후 두통은 훨씬 더 가벼워지고 다른 증상도 개선되었으며 현재도 경과를 관찰 중에 있다.

[카키사코 신신이치 선생 증례]

2 뇌신경질환에서의 냉증관련 처방의 특징

뇌신경질환에서 사용될 수 있는 냉증 관련 대표 처방은 吳茱萸湯 五苓散 半夏白朮天麻湯 등이다. 이들 사용의 특징을 알아본다.

1 吳茱萸湯

吳茱萸를 포함하는 엑기스제제는 吳茱萸湯 當歸四逆加吳茱萸生薑湯 溫經湯 등이다. 吳茱萸 주성분은 알카로이드인 evodiamine, α-아드레날린 작동성 물질인 synephrine, 콜린작동성물질인 c-GMP 등으로 이루어져 있다. Evodiamine은 강심작용 혈관확장작용 항산소결핍 작용 항염증작용 진통작용 항알레르기 작용 체온유지 작용등 많은 효능을 가지고 있다. Synephrine는 α-수용체를 매개로 하여 세포 내의 c-GMP를 증가시킴과 함께 혈압을 높여 순환을 촉진시키고, 이뇨 건위 거담 기관지확장 정신고양 작용을 나타낸다. 吳茱萸의 c-GMP농도는 37nmol/g인데, 이것은 폐조직의 약 3,000배 농도로 매우 높은 것이다. 내장평활근의 긴장을 높여 연동운동을 항진시키며, 소화액분비도 항진시킨다.

- 陽明病編: 음식을 먹고 토하려는 자는 양명에 속한다(『傷寒論』).
- 少陰病編: 少陰病에 토하면서 설사하고 手足厥冷 煩燥하여 죽으려는 자는 吳茱萸湯으로 다스린다(『傷寒論』).
- 闕陰病編: 매슥거리고, 침을 뱉어내면서 두통이 있는 자는 吳茱萸蕩으로 다스린다 즉, 吳茱萸湯의 주증은 陽明病의 胃寒嘔吐, 少陰病의 吐下와 번조, 闕陰病의 두통과 涎沫嘔吐로 요약할 수 있다(『傷寒論』).
- "吳茱萸湯은 胸滿하면서 心下痞硬하고 매슥거림을 치료한다"(吉益東洞).
- "吳茱萸湯은 吳茱萸로 胃를 따뜻하게 하고, 胃氣를 조화시키며, 逆氣를 내리고, 구토를 진정시킨다. 生薑으로 逆氣를 발산시키고, 구토를 멈추게 하며, 아울러 위를 따뜻하게 한다. 人蔘삼과 大棗조로 脾와 胃를 보양한다"(內藤希哲).
- "발작성으로 오는 심한 두통에 사용한다. 이들 대부분은 편두통 형이고, 발작이 심할 때는 구토(1회에 대량의 물을 토하는 일은 없다), 목 근육(肝, 膽 경락이 지나가면서 귀 뒤쪽에서 관자놀이 부근)이 수축한다. 煩燥는 吳茱萸湯을 사용하는 목표가 된다. 발작 시에는 심하부가 팽만하여 心下逆滿이라 부르는 형태로 된다. 그리고 발이 아주 심하게 차고, 脈도 沈하면서 遲하게 되는 경향으로 된다. 그러나 그다지 목표로 삼을 일은 아니다"(大塚敬節)

2 五苓散

❶ 편두통

주로 편두통의 예방, 치료효과를 기대한다. 최근에는 약물남용두통 치료에 當歸四逆加吳茱萸生薑湯과 함께 빈용되고 있다. 그리고 나고야 백합회의 연구에 따르면 기압저하에 따른 두통에 대하여 五苓散의 유효율이 90%나 달한다는 보고가 있다. 기압이 저하되면 두개주위 혈관이 미세하나마 부종이 일어나는데, 五苓散이 부종 경감효과로 두통이 개선된다는 추측이다. 고산병에도 응용할 수 있으며, 五苓散 외에 苓桂朮甘湯 眞武湯도 동등 이상의 효과를 나타내는 것으로 알려지고 있다. 이들 세 처방 모두 蒼朮이 포함되어 있는데, 아쿠아포린4와 연결하여 연구되고 있다.

❷ 만성 경막하혈종

두통이외는 만성 경막하혈종의 보존적 치료나 수술 후 재발례의 치료약으로서 각광을 받고 있다. 지금까지 만니톨이나 진한 글리세롤 등 고삼투압 이뇨제, 때로는 스테로이드 등이 사용되었지만, 이들 제제는 탈수악화와 전해질이상 고혈당유발 등의 부작용을 잘 일으킨다. 특히 고령자에게는 주의가 필요하였다. 15년 전 정도부터 五苓散 또는 柴苓湯이 만성 경막하혈종치료제로서 사용되기 시작하였다. 그 특징은 다음과 같다.

- 한방 고유의 증에 관계없이 치료효과가 높다(80%이상 유효).
- 혈종소실까지의 기간 단축시킬 수 있다.
- 부작용이 거의 없다.
- 수술 후 재발 예방효과가 있다.

❸ 악성종양

악성종양에 동반하는 뇌부종은 생명위험에 직결하는 중요한 병태이다. 뇌부종에 대해서는 고삼투압 이뇨제 등이 많이 사용되지만, 그 부작용에 고심하는 일이 적지 않다. 최근에 뇌부종에 대한 五苓散의 유효성은 일본뇌신경외과 전문의에게 널리 퍼지게 되었다. 일본 뇌신경외과 전문의들은 악성신경교종 전이성뇌종양 등 난치성질환에서도 두개내압 조절이 가능하였던 증례를 많이 발표하고 있다.

- "이 처방은 원래 五味豬苓散으로 불렸다. 후세에 간략하여 五苓散으로 부르게 되었다"(奧田謙藏).
- "五苓散을 많은 수의 두통에 응용하여 효과를 확인하였다. 만성 두통이라면 뭐든지 가리지 않고 사용하여도 좋으며, 특히 여성에 효과가 좋다는 인상이다"(矢數道明)
- "口渴과 소변감소를 주목표로 하고, 발이 아주 찬 경우는 드물다. 맥이 沈하더라도 遲까지 되는 경우는 적다. 두통의 정도는 그렇게 심하지 않다"(大塚敬節).

Note

五苓散과 아쿠아포린(Aquaporin: AQP)

최근 일본뇌신경외과영역에서 五苓散이 각광을 받고 있다. 五苓散이 아쿠아포린 저해를 매개로 하여 수분대사조절작용을 한다는 것이다. 五苓散의 이러한 기전은 쿠마모토대학 대학원 생명과학연구부 磯濱洋一郎 교수에 의하여 발견되었다. 아쿠아포린(AQP)은 1992년 미국 Peter Agre박사 등이 발견한 물(water)선택적 막단백질이며, 지금까지 13종류의 isoform이 동정되었다. 제 각각 AQP는 조직특이적으로 분포되어 있다. 예를 들어 뇌에서는 AQP4가 아주 많이 발견되어, AQP4 결손 마우스에서는 뇌부종형성이 억제된다는 것을 증명하였다.

五苓散은 대표적 이수제이지만, 한 방향만의 양약과는 명확하게 다른 특징이 있다. 이것은 부종상태에서만 利水작용을 나타내고, 탈수 때에는 항이뇨작용을 나타낸다는 사실이다. 이 작용은 약리학적으로 설명하기 어려운 얘기이지만, AQP발견으로 五苓散의 뇌부종개선 기전을 알게 되었다. 五苓散은 AQP3, 4, 5 등을 저해하는 작용을 가진다. 구성생약 가운데 蒼朮과 豬苓에 포함된 망간 등이 이 활성에 중요한 역할을 하고 있다.

蒼朮과 豬苓이 함께 들어간 한방 엑기스제제는 의외로 적다. 대표적인 처방은 五苓散이며, 茵蔯蒿를 더한 茵蔯五苓散 小柴胡湯 小柴胡湯과의 합방인 柴苓湯, 平胃散과의 합방인 胃苓湯 등 네 처방밖에 없다. 蒼朮대신에 白朮인 경우도 있으나, 상관없는 것 같다.

五苓散이 연구되어질 때 까지, AQP4저해약은 없었으며, 五苓散이 저해제로서 처음이다. AQP4는 혈액뇌관문에서 물 투과 또는 뇌척수액조절 등이 관여하고 있다고 생각된다. 마우스를 이용한 급성 물(水)중독 실험에서 五苓散투여로 사망률이 현저하게 줄어진다는 사실을 보고하였다. AQP는 세포막에서 물 이동효율을 조절한다. 만약 삼투압 균형이 한번 깨어지면 AQP를 매개로 지나친 한 방향성 수분이동이 일어난다고 생각되어진다. 이 경우 五苓散은 AQP저해작용으로 한 방향성 수분이동을 저지하여 뇌부종억제효과를 발현한다고 여겨진다.

3 半夏白朮天麻湯

- 본 처방은 脾氣虛에 동반한 현훈치료 대표약물이다.
- "수독과 두통이 목적이다. 구토가 심하면 吳茱萸湯이 좋다"(淺田宗伯).
- "평소에 위장이 약하고 혈색이 좋지 않으며, 쉬 피로하고 식후에 졸리며, 손발이 차다. 대부분 현훈을 동반한 두통으로 매슥거림이 있으며 項强을 호소하기도 한다. 미간 주위에서 앞이마, 두정부에 걸쳐 아프며, 현훈이 심하여 몸이 공중에 붕 떠있는 느낌이다. 복력은 약하고, 振水音을 대부분 발견한다. 거의 변비를 수반 한다"(大塚敬節).

마무리

뇌신경과 영역은 진단분야 뿐 아니라 치료방법에서도 최근 10년간 큰 발전을 보여 왔으며, 급성기 뇌혈관 질환을 비롯한 주요 질환에서 한방치료의 역할이 위축된 것을 인정한다. 하지만 여전히 뇌신경과 영역에서의 증상들은 매우 다양하고 논리적 혹은 과학적으로 딱 떨어지지 않는 것이 많다. 이러한 면에서 병태를 고려하는 증후적 접근이 장점인 한방치료는 뇌신경질환의 치료에 우리가 알고 있는 것보다 더 도움이 될 수 있을 것이다. 특히 본편에서 살폈던 편두통과 현훈, 마비, 저림증상 등은 냉증과 관련지어 水毒, 瘀血, 氣의 이상과 같은 병태에 따른 한방처방을 통해 '실제 임상' 에서 기대 이상의 치료 효과를 얻을 수 있음을 다시 언급한다.

Chapter 20

정신과 영역에서 냉증과 한방치료

현대 사회에서는 스트레스로 인해 자율신경 균형이 무너져 냉증이 발생하고 있다고 볼 수 있다. 심신에 스트레스가 가해지면 그에 대항하기 위해 인체는 부신에서 아드레날린, 코티졸과 같은 호르몬을 분비한다. 이러한 호르몬은 근육에 힘이 가게하고, 혈압을 상승시키며 혈관을 수축시키는 상태로 신체를 무장시킨다. 그러나 현대의 인간은 이러한 스트레스를 너무 장기간 반복적으로 받으면서 살고 있다. 이로 인해 혈관의 탄력은 줄어들고 전신의 말초로 가는 산소, 영양의 공급이 부족해져, 대사율이 떨어지며 마침내 체온이 하강된 상태로 유지되는 것이다. 이와 같은 스트레스로 인한 냉증은 여성만이 아니라 남성에게도 나타나며, 치료는 서양의학으로는 대응하지 못하므로 한방이 주역이 된다.

한방에서는 스트레스로 인해 발증하는 기전을 肝氣鬱結이라고 하며 대표적인 치료약으로 加味逍遙散, 四逆散 등이 있다. 따라서 일시적 안정만을 추구하는 항불안약밖에 없는 서양의학에 비해 한방이 아주 우수한 분야이다.

증례 1

스트레스로 인한 손발 냉증, 어깨결림 악화된 43세 여성

《주증상》

수족냉증과 어깨결림

《병력》

원래 건강한 편은 아니다. 가벼운 손발 냉증, 한기를 잘 느끼고, 월경통, 어깨결림이 있지만 일상생활 하는데는 특별한 지장은 없었다. 아이의 학교 학부모 모임에 임원으로 스트레스가 가중되어 증상이 악화되었다. 여름인데도 손발 냉증은 물론이고 어깨결림 등도 더 심해져 내원하게 되었다.

《진찰》

• 腹證: 腹力은 약간 약하고 가벼운 胸脇苦滿에 복부의 振水音, 腹直筋攣急, 배꼽 주변의 압통 등도 가볍게 나타났다.
• 脈: 약간 弦, 약간 弱
• 舌: 혀끝이 약간 紅

《경과》

원래 약간 虛證 경향에 있는 여성이 스트레스 때문에 각종 증상이 나타났다고 보고 加味逍遙散 7.5g/1일을 투여하였다. 1주일 후부터 증상은 빠르게 개선되어 원래 가지고 있었던 냉증, 어깨결림 등도 거의 개선되었다.

[하사미 나오미 선생 증례]

이 증례는 원래 加味逍遙散證인 여성이 스트레스로 肝氣鬱結이 되어 증상이 두드러진 경우로 일상진료에서 흔히 경험하는 일이다. 덧붙이면 加味逍遙散은 여성에게 많이 사용하지만 최근에는 남성에게 사용할 기회가 늘어나고 있다.

증례 2

스트레스로 인한 瘀血 증상의 악화를 보이는 48세 남성

《주증상》

수족냉증과 대변의 이상

《병력》

직장에서 승진하여 책임 있는 자리에 앉게 되었다. 본인이 의식할 만큼의 심한 스트레스는 느끼지 못하고 있었다. 원래 체력도 기력도 나름대로 있는 편이라고 생각했지만 손발이 차가워지고 설사와 변비를 반복하게 되고 일에도 기력이 딸려 내원하게 되었다.

《진찰》

• 혈압도 약간 높고, 고지혈증도 있었다.
• 腹證: 腹力 중간 정도 이상, 양측 胸脇苦滿, 양측 腹直筋攣急, 鼓音(복부가스)이 있다.
• 脈: 弦하면서 有力
• 舌: 暗紅色, 舌下靜脈怒張

《경과》

원래 瘀血체질에 스트레스로 인해 肝氣鬱結, 氣滯가 되어 '氣가 순환하지 않고 血도 순환되지 않는다'는 것으로 瘀血도 심해졌다고 보고 四逆散 7.5g/1일 合 桂枝茯苓丸 7.5g/1일을 투여하였다. 1주일 후부터 빠르게 개선되어 4주 후에는 증상소실, 혈압도 정상화되었다.

[하사미 나오미 선생 증례]

四逆散과 加味逍遙散과의 감별은 四逆散은 좀 더 實證이고 腹力·胸脇苦滿도 강하고 振水音도 없으며 氣滯가 있기 때문에 복부가스인 鼓音이 나타난다는 점으로 판단한다. 이 증례에서는 원래 瘀血이 있는데 스트레스 때문에 더 심해졌다는 점에서도 냉증과 관련이 있다고 보고, 四逆散에 桂枝茯苓丸을 합방하였다. 이처럼 瘀血과 氣虛, 水滯 등이 스트레스 때문에 냉증이 발현되는 경우가 있다. 이런 경우에는 肝氣鬱結을 개선하는 加味逍遙散이나 四逆散에 桂枝茯苓丸, 補中益氣湯 등을 합방하여 사용할 필요가 있다. 현대 사회에서는 스스로는 스트레스를 자각하지 못하더라도 스트레스로 인한 肝氣鬱結로 여성만이 아니라 남성에게도 냉증이 발현하는 경우가 있다. 이런 경우에는 서양의학에는 치료법이 없고 肝氣鬱結의 치료약인 加味逍遙散, 四逆散 등이 크게 활약할 수 있다.

다음 증례는 최근 필자가 냉증의 병태가 뚜렷한 여환에서의 하지불안증후군을 血虛의 병태의 냉증이 가해진 상태로 보고 當歸四逆加吳茱萸生薑湯로 치료한 환자이다.

증례 3

하지불안증후군을 호소하는 54세 여성

《주증상》

수면 중 하지 강직, 수족냉증

《병력》

10년전부터 수족냉증이 있어왔으며, 비슷한 시기부터 수면 중 양 다리가 갑자기 뻣뻣해지며 2~3번 정도 잠이 깨는 증상이 있어왔다. 5년 전에 대형 종합병원 방문, 신경과에서 진단내리지 못하고 신경정신과로 의뢰 되어 하지불안증후군 진단을 받았다. 신경안정제인 데파스Etizolam, 미라펙스Pramipexole, 가바페닌Gabapentin을 복용중이었다. 수족냉증 관련해서는 냉수부하 온도변화 테스트 상 체온이 보통보다 늦게 회복다는 소견이었다.

《진찰》
161㎝ 60㎏ 혈압: 110/80mmHg
신경이 예민하고, 자주 체하는 증상 때문에 소화제를 달고 산다고 했다.
《경과》
불안, 초조, 빈혈기미를 보이는 환자는 血虛의 병태의 냉증이 가해진 상태다. 當歸四逆加吳茱萸生薑湯증으로 보고 하루 2회 처방하였다. 3주후 만난 환자는 이전보다 밝아진 얼굴로 처방 복용 후부터 수면 중 깨는 일이 없었다고 했다. 자주 먹었던 소화제도 3주간은 필요하지 않게 되었다. 환자는 아침에 2정, 저녁에 4정씩 복용하던 미라펙스를 스스로 감량하여, 아침약을 중단할 수 있게 되었다. 필자와 환자 모두는 자신감이 붙은 상태로, 환자는 當歸四逆加吳茱萸生薑湯 60일분을 처방받고 복용중이다. 다음 진료시간이 기대가 되는 증례다.

마무리

정신질환에서 냉증을 주소로 찾아오는 환자는 많지 않지만, 가끔은 집요하게 냉증을 호소하는 경우도 있다. 이것은 망상에 가까운 예로 통합실조증 환자에게도 나타난다. 이런 경우에는 한방으로만 대처하는 것은 어렵고 항정신병약 치료와 병용이 필요하다.

Chapter 21

외과 영역에서 냉증과 한방치료

외과영역에서는 수술 등으로 발현한 냉증이 원인이 되어 여러 증상이 나타나더라도 검사에서 이상이 나타나지 않으면 기능적 이상으로 취급한다. 이런 경우 대증요법의 적응도 효과가 없고 수술 후에 다양한 증상으로 고생하는 환자들이 많다.

야마자키 클리닉의 山崎 泰爾선생은 〈외과영역에서 냉증과 한방치료〉에서 바로 이러 할 때 외과영역에서 한방치료가 의외로 다방면에서 위력을 발휘한다고 하며, 수술 후의 냉증에 기인하는 병태와 이에 대한 한방치료, 빈용 처방을 설명하고 있다. 필자들은 외과영역을 직접적으로 다루지 않으므로 본 편에서는 외과 전문의인 야마자키 타이지선생의 원고를 기초로 하여 정리 한다.

1 외과영역에서 냉증이란

냉증은 한방의학적으로는 내인과 외인, 불내외인에 의해 氣 · 血 · 水의 순행이 방해받은 결과로 발생한다. 이를 초래하는 병태에는 氣虛, 陽虛, 血虛, 受寒(寒厥), 血瘀, 痰飮 등이 있다. 따라서 냉증 치료에서 먼저 원인을 찾아내야 하는 것은 말할 것도 없다. 다음은 외과 수술이라는 특수성을 고려한 냉증 유발 병태를 수술 당시와 수술 후로 크게 나누어 정리한다.

1 수술 당시의 냉자극에 기인한 병태와 이에 대한 한방치료

외과영역에서 냉증을 유발하는 병태는 어떤 것이 있을까? 먼저 수술 그 자체이다. 수술 종료 후에 마취에서 깨어난 직후 많은 환자가 惡寒戰慄을 일으킨다. 몸을 만지면 四肢厥逆은 물론이거니와 저체온 때문에 몸 전체도 상당히 냉해 있는 경우가 많다. 이 때 따뜻한 담요 등을 필요로 하는 것을 보면 아주 심한 냉증이 존재한다는 것은 분명하다. 최근에 온 50대 주부도 10년 전 부인과질병으로 수술한 적이 있는데,

이때 왼팔이 쇠에 닿아 얼음장같이 차가움을 느낀 후 부터 지금까지도 이 부위가 시리다고 호소하는 경우도 있었다. 물론 심리적인 면을 배제할 수 없지만 수술 후 전신이 춥다고 느끼는 것만은 틀림없는 것 같다. 개복이나 개흉수술이라는 과대침습으로 少陰病이 된 상태이며, 四逆湯類(甘草 乾薑 附子)를 필요로 하는 병태이다. 서양의학에서는 세포외액 수액이나 수혈, 신선동결혈장, 알부민제제 등으로 순환혈장량을 유지하고, 도파민 등의 카테콜아민Catecholamine사용으로 혈압을 유지시키면서 이와 같은 병태에 대응한다. 동양의학적으로는 전자에는 甘草와 乾薑, 후자에는 生附子 등으로 대응한다.

또한 수술 후 남용되는 해열진통제를 들 수 있다. 수술 후 0~2일은 순환상태가 불안정하고 생리적 발열이 있는 시기이다. 그러나 이 시기의 발열은 특별한 감염원이 없으면 수술침습으로 인한 裏寒外熱(眞寒假熱) 때문이므로 때로는 흡수열이라고 불리기도 한다. 물론 이런 경우는 이미 알려져 있는 생리적 반응이다. 고열을 일으켜 차게 하여도 개선되지 않는 경우에서 虛狀이 심한 환자에게 부주의하게 해열진통제를 자주 사용하면 인공적으로 지나치게 사(瀉)하게 함으로써 발한과다로 인한 쇼크 상태나 불안정한 상태에 빠지게 되는 경우도 드물지 않다. 이런 경우는 四逆湯類를 사용할 차례이다.

> ※ 四逆湯: 甘草 3.0, 乾薑 2.0, 附子 0.5(적량) 이른바 순환허탈상태에 사용하는 경우가 많다. 생체에 지나친 침습을 가해 四肢厥逆하여 脈도 微弱하고 弱하면서 느리고, 심한 구토 설사를 수반할 때에 사용한다.

다음은 수술자체의 침습이 원인이 되어 수술 직후 나타난 眞寒假熱의 냉증 증례이다.

증례 1

복막염 수술 후 패혈증성 쇼크에 빠진 73세 여성

S상결장암에 의한 穿孔性복막염으로 긴급 수술을 하게 되었다. 복강내는 糞便으로 상당히 오염되어 있고 한 번의 수술로는 불가능하다고 판단하였다. 복강내 세정과 천공부폐쇄 및 입구 쪽에 예방적 결장인공항문을 만들었다. 수술 후에는 ICU관리를 하였지만 패혈증으로 고열이 계속되고 혈압 저하나 빈맥이 이어지며 호흡순환병태는 불안정하였다. 집중치료로 상태는 유지하였지만 매우 불안정하다는 이야기를 지인인 주치의로부터 들었다. 이 때에 "人蔘湯 7.5g에 修治附子末 3g(四逆湯 方意로서)을 미지근한 물에 녹여 L-튜브로 흘려보내면 괜찮을지도 모르겠다…"고 하자 곧바로 실행하였다.

그 다음날부터 서서히 열이 내리고 순환병태도 안정되었으며, 이상상태인 물 같은 소화액의 배설량도 줄게 되어 일반병동으로 옮길 수 있었다는 이야기를 나중에 들었다.

[야마자키 타이지 선생 증례]

2 외과수술 후 냉증에 기인한 병태와 이에 대한 한방치료

이번에는 수술로 인한 냉증이 원인이 되어 시간이 한참 지난 후에 발생한 수술 후의 합병증과 후유증에 관하여 살펴보고자 한다.

개복이나 개흉수술 등 몸에 칼을 대면 동양의학적으로는 어떤 변화가 일어났다고 볼 수 있을까? 현재 주류가 되고 있는 내시경하의 개복수술은 지금까지 개복수술에 비하여 수술 후 회복이 빠르다. 이는 그만큼 침습이 적다는(瀉하는 정도가 적다) 것이겠지만, 상처의 크기가 작고 장기가 수술 집도의의 손에 직접 닿는 일이 예전보다 적은 것이 큰 요인이 아닌가 생각된다. 개복하면 개복한 만큼 공기에 접한 장관은 유착을 더 일으킬 수 있다. 즉, 수술 집도의가 장기에 접하면 접할수록 유착이 일어날 확률은 더 높아진다. 또한 수술 기본조작은 박리조작과 맥관 결찰절제를 반복하며 장기 절제를 진행하므로 그만큼 인공적 좌상이 가해진다. 따라서 이로 인한 血瘀 형성은 불가피해지고 수술조작이 가해진 영역은 더욱더 냉해지는 것은 확실하다. 이렇게 심하게 瀉하여도 원래 實證 환자는 수술 후에 주목할 만한 후유증으로 고생하는 경우는 많지 않다. 그렇지만 원래 虛證 환자나 상대적으로 虛證에 빠진 환자가 이런 스트레스를 받으면 바로 여유가 있던 정기는 마이너스로 기울고 수술 후에 여러 증상을 호소할 가능성이 높아진다. 이들 虛證을 잘 드러내는 太陰病의 환자가 냉증을 잘 느끼는 것은 주로 氣의 작용인 溫煦작용이 저하되기 때문이다. 즉 쉽게 氣血兩虛 상태가 되고 만성상태로 빠진다. 이 때 갑자기 냉증이 가미되면 瘀血水毒과 寒邪가 뒤섞여 소화관 경련이나 산통발작이 일어나고 고도의 복부팽만, 구토증, 설사를 일으키는 경우가 있다. 냉증이 원인인 대표적 소화기증상은 복통, 복만, 구토증, 설사, 변비 등이다.

또한 수술 후의 만성적 氣血兩虛상태에서 빠져나오지 못하고 전신증상으로 전신권태감, 식욕저하, 냉증 등이 지속되어 QOL(삶의질: Quility of Life)을 매우 저하시키는 경우도 있다. 수술 후의 화학요법과 방사선요법으로 裏寒이 더 진행되어 여기에 타격을 가하는 경우도 있다. 따라서 외과영역과 냉증은 氣血水의 병리와 냉증과의 관련성을 찾아 처방을 선택하여 치료하면 수술 후의 후유증이 일변하여 QOL이 놀라울 정도로 호전되는 경우도 드물지 않다. 수술(瀉)이 끝난 다음에도 적절하게 보충함으로써 불균형이 중용상태로 개선되어야만 비로소 수술은 성공했다고 할 수 있다.

2 외과영역에서 한방치료가 유용한 증상 및 빈용 처방

1 개복수술 전반

복부팽만감, 식욕부진, 전신권태감, 감기에 잘 걸림, 장폐색 반복, 하지탈력감, 구내염 반복, 변통이상, 동계, 숨이 참, 상기, 냉증.

2 위암 · 식도암 등 상부소화관 수술 후

뭔가 막힌 듯 답답한 느낌, 식욕부진, 음식 섭취로 구토증 · 설사 · 복통, 속쓰림, 흉통, 복부팽만감, 무지근한 배, 흉복부의 당김 · 통증, 연동통, 소위증 microgastria, 역류성식도염, 통과장애, 덤핑 dumping 증후군.

빈용 처방

六君子湯

속쓰림, 심하비, 심와부통, 전신권태감, 식욕저하 등에 유효

十全大補湯

氣血兩虛의 대표적 방제이다. 사용목표는 식욕저하, 전신권태감 등 허로(쉬 피로)가 전면에 나타나 피부가 수척하면서 마르고 검은 갈색이 되거나 血虛소견도 수반하는 경우에 사용하면 효과가 뛰어나다.

胃內停水가 심해지거나 위 증상이 전면에 나타나는 경우에는 위 트림이나 설사가 나타나는 일도 있으므로 주의한다.

半夏瀉心湯

속쓰림, 心下痞, 腹鳴泄瀉에 유효하다. 六君子湯보다도 實證用이고, 脾胃不和가 심하며 熱狀이나 心下痞가 현저한 경우에 유효하다.

人蔘湯

六君子湯과 비교하면 더 虛證이고 마른형, 안색불량, 사지궐냉, 心下痞, 설사가 계속되는 등, 퇴원 후에 수술 후 몇 주 만에 피곤한 얼굴로 힘든 듯이 내원한 환자 중에 나타나는 경우가 비교적 많다. 陽證소견은 없고 오로지 냉증이나 신진대사저하 증상이 현저하다.

현저한 냉증, 전신권태감 등 신진대사가 극도로 저하된 경우, 腎陽虛에도 修治附子末을 가미하여 사용한다. 四逆湯類의 方義가 된다.

茯苓飮

위 입구의 六君子湯, 출구의 茯苓飮이라고 하는 것처럼 위내가스가 많고 상복부 팽만감과 胸痺感이 있고 트림이 나오면 편안해지는 것을 목표로 사용한다.

상부소화관 수술 후 조기 문합부 협착이나 gastric stasis에 유효하다.

茯苓飮合半夏厚朴湯

茯苓飮의 사용목표에 인후위화감, 역류감, 불안, 억울, 변비 등이 병존할 때에 사용한다.

補中益氣湯

수술 후 전신권태감, 식욕부진 등 中氣下陷 증상이 현저한 경우에 사용한다.

본제는 脾虛의 대표적 한방약으로 위 증상이 전면에 나타나거나 매우 허한 경우에는 약효가 너무 강하기 때문이다. 四君子湯이나 小建中湯 등으로 시작하는 것이 무난할 때도 있다.

다음은 상부소화관 수술 후에 한방치료가 유효했던 증례이다.

증례 2

위암 수술 후 위산과다, 속쓰림, 복부팽만을 호소하는 63세 여성

《주증상》

지나친 신트림 · 속쓰림

《병력》

7년 전에 위암으로 유문측 위절제(B-II재건) 시행 후부터 지나친 위산과다, 속쓰림과 심한 흉복부 팽만감이 출현하였다. 그렇지만 검사에서는 협착 등의 기질적 이상은 나타나지 않고 수술 후의 내시경음성위식도 역류증이라고 진단받았다. PPI Proton Pump Inhibitor와 단백분해효소 저해제를 투여해도 효과가 없고 고도의 역류로 인한 섭식장애도 있어 수차례 링거 치료도 필요하였다. 이 때문에 재수술도 권유받았지만 한방치료를 희망하여 내원하였다.

《진찰》

- 152㎝, 38㎏, 수척 · 창백하고 안색불량, 목소리도 가늘고 전체적으로 정기가 부족하다.
- 脈: 沈細, 遲《舌診》淡紅白色으로 無苔
- 腹診: 腹力은 弱하고 전체적으로 상당히 팽만되어 있다(虛滿) 腹直筋攣縮(-), 心下痞硬(+), 胸脇苦滿(-)

《경과》

氣血兩虛裏寒, 氣滯로 보고 厚朴, 生薑, 半夏, 甘草, 人蔘湯의 方義로 人蔘湯合半夏厚朴湯을 투여하였다. 그러자 서서히 속쓰림이나 흉복부 팽만감은 가벼워지고 식욕도 생기게 되어 자주 실시한 수액 치료도 불필요하게 되었다. 3개월 후에는 일상생활 속에서 힘들어하는 일은 거의 없어졌다. B-II재건은 비생리적 재건이므로 역류증상이 잘 일어날 수 있지만, 재수술까지 필요한 경우는 많지 않다. 그러나 본 증례에서는 보존적 치료가 효과가 없고 QOL이 현저하게 저하되었기 때문에 이대로라면 재수술을 고려할 필요가 있다. 이때 한방치료가 효과를 발휘하여 이를 피할 수 있었던 것은 아주 의의가 크다.

[야마자키 타이지 선생 증례]

厚朴生薑半夏甘草人蔘湯

- 厚朴 3.0, 生薑 2.0, 半夏 4.0, 甘草 2.0, 人蔘 2.0
- 『傷寒論』"發汗後, 腹脹滿한 경우, 厚朴生薑半夏甘草人蔘湯으로 다스린다."
- 『類聚方廣義』"腹脹滿하여 토하는 경우 치료한다."
- 『萬病回春』 鼓腸門"腹脹하여 脾胃, 氣血 모두 허한 경우에는 半補半消해야 한다. 이 처방은 氣血虛弱, 腹鼓腸, 부종을 치료한다."
- 야마다 코준은 『한방처방응용의 실제』에서 다음과 같이 말하고 있다.
  "위 운동이나 위액분비가 극도로 저하되어 위장에 가스와 수분이 정체되어 心下나 복부가 팽배하여 아프고 음식물을 섭취하지 못하며 음식을 먹으면 구토를 하고 대변도 통하지 않는 경우. 발한후, 설사후, 개복수술 후에 잘 나타나는 상태이다."

증례 3

위암으로 위절제수술 후 덤핑증후군이 발생한 70세 남성

《주증상》

복통

《병력》

2004년 위암으로 유문측위절제(B-I재건)를 시행하였다. 식사 후에 심한 상복통이 출현한다. 잠깐 쉬면 괜찮아지지만 먹을 때마다 엄습해오는 통증이 무섭고 식욕도 별로 없다. 쉬 피로를 느껴 외출도 꺼리게 되었다.

《진찰》

- 구토증(-), 복만(-), 트림(-), 변비경향
- 170㎝, 52㎏ 마른형이고 피부가 창백하다.
- 脈: 浮大
- 舌: 無苔濕潤
- 腹證: 腹力은 약하고 밑바닥 힘도 없다. 양측 腹直筋攣急(막대기 두개 양상) 心下痞硬 있음

《경과》

太陰虛證이라고 진단하고 쯔무라 黃芪健中湯合人蔘湯을 투여하였다. 병태는 裏寒으로 초래된 잔존한 위의 혈행불량으로 인한 위경련으로 생각된다. 경과는 식후 통증이 조금씩 경감되었다. 1개월 후부터는 상당히 호전되어 통증은 거의 느끼지 않게 되었으며 건강해져서 박람회에도 6번이나 갔다 왔지만 피곤하지 않았다. 배변상태도 좋아져 3개월 후에는 100% 만족하고 뭐든지 먹을 수 있게 되었다. 양을 가감하면 통증도 전혀 없고 아주 만족해했다.

[야마자키 타이지 선생 증례]

이것은 소위 덤핑증후군으로 보통 시간이 흐름에 따라 개선되고 식사에 주의를 기울이면 일상생활에는 특별한 지장이 나타나는 경우는 많지 않다. 그렇지만, 이들이 효과가 없거나 약제저항성인 경우에는 재수술을 실시해야 한다. 실제 재수술이 필요한 경우에 한방치료의 효과가 뛰어나 QOL은 현격하게 향상되고 평소처럼 식생활을 할 수 있게 되었다는 것은 아주 의의가 크다. 초진부터 5년이 지난 지금도 계속 치료를 하고 있지만, 위장을 의식하지 않고 평소대로 식사를 할 수 있다는 사실이 무엇보다 행복하다고 한다. 인생이 바뀌었다는 인사까지 받으면서 한방치료의 묘미를 다시 생각하게 되었다.

3 대장암 수술 후의 증상, 병태에 응용하는 한방처방

무지근한 배, 계속된 설사 · 변비, 漏便, 잔변감, 복부팽만감, 가스 참, 마비성 장폐색, 음부통, 신경인성방광(직장방광장애)

빈용 처방

大建中湯

- 하부소화관 수술 후에는 골반 내 조작을 수반하는 경우도 있고, 상부소화관 수술 후보다도 높은 비율로 수술 후 장폐색이나 변통이상을 일으키기 쉽다. 이런 경우에 본제를 많이 사용한다.
- 人蔘 乾薑 山椒 膠飴로 구성되어 있고 기본은 裏寒으로 발생한 장관의 혈행불량을 수반한 연동불량과 가스저류, 변통이상에 효과가 있는 방제구성이다.
- 장관유착을 방지하는 데에 유효하다는 EBM도 있다. 중피세포는 수술로 인한 장애를 입으면 몇 시간 안에 섬유아세포로 변화한다. 주변에 여러 장관으로 다른 중피세포가 있으면 이것들도 섬유아세포로 변화해 버려 접촉시간이 길어지면 유착이 일어난다고 한다. 본제를 수술 후 조기에 투여하여 장관운동을 항진시켜 두면 유착방지에 유효하다고 생각한다.
- 大建中湯의 사용목표는 虛證용의 방제이므로 일반 하제를 사용하면 복통을 일으키는 환자에게 해당한다. 복력은 약하고 복부는 부드러우면서 팽만되어 있다(虛滿). 자각적으로는 배꼽 주변에 냉증을 느끼고 따뜻하게 하면 腹滿이나 변비가 개선되거나 장이 꿈틀거린다는 느낌이 들 때에 유용하다.

小建中湯

- 虛勞裏急에 사용하는 방제이다. 심한 복통이나 설사 등으로 복진상은 양쪽 두 개 막대기 양상이 전형적이다.

桂枝加芍藥湯

- 太陰病의 대표적 방제이다. 복만이나 복통, 裏急이 있을 때 사용한다.
- 裏急의 정도는 小建中湯보다 경도이다. 腹直筋攣急이 있다.

中建中湯

• 膠飴 20.0, 芍藥 6.0, 桂枝 · 大棗 各 4.0, 乾薑 · 人蔘 3.0, 山椒 · 甘草 各 2.0

大建中湯證 환자로 심한 복통과 뚜렷한 腹直筋攣急에 사용한다.

◎ 엑기스제로는 小建中湯合大建中湯으로 대용가능하고 사용할 기회도 많다.

眞武湯

• 少陰病의 대표적 방제이다. 오래 지속된 裏寒 때문에 내장의 신진대사저하가 만성화된 경우에 사용한다. 內有水氣라는 유명한 조문이 있는 것처럼 水毒 경향을 보이고 설사, 복통, 현훈(어지럼증)에 유용하다.

• 脾腎陽虛를 나타나는 경우에 사용한다.

玄理湯(眞武湯合人蔘湯)

• 眞武湯 단독보다 실제로는 人蔘湯證도 같이 나타나는 경우가 꽤 있기 때문에 이들을 합방하여 사용할 기회가 많다.

● 마무리

최근 소화기암 수술은 확대수술에서 QOL중시의 기능보존수술 방법으로 바뀌는 경향에 있다. 그렇지만 수술 후에 여러 증상이 발생한다. 확대수술인 경우에는 근치라는 측면에서 피할 수 없는 후유증을 남기는 경우도 있다. 이런 후유증에 기질적 이상이나 재수술 적응이 없는 경우에는 기능적 이상으로 본다. 이때는 오로지 대증요법 적응인데, 이때 서양의학적 치료로는 효과가 없어 고통스러워하는 환자도 많다. 외과의라면 환자들로부터 수술 후의 다양한 증상에 대해 들으면 수술로는 도저히 치료할 수 없는 영역이 있다는 사실에 괴로워한 경험은 누구에게나 있을 것이다.

서양의학에는 공격하는 의료가 있어도 부족한 부분을 보완하거나 과부족을 조절하여 중용으로 만드는 수단은 없다. 하지만 바로 여기에 한방의료가 관여할 여지가 있어 외과영역에서 한방치료가 위력을 발휘하는 장면은 의외로 여러 방면에 있다. 한방 치료를 통해 환자도 의사도 행복해질 수 있는 가능성을 간직하고 있다. 앞으로 외과영역에서도 한방치료가 확대되기를 강력하게 희망한다.

Chapter 22
이비인후과 영역에서 냉증과 한방치료

이비인후과 외래환자의 절반을 차지하는 알레르기성 질환 환자중에는 냉증을 앓고 있는 경우가 많다. 따라서 이비인후과에서는 냉증에 대한 진료를 어떻게 할 것인가 그 전략이 절실히 필요하게 된다.

양약으로 치료가 힘든 증례 이면에는 냉증이 숨어 있는 경우가 있다. 이때는 생활식습관이나 냉증 증상을 정확하게 파악하여 유효한 한방약을 사용하면 치료에 큰 도움을 주고 있다.

1 알레르기성 질환과 냉증

오늘날 이비인후과 클리닉 진료는 냉증에 대한 치료 전략 없이는 치료 자체가 불가능할 정도이다. 외래 환자의 약 절반을 차지하는 알레르기성 비염을 비롯한 대부분의 알레르기성 질환 환자는 냉증 증상을 가지고 있기 때문이다. 일본에서 알레르기성 비염 진료가이드라인인 『코 알레르기 진료 가이드라인』은 증판을 거듭하여 2009년에는 제6판까지 나왔다. 어쩌면 당연한지도 모르겠지만 처음부터 끝까지 구석구석 살펴봐도 이 병태나 치료와 관련하여 냉증에서 접근한 흔적은 찾아볼 수 없다. 아마도 서양의학에 「냉증」이라는 개념이 없기 때문일 것이다. 실제 가이드라인에서 치료약 맨 밑의 기타 항목에 한방약이라고 언급되어 있으며 권말에 한방약 일람표가 있는데 한방제제로 葛根湯 柴朴湯 小柴胡湯 小青龍湯의 4제제가 게재되어 있을 뿐이다.

냉증과 관련된 알레르기 증상으로는 비염을 가장 많이 접할 수 있으며 이외에도 특별한 이상 증후가 없는 귀의 통증을 자주 만난다.

2 알레르기성 비염에서의 냉증과 한방처방

알레르기성 질환에서는 '악화인자로서의 냉증'을 주목하여야 한다. 특히 알레르기성 비염이나 고령자의 과민성 비염은 물 같은 콧물증상이 중심인데, 이 콧물이라는 것을 냉증과 濕이라는 인자로 볼 필요가 있다. 그러나 이들 질환의 치료는 서양의학에서 거의 이루어지고 있어, 양약과 한약을 어떻게 조화롭게 사용하는가가 현실적인 과제이다.

알레르기성 비염의 주된 증상은 재채기발작으로 재채기 1회에 체온이 0.02도 상승한다고 한다. 또한 알레르기성 비염 증상 혹은 천식증상은 이른 아침에 악화되는 경우가 많다. 외부 기온이 낮고 옷 등이 얇으면 직접 냉기에 반응하거나 찬 음료나 음식 섭취로 위장이 차가워져 증상이 악화되는 경우도 있을 수 있다. 한방의학에서 말하는「肺中冷」,「胃寒」상태이다.

서양의학에서 알레르기성 비염 병태는 I 형 알레르기라는 면역글로불린(IgE)이 관여하며 물리적 자극은 이차적인 것이라고 본다. 그러나 만성화된 알레르기성 비염은 코의 점막과 민성이 심해지고 기온 변화나 담배 연기 등의 극단적 자극으로도 유발된다는 사실은 잘 알려져 있다. 알레르기성 비염은 통년성과 계절성이 있으며, 통년성의 대부분 원인은 가정에서 일어나는 먼지이다. 계절성은 꽃가루 등이 문제가 된다.

원인이 어떻든 알레르기성 비염은 냉증이라는 인자와의 중요성을 인식하여야 한다. 물 같은 분비물이 많다는 것은 한방에서 해석하면 上焦(상기도에서 폐)의 冷과 濕이라는 조건으로 된다. 특히 물 같은 콧물이나 객담을 동반한 알레르기성 질환에서는 冷과 濕이 관련되어 있는 증례가 많다. 양약으로 충분하게 컨트롤되지 못하는 경우, 肺나 脾胃의 寒을 고려한 처방이 도움 될 수 있다.

냉증을 고려할 때는 항상 외측의 냉증과 내측의 냉증을 구별하여야 한다. 외측을 따뜻하게 하는 溫經散寒 한약(細辛 附子)과 내측을 따뜻하게 하는 溫裏虛寒의 한약(乾薑)을 조합한 방제가 치료의 중심이 된다. 이런 면에서 麻黃附子細辛湯 小靑龍湯이 대표처방이 된다. 전자는 發汗 解表 利水 鎭咳하는 麻黃과 溫經 散寒하는 細辛 附子를 합한 처방이다. 한약 가짓수가 적은 만큼, 그 효과는 날카롭다. 안색이 창백하고 오한이 심한 감기 초기의 인두 위화감을 동반할 때 특효를 나타낸다.

小靑龍湯은 麻黃 細辛에 桂枝 半夏 芍藥 五味子, 그리고 溫裏하는 대표약물인 乾薑 甘草가 배합되어 있다. 구성한약으로 살펴보면 중추성, 말초성 진해작용에 利水작용을 함께 가지는 방제이다. 실제 이 처방 단독으로 알레르기성 비염에 대처하기에는 어렵다고 경험적으로 말하고 있다. 임상에서는 뛰어난 제2세대 항히스타민제, 항류코트리엔제의 코막힘 및 진해효과, 나아가 국소스테로이드제의 똑 부러지는 맛에는 대부분 못 미친다는 지적이다.

반면, 한방약의 우수성은 알레르기성 비염이나 기관지천식의 배경을 깔고 있는 냉증을 제거함으로써 양약의 효과를 높일 수 있다는 측면도 있다. 계속 복용함으로써 발작을 억제하고, 증상을 서서히 완화시킨다는 효과를 기대할 수 있다. 기본 몇 처방을 합한 복합방을 만들어 祛寒작용을 증강시킴으로써 뛰어난 효과를 발휘하게 한다. 다음 세 증례는 양약과 한약을 같이 사용한 병용요법의 좋은 례이다.

증례 1

양약만으로 컨트롤할 수 없었지만, 祛寒방제의 병용으로 증상 완화되었던 51세 여성

《주증상》

재채기 발작 물 같은 콧물 코 막힘

《병력》

10년간 통년성 알레르기성 비염으로 치료 중이었다. 항히스타민제 또는 류코트리엔 길항제를 처방받아 복용 중이다. 이 약제들로 보통은 조절되고 있지만, 추워지면 동일한 약을 복용하더라도 증상의 완화가 이루어지지 않고 있었다. 한방 초진은 11월 초순이었다. 증상이 심해지면 전두부통도 동반하여 시판중인 두통약까지 복용하게 된다. 그러나 대부분 두중감은 없어지지 않는다는 호소이다. 여름에도 에어컨이 켜져 있는 방에서는 증상이 생긴다는 것이다.

《진찰》

- 코 점막은 창백하며 중간정도의 종창이 발견. 물 같은 콧물도 어느 정도 발견됨.
- 콧물 중 호산구(+), 알레르겐 검사에서는 진드기가 예전부터 있었다.
- 흰 피부에 야윈 형. BMI=18. 손발을 촉진해보니 차다. 본인도 발이 시리다고 한다.
- 변비는 없으며, 소변횟수는 약간 많은 듯하다.
- 기온이 내려가면 오한이 나타나고, 감기를 잘 걸린다고 한다.
- 舌: 백색이면서 약간 커져있고, 薄白苔가 있으며 약간의 齒痕壓이 발견된다.

《경과》

손발이 잘 차고, 비염증상을 동반하고 오한이나 전두부통이 나타나기 때문에 통상적인 류코트리엔 길항제에 추가하여 麻黃附子細辛湯 엑기스과립제 7.5g을 1일 3분복 1주일 병용하게 하였다. 1주일 뒤, 며칠간 증상이 나아졌다는 것으로 다시 2주일 처방을 하였다. 그 뒤에는 경쾌해져 처방 할 필요가 없게 되었다. 1년 후, 가을 초입에 똑같은 증상으로 내원하여 2주일 처방으로 개선되었다. 그 후, 그 다음 초여름에 다시 내원하였을 때, 에어컨으로 악화되었다고 한다. 祛寒藥인 小靑龍湯과 麻黃附子細辛湯을 합하여 처방하였다. 며칠 사이에 좋아졌다. 그 다음에는 본격적인 냉증치료를 권하여 補中益氣湯과 當歸芍藥散을 합방하여 지금까지 투여중이다.

[우치조노 아키히로 선생 증례]

증례 2

환절기에 기침과 콧물로 고생하지만, 祛寒藥으로 컨트롤된 증례 77세 남성

《주증상》

기침 거친 호흡 물 같은 콧물

《병력》

최근 수년간, 환절기(특히 여름에서 가을)가 되면 기침이 나오고, 물 같은 콧물이 계속되었다. 벼 베기를 도와 준 뒤, 호흡곤란이 나타나 내과를 들리게 되었다. 흉부CT에서 이상은 없고, 화분증이 아닐까하는 의심으로 한방으로 오게 되었다. 최근에는 손자 운동회에 참가한 뒤 기침이 나오게 되어 힘들다는 호소이다. 식후 피곤함이 있으며 졸기까지 한다는 것이다.

《가족력, 과거력》

흡연은 24세까지. 메밀 알레르기. 췌장이 약하다는 진단을 받았다. 부친이 천식이었던 것 같다.

《진찰》

- 코 점막은 창백하면서 부종양상으로 부어있고, 물 같은 콧물이 어느 정도 발견되었다.
- 안면 엑스레이에서 부비동 음영은 나타나지 않아 부비동염은 부정되었다.
- 콧물 중 호산구(-), 호중구(+),
- IgE-RAST검사에서는 진드기 삼나무 편백나무 鴨茅(cock's-foot glass)가 모두 등급2 반응을 나타내었다.
- SPO2=98%로 정상이다.
- 체격은 야위어 있으나, 장대한 느낌. 위장이 좋지 않다고 하지만 위부불쾌 호소는 없다. 식후 피곤하여 대부분 눕는다는 것이다. 발이 차며 여름에도 냉방에 들어가는 일은 없다고 한다.
- 腹證: 少腹不仁

《경과》

알레르기성 비염과 함께 계절성 천식을 진단하였고 변증은 肺中寒 脾虛 腎陽虛로 생각되었다. 腎陽虛도 있었지만, 脾虛 증상 쪽을 중시하여 류코트리엔 길항제에 六君子湯 엑기스과립제 7.5g을 병용 처방하였다. 2주 후, 증상이 좋아져 기침도 거의 하지 않게 되었다. 같은 처방을 계속 복용하게 하였으며, 거의 6개월 복용한 다음 약을 끊게 하였다.

다시 반 년 후, 초가을 논일을 거들다가 기침 콧물이 다시 시작되어 내원하게 되었다. 발이 몹시 시리다는 호소를 하였다. 이번에는 腎陽虛를 중시하여 류코트리엔 길항제와 八味地黃丸 7.5g(1일 3분복, 식전복용)에 麻黃附子細辛湯 5g(1일 2분복, 식후복용)을 병용하게 하였다. 1주일 뒤, 완전하게 좋아졌다고 하여 동일 방제를 2주 더 추가 처방을 하였다.

다시 1년 후, 여름 끝 무렵, 야간에 호흡이 거칠고, 물 같은 콧물로 내원하였다. 불면도 생겼다고 한다.

근처 의원에서 수면도입제를 처방받아 복용중이다. 최근에 들어와서 動悸도 생겨, 행여나 하여 순환기내과에서 검진을 받았다. 연합판막증과 우각블락, 동성빈맥 진단을 받았다. 발이 너무 차서 발을 감싸 쥐고 있다. 심장에 대한 영향을 고려하여 麻黃劑를 피하고자 하였다. 류코트리엔 길항제와 眞武湯 7.5g에 修治附子末 1.5g을 병용시작하게 하였다. 1개월 후, 기침과 콧물도 나오지 않게 되었으며, 足冷도 거의 없어지게 되었다. 지금까지 동일 방제를 계속복용 중이다.

[우치조노 아키히로 선생 증례]

증례 3

양약으로 잘 컨트롤되지 않아 祛濕寒 방제 병용으로 좋아진 알레르기성 비염 72세 여성

《주증상》

콧물, 기침, 눈의 가려움

《병력》

15년 동안, 물 같은 콧물, 기침, 눈의 가려움이 있었다. 특히 사람이 밀집된 장소나 먼지가 많은 곳에 가면 증상이 심해진다. 물 같은 후비루가 가셔지지 않으며, 연속 기침으로 밤에 잠을 깨는 일도 있다. 밤에는 코 막힘도 일어난다. 알레르기전문 내과에서 10년 동안 치료를 받았다. 그러나 약을 복용하고 있지만, 그다지 증상의 차도는 없었다. 5년 전부터 다른 이비인후과에서 알레르기비염 진단을 받고 약을 복용하였다. 그러나 내복약으로 변비가 생겨 계속 복용할 수가 없었다. 그 뒤로는 點鼻藥을 주로 사용하고 있다. 어느 정도 안정은 되어 있지만, 만족스럽지 못하여 한방 외래에 오게 되었다.

《가족력, 생활력》

흡연과 음주는 없다. 문어와 오징어에 두드러기가 생긴 적이 있다.

《진찰》

- 코 점막은 약간 창백하며, 중간정도의 종창, 어느 정도 물 같은 콧물이 발견되었다.
- 콧물 호산구(+), 호중구(−)
- IgE-RAST검사에서는 진드기가 양성으로 나왔다.
- 중간 몸집. 흰 피부에 약간 물살이라는 인상. 발이 차다. 날씨가 추워지면 허리가 잘 아프다. 위장이 약하며, 지금도 설사경향이라 한다.
- 배뇨횟수는 7-8회/일. 야간배뇨는 1회. 침대에서 일어나려고 하면 마른기침이 나오지만, 흉통이나 호흡곤란은 없다. 가벼운 어지러움이 있다.

《경과》

알레르기성 비염으로 진단, 肺 및 脾胃의 寒이 있어 裏寒虛症으로 판단하였다. 麻黃附子細辛湯 5g과 眞武湯 5g을 병용한 처방을 내렸다. 이번에는 양약은 병용하지 않았다. 2주 후, 몸이 따뜻해져서 기분이 좋다고 한다. 물 같은 콧물과 야간 기침도 줄어들었다. 설사도 개선되어 대변 형태가 좋아져 기뻐하였다. 같은 약을 4주간 투여하였다. 세 번째 진료 시 콧물과 기침은 거의 없어졌다고 한다. 그러나 발은 아직 차다고 하여 약을 계속 복용하게 하였다. 12월이 되어 추워지자, 약의 효과가 약해진 느낌으로 콧물과 기침이 다소 늘어났다고 호소한다. 특히 허리 이하로 차서 통증, 빈뇨 경향으로 되었다. 설사는 치료되었다. 麻黃附子細辛湯 7.5g으로 증량하고, 眞武湯 대신에 苓薑朮甘湯 7.5g을 병용하였다. 4주 후에 콧물과 기침은 경쾌해졌다. 그 후, 지난 번 처방으로 되돌아가 麻黃附子細辛湯 5g 合眞武湯 5g 병용으로 하였다. 최근 진료 때까지, 추워지더라도 감기에 걸리지 않게 되어 건강해졌다고 좋아하였다.

[우치조노 아키히로 선생 증례]

증례 4

附子劑 병용으로 경쾌해진 알레르기성 비염 53세 여성

《주증상》

재채기 발작, 콧물, 코막힘

《병력》

53세 여성으로 1월말에 진료를 시작하였다. 특히 기온이 내려가면 악화되는 경향이 있고, 냉방을 싫어한다. 제초작업 등을 하면 증상이 심해져 간단한 정원 손질도 힘든 상태이다. 지금까지 진료를 받아온 의료기관에서는 알레르기성 비염이라고 하여 항히스타민제나 류코트리엔 길항제를 처방받았지만 효과가 없어 내원하였다.

《진찰》

알레르기 검사에서는 집안 먼지는 음성이며 삼나무와 풀 꽃가루인 쑥이 양성이었다.

콧물 속의 세포검사에서 알레르기성 비염에 나타나는 호산구라는 백혈구 매개가 보였다. 비점막은 약간 붉고, 물같은 콧물이 있었다.

《경과》

가이드라인을 기준으로 보면 투여된 양약이 거의 효과가 없고 냉해지면 악화된다고 한다. 따라서 몸을 따뜻하게 하면서 수분대사를 다스려야 한다고 판단하였다. 냉증이 심한 것 같아 평소에 자주 사용하는 小靑龍湯 6g과 냉증 개선약인 附子가 배합된 麻黃附子細辛湯 5g을 함께 아침과 저녁에 반드시 따뜻한 물에 녹여 마시도록 하였다. 1주일 후, 물같은 콧물은 개선되고 추운 아침에도 재채기나 콧물로 고생하지 않게 되었다. 肺中冷으로 진단된다. 기본은 甘草 乾薑이지만, 여기에 外表의 추위를 다스리는 생약이 들어간 방제가 小靑龍湯이다. 麻黃附子細辛湯을 합방하면 이런 병태에 특히 효력이 있다.

[우치조노 아키히로 선생 증례]

증례 5

복부 냉증, 알레르기성 비염, 천식을 모두 앓고 있는 37세 여성

《주증상》

콧물, 코막힘, 기침

《병력》

예전부터 천식과 알레르기성 비염 때문에 치료를 받고 있었지만, 감기에 걸린 후 증상이 악화되어 부비동염도 나타났다. 항생물질과 스테로이드제 등을 내복 또는 흡입으로 개선되어 왔지만, 항히스타민제나 항알레르기제를 계속 복용해도 콧물이나 기침이 멈추지 않아 내원하게 되었다. 증상을 잘 들어보니 발이 차갑고 불면증이 있으며 복부가 냉해서 자주 설사를 한다고 했다. 복부를 만져보니 心下(명치 주위)가 아주 차갑게 느껴졌다.

《경과》

증상이 완전히 개선되지 않는 이유는 냉증이라고 보고 桂枝人蔘湯 7.5g을 항알레르기제와 항히스타민제를 병용하여 처방하였다. 1주일 후, 기침도 콧물도 거의 개선되었다.

이 환자의 경우는 胃寒이 저변에 깔려있다. 일본에서는 내장 냉증으로 인해 본 증례만이 아닌 여러 증상이 나타난다. 桂枝人蔘湯도 甘草 乾薑을 기본으로 하며 桂枝 蒼朮 人蔘이 가미되어 복부 냉기로 인한 두통 등에도 자주 사용된다.

[우치조노 아키히로 선생 증례]

3 특발성 귀통증과 냉증

또한 외이나 중이에 특별한 이상 소견이 없는데도 불구하고 귀의 통증을 호소하는 사람도 외래에서는 비교적 많이 볼 수 있다. 특히, 이른 봄에는 더 많은 것 같다. 대상포진 바이러스와 관련된 통증일 수도 있기 때문에 정확한 서양의학적 진단은 필수적이다. 그러나 검사에서 나타나지 않더라도 냉증 등의 증상을 제대로 파악해두면 유효한 방제를 적용할 수 있어 항경련제 등을 사용하지 않고서도 개선된 증례는 많다. 실질적으로 환자에게 많은 도움이 된다.

증례 6

특별한 증후를 발견하지 못한 耳痛과 냉증을 호소하는 31세 여성

《주증상》

아침에 일어날 때 나타나는 관자놀이 통증과 양쪽 耳痛

《병력》

진료는 한 여름 8월 중순에 있었다. 이전부터 편두통이라고 듣고 있었으며 가끔 이명도 있었다. 며칠 전부터 아침에 눈을 뜰 때 양쪽 관자놀이에 통증이 나타나면서 양쪽 귀에도 통증이 따랐다. 통증은 1-2시간 지나면 괜찮아지는데 두통이 가라앉으면 귀의 통증도 자연히 없어진다. 가족력은 어머니가 편두통을 앓았고, 과거력에는 기관지천식이 있다. 생활면에서는 담배를 하루에 20개피씩 10년간 피워왔고 술은 가끔 마시는 정도이다.

《진찰》

- 고막과 외이도에 이상 소견은 없고 청력검사에서도 정상이었다. 이명은 주파수(8000헤르츠)가 높았지만 언제나 그런 것은 아니었다.
- 통증 인상을 표시하는 점수(VAS)에서는 90(가장 통증이 심할 때를 100으로 하여 느낌에 대해 답을 하도록 하는 방법)이었다.
- 본원에서 실시하고 있는 두통 점수는 18점으로 편두통이 의심되는 수치(10점 이상이 양성)였다.
- 체격은 중키에 마르지도 뚱뚱하지도 않은 중간정도의 체격이었다.
- 피부는 하얗고 외견상으로는 약간 통통한 인상이었다. 혈압은 정상이었다.
- 양쪽 어깨결림이 심하고 발이 아주 차며 에어콘 있는 방에서 지내기가 아주 힘들다고 했다. 자리에서 일어날 때 현기증을 느끼거나 다른 사람의 차를 타면 멀미를 하는 경우가 있다고 한다. 촉진에서는 양손발이 차고 발한은 없었다. 옆구리와 명치 부분에 압박감은 없었다.
- 대변은 약간 연변경향으로 설사를 잘 한다. 두통은 날씨와는 관계가 없다고 한다.
- 舌: 백색이며, 약간 腫大하고 혀 가장자리에 경도의 齒形이 보였다.
- 脈: 가라앉아 있고 가늘었다.

《경과》

이런 증상을 바탕으로 두통과 이통에는 냉증과 水濕이 관여한다고 보고 桂枝加朮附湯 5g과 當歸芍藥散 5g을 아침저녁으로 함께 복용하도록 처방하였다. 1주일 후, 통증은 완전히 해소되어 통증 점수(VAS)는 0이었다. 이 후 환자가 원해 얼마 동안은 약을 계속 처방하였다. 약이 떨어진 후에 재발하여 다시 투여하게 되었다. 그 후에는 경과가 양호하여 몇 개월에 한 번씩 약을 받으러 오도록 되었다. 냉증과 水濕이 이와 같은 병태에 얼마나 깊이 관여하고 있었는지 알 수 있는 증례이었다.

[우치조노 아키히로 선생 증례]

● 마무리

코와 관련된 질병은 이비인후과 외래에서는 가장 흔하지만, 일반 양약으로 치료가 불가능한 증례가 매우 많다. 이런 증례는 저변에 냉증이 자리하고 있는 경우가 많다. 손발 냉증, 입욕, 음식물 기호, 설사나 변비 상태 등을 세세히 질문해 보면 힌트를 얻는 일도 많다.

생활습관이나 외모는 여성에게 있어서 중요하겠지만 이런 요소가 냉증을 오랫동안 악화시키고 있지는 않는지, 철저히 검증하는 것 또한 중요하다.

Chapter 23

안과 영역에서 냉증과 한방치료

수많은 안과질환에서 한의 치료의 목표가 「냉증」으로 되는 경우가 있다. 그러나 환자의 자각증상에서 '눈이 차다', '눈이 서늘하다'는 식으로 호소하는 일은 거의 없다. 단지, 손발과 복부, 허리, 다리 등 눈 이외의 부위에서 냉증을 자각하는 일이 많다. 따라서 냉증이라는 요소는 난치성 안과질환의 근저에 숨어 있다고 말 할 수 있다. 이런 때에는 안과질환이라고 하더라도 근본적으로 몸 전체를 살펴서 치료에 임할 필요가 있다. 왜냐하면 한의만한 치료방법이 없기 때문이다. 氣의 上衝을 수반하는 안질환과 냉증이 원인 또는 요인인 안질환으로 각각 나누어 설명한다. 이 부분은 의료법인 타케다 안과의원의 타케다 마코토 선생의 원고를 빌린다. 염치없다는 말조차 할 수 없을 정도로 부끄럽지만, 현실이 그렇다.

1 안과질환과 냉증

여러 안과질환에서 한방 치료목표가 「냉증」인 경우가 있다. 즉 전체적 주 증상 또는 그에 준하는 호소 증상을 치료함으로써 안과질환에 나타나는 증상을 개선할 수 있다. 예를 들면 손발의 냉증과 氣의 上衝을 해소함으로써 포도막염이 잠잠해지는 경우는 드물지 않다.

타케다 마코토 선생은 지금까지 '눈이 차다' 든가 '안구나 안부가 차갑게 느껴져 괴롭다'는 환자를 만난 적이 없다고 한다. 초현미경 검사에서 上鞏膜의 허혈성 정체sludging가 나타나는 경우는 있다. 하지만 이럴 때도 환자는 절대로 '눈이 차다' 든가 '눈에 냉기가 느껴진다' 라고 호소하지는 않는다. 오히려 몸이 냉하다고 호소한다. 예를 들면 손발이나 복부, 허리와 다리 등에서 냉증을 호소한다. 아무래도 '눈의 냉증'은 자각하기 힘든 모양이다. 반대로 충혈성 정체sludging가 있는 경우에는 가끔 '눈에 열이 나 뜨겁다' 고 하는 호소를 듣기도 한다.

안과질환과 냉증의 관련성을 살필 때에는 편의상 氣의 上衝을 수반한 안질환과 냉증이 원인 또는 요인인 눈 질환의 두 가지로 편의상 나누어 생각하는 것이 좋다.

1 냉증을 수반한 안질환

보통 안과진료 중에 냉증을 호소하는 경우는 氣의 上衝에 따른 손발이나 하반신 냉증을 말한다. 이런 경우 눈 증상은 熱性, 實證이다. 즉 붉은 기미가 강하게 나타나고 有痛性으로 분비물도 많은 편이다. 문헌에서 말하는「실안(實眼)」에 해당하는 종류이다.

- 구체적인 안과병명을 든다면 다래끼, 급성결막염, 각막염, 상공막염, 공막염, 홍채모양체염, 포도막염 등을 들 수 있다.
- 치료약에는 桂枝湯과 그 가미 처방, 桂皮가 들어간 驅瘀血劑, 苓桂味甘湯 · 苓桂朮甘湯 · 苓桂甘棗湯 혹은 桂枝人蔘湯 등이 있다.

2 냉증이 문제가 되는 안과질환

한방적 냉증이 원인 또는 요인인 눈 질환에는 눈 피로, 안구건조, 눈물, 냉성부종 등 비활동적 · 냉적 · 무통성인 경우가 많다. 하지만 때로는 閃光暗點 등 통증을 수반하는 경우도 있다.

안과 병명과 그에 해당하는 상용처방을 나열하면 다음과 같다.

- 고안압증: 當歸四逆加吳茱萸生薑湯
- 眼精피로: 苓薑朮甘湯 柴胡桂枝乾薑湯 六君子湯 人蔘湯 人蔘養榮湯 眞武湯 四逆散 등
- 포도막염: 當歸芍藥散 溫淸飮 眞武湯 麻黃附子細辛湯 四逆湯 桂枝附子湯 八味丸
- 반복성 재발성 다래끼: 當歸芍藥散
- 중심성 망막염: 當歸芍藥散
- 閃光暗點: 吳茱萸湯 當歸四逆加吳茱萸生薑湯
- 안검염: 梔子柏皮湯
- 당뇨병성 망막부종: 苓甘薑味辛夏仁湯
- 망막세동맥류: 淸心蓮子飮
- 안구건조증: 八味丸 人蔘養榮湯 麥門冬湯
- 알레르기성 결막염: 麻黃附子細辛湯 苓甘薑味辛夏仁湯

2 증례 소개

증례 1

55세 여성

《주소》

등(背)의 냉증

《병력》

16년 전부터 안구건조증 진단을 받고 점안약으로 관리를 하고 있었다. 하지만, 최근에는 자주 점안을 해도 나아지지 않고 컴퓨터작업을 하면 증상이 몹시 심해졌다. 눈을 깜박일 때마다 눈의 통증이 심해 내원하였다. 안과적으로는 안구건조증 외에 안정피로를 초래할 만한 소견은 없었기 때문에 즉각 한방적으로 진찰을 했다.

《진찰》

키는 보통으로 약간 살이 찐 활기찬 여성이다. 어깨결림이 심하고 손발이 찬 증상이 있다(四肢厥冷). 설하정맥이 노출되어 있었다. 맥은 平하고 實하였다.

복진에서 양측에 현저한 胸脇苦滿과 心下痞硬이 보였다. 四逆散症으로 진단하고 四逆散 엑기스 7.5g/일을 투여하였다.

《경과》

복용 1주일 만에 재진을 하게 되었다. 손발의 냉증은 가벼워졌지만, 어깨결림은 그대로 였다. 안과적으로는 초진 때 발견한 점상표층 각막장애는 소실되었다. 복용 7주째에 손발의 냉증은 더 많이 개선되었고, 어깨결림도 없어졌으며, 설하정맥 노출도 줄어들었다.

이 환자의 표현을 그대로 빌리면 "십 수년 만에 눈을 편안히 뜰 수 있게 되었다", "컴퓨터 앞에 2시간 이상 앉아 있어도 불편함이 없다", "눈의 충혈도 없어졌다" "거의 치료를 포기하고 있었는데......"라는 등이다.

[다케다 마코토 선생 증례]

四逆散에는 계피가 포함되어 있지 않지만 抑肝, 즉 스트레스 흥분을 가라앉히므로 한방의 신경안정제(Tranquilizer)라고 불리는 처방이다. 문진에서 內熱表寒의 증으로서 사지냉감, 胸脇苦滿, 心下痞硬이 나타나면 四逆散의 證이라고 본다.

증례 2

73세 여성

《주소》

등(背)의 냉증

《병력》

안정피로를 수반하는 두통 · 안통이 이전부터 있었지만 2년 전 교통사고 후에 악화되어 일을 할 수 없게 되었다. 다른 의사로부터 補中益氣湯을 처방받아 복용하였지만 개선되지 않아 내원하였다.

《진찰》

초진시의 교정시력은 양쪽 모두 0.9로 아주 좋지는 않았다. 양쪽 모두 녹내장성 시야결손과 시신경유두가 함몰되어 있었다.

한방적으로 보아 체격이 작고 마른형으로 안색은 창백하였다. 걱정이 많은 표정에 괴로워하는 모습이었다. 전신 특히 하반신이 언제나 냉하고 차가웠다. 평소에도 감기에 걸려 있는 듯, 나른해했다. 위장은 약하고 자주 설사를 했다. 식욕은 없고 위가 더부룩하였다. 맥은 沈, 細. 설태는 없고 설하정맥이 노출되어 있었다. 복진에서는 心下痞, 우하복부에 압통이 느껴졌다. 이상의 증후로 苓姜朮甘湯의 證이라고 진단하고 엑기스 7.5g/일을 투여하였다.

《경과》

이후의 경과를 보면, 복용을 시작한 다음날부터 胃의 더부룩함이 없어지고 지금까지 본 적이 없을 정도로 땀을 흘렸다. 사지의 냉증이 거짓말처럼 해소되면서 몸 상태가 좋아졌다. 차츰 식욕도 생기고 체중도 늘면서 침울하였던 성격도 적극적으로 변했으며 안정피로, 두통, 안통 모두 줄어들었다. 복용한 지 2개월 후에, 다시 일을 시작할 수 있었다.

[타케다 마코토 선생 증례]

극단적인 냉증을 수반한 전신기능저하와 정신활동저하가 苓姜朮甘湯으로 부활하여 전신상태 회복과 함께 안정피로도 소실된 경우를 예로 들었다. 이 증례는 냉증이 근저에 있었는데, 그 일부분의 하나가 안정피로로 나타났다고 생각된다.

Chapter 24

산부인과 영역에서 냉증과 한방치료

1 부인과 영역에서 냉증과 한방처방

우리들이 한방 내과에서 냉증 클리닉을 개설할 때 대부분 스텝들은 냉증 클리닉을 부인과에서 운영하여야 되는게 아닌가 하는 의견이 있었다. 공감 가는 말이다. 그만큼 여성 특유 질환으로 「냉증」이 간주되고, 그 수도 많기 때문이다. 일본에서 처음으로 냉증 클리닉을 전문화하여 개설한 와타나베 가코 선생도 여성전문 질환으로서 냉증을 많이 다루고 있다. 즉 「냉증」은 여성에게 압도적으로 많은데, 이는 현대 생활환경도 크게 영향을 미치고 있다. 「냉증」이 개선 개선되면 혈행과 대사가 좋아지고 월경통, 월경불순, 불임, 갱년기장애 등의 여성 특유 질환의 치료에도 도움이 된다.

1 여성에서의 냉증 빈도

냉증을 호소하는 사람은 압도적으로 여성에게 많다. 많은 앙케이트 조사에서 젊은 여성과 갱년기 여성의 절반 이상이 스스로 냉증이라고 생각한다는 응답이다. 와타나베 가코는 냉증의 연령분포 상황이 15~39세: 45%, 40~64세: 49.6%, 65세 이상: 34.8% 이라고 발표하였다. 마쯔오 히로야는 일반적으로 냉증하면 갱년기 여성에서 많이 볼 수 있는 병태라는 상식 이상의 조사결과를 내놓았는데, 갱년기 여성의 58%, 젊은 여성의 50% 가량이 냉증을 호소한다는 것이다. 이것으로 볼 때 물론 냉증은 갱년기 여성에게 고빈도로 관찰되지만, 젊은 여성들에게도 거의 같은 빈도로 존재한다. 그러나 앞의 두 조사는 고령자에 대한 숫자가 적고, 산부인과 전문에 맞춘 조사라는 점에서 일반화하기에는 무리가 있다. 만약에 70세 이상의 고령자를 대상으로 한다면 갱년기여성 비율 이상으로 냉증이 존재함에 틀림없을 것이다. 그러므로 냉증은 모든 연령층의 여성에게 존재하는 병태라고 할 수 있다.

2 여성에게 왜 냉증이 많을까

이와 같이 냉증을 자각하는 여성이 많은 배경에는 지나친 다이어트로 인한 체중감소, 인스턴트식품과 생야채 등을 중심으로 한 편식, 야행성으로 바뀐 불규칙한 생활리듬, 지나친 냉방, 맨발, 옷을 얇게 입는 습관, 일에서 오는 스트레스 등 오늘날 우리들을 둘러싼 생활환경이 크게 영향을 미치고 있다. 최근에 급격한 체중감량 후 극심한 전신의 냉증을 호소하며 내원한 20대 초반의 환자를 본 적이 있다. 현재는 164cm의 키에 59kg으로 보통체격인 그녀는, 6개월 산부인과에서 다낭성난포증후군 진단을 받고 체중감량을 권유 받은 뒤, 혹독한 다이어트를 거쳐 6개월 만에 30kg를 감량하였던 것이다. 체중은 감량했으나, 이후 실내 온도가 조금만 낮아져도 온 몸이 오슬오슬 떨리며 가만히 있을 수가 없고 손발이 항시 시린 증상이 생겼다. 비만했을 때 3개월에 한 번씩 하던 생리는 살을 빼면서 정상화 되는 듯하더니, 정상 체중인 지금은 냉증이 생기면서 다시 3개월이 지나도 생리가 없다고 했다. 비만도 문제지만, 기본적인 인체의 에너지와 대사작용이 고려되지 않는 무리한 다이어트는 여성의 몸을 더 냉한 체질로 만들 수 있겠다.

3 여성질환의 '배경'으로 존재하는 냉증

여성클리닉 진료를 받은 환자들 중에는 냉증을 주소로 하여 내원한 환자들도 있긴 하나, 내원 당시에 환자 자신이 냉증을 특별히 문제로 자각하고 있는 경우는 생각보다 별로 많지 않다. 그러나 월경통이나 불임을 주소로 하여 내원한 환자를 문진 해 보면 냉증으로 힘들어 하는 경우가 많다. 냉증이 개선되면 월경이 정상적으로 되어 월경통이 개선되고 임신을 하는 경우가 있다는 것은 잘 알려져 있는 사실이다. 또한 갱년기증상과 우울상태를 주소로 내원한 분들 중에도 냉증이 많은데 이것이 개선되면 혈행과 대사가 좋아져 증상개선에 도움이 된다.

서양의학에는 「냉증」이라는 병명은 없고, 증상 호소에 대하여 약간의 비타민 E가 말초순환부전에 사용되는 정도로 유효한 치료법은 없다. 한편, 한방약에는 냉증에 유효한 처방이 다수 있기 때문에 환자들의 호소와 증에 맞추어 치료할 수 있다. 그러므로 문진을 통해 냉증 베이스를 찾아낸다면 많은 여성 질환의 치료가 쉬워질 수 있다.

4 여성질환의 냉증에 사용되는 한방약

냉증을 유발시키는 血虛, 瘀血, 氣虛, 氣滯, 水滯의 병태에 따라 산부인과 영역에서 빈용되는 한방처방과 관련 증례들을 소개한다.

❶ 혈액 부족, 血虛에 의한 경우

當歸芍藥散

血虛, 水滯에 유효하고, 산부인과 영역에서 가장 빈용되는 한방약 중의 하나이다. 피부가 하얗고 마른

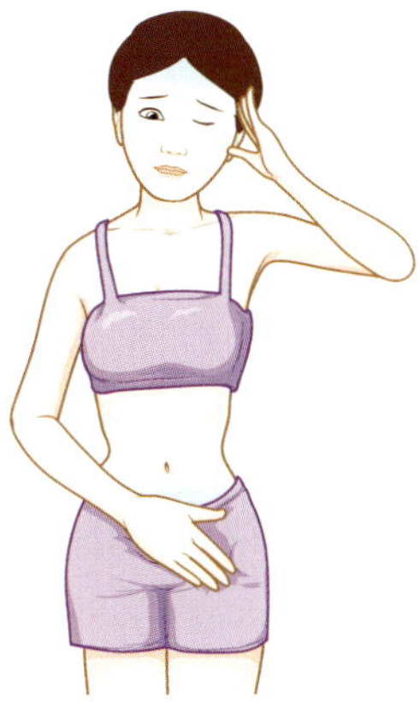

〈그림 55〉 當歸芍藥散

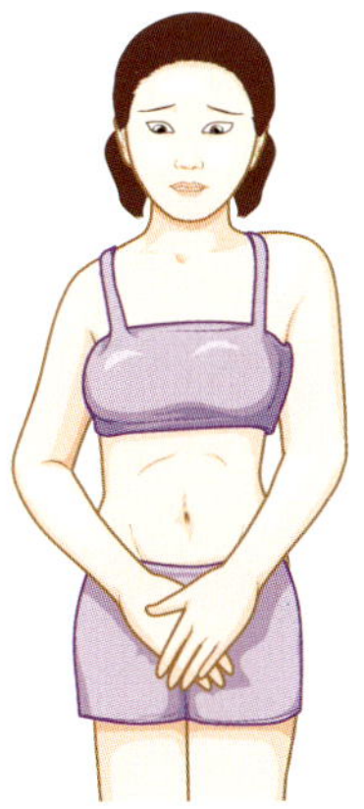

〈그림 56〉 當歸芍藥加吳茱萸生薑湯

형의 虛證유형에 맞는 방제로 갱년기장애, 월경불순, 월경곤란증, 유산방지 등에 널리 사용된다. 체력은 약하고, 위장내분비기능의 대사부전(血虛) 상태이다. 그리고 수분대사부전(水毒)이 있기 때문에 수족이 냉하고, 잘 붓는 례가 적응이 된다. 목표증은 냉증으로 빈혈경향이고, 성주기에 동반하여 가벼운 부종 요통을 띠는 예라든가, 어지러움 어깨결림 심계항진 등의 증상을 나타내는 경우에 사용한다. 특징적인 혀 소견으로는 가벼운 어혈에 의한 암적색, 세포외로의 수분축적으로 인한 부종 때문에 습한 혀 또는 커진 반대설을 나타낸다〈그림 55〉.

當歸四逆加吳茱萸生薑湯

血虛로 손발의 혈행이 나쁘고, 심할 때는 동상이 발생한다. 냉증 때문에 하복부통증을 호소한다. 부인과수술 후에 나타나는 경우도 있다. 월경곤란증이나 불임증에 많이 사용한다〈그림 56〉.

❷ 鬱血, 瘀血에 의한 경우

대부분의 경우, 하반신의 냉증과 상반신의 상기, 이른바 냉증의 上氣(上熱下寒)를 호소한다.

加味逍遙散

산부인과 영역에서 가장 빈용되는 한방약 중의 하나이다. 부정수소를 호소하는 허증 경향의 방제로 上氣를 제거하는 山梔子와 牧丹皮가 들어있어 냉증의 상기에 효과가 있다. 갱년기장애 월경불순 월경곤란증 월경전증후군 불임증 신경증에 많이 사용된다.

溫經湯

하반신의 냉증과 손발의 화끈거림, 口脣건조가 있는 경우에 처방한다. 본 처방이 시상하부에 작용하여 난소기능을 개선한다는 사실이 증명되었다. 월경불순, 불임증, 갱년기장애 등에 사용된다. 본 처방의 목표는 下焦虛寒 瘀血 血虛이다. 즉, 생체 에너지가 약간 저하된 상태에서는 사지말초에서 혈액순환장애가 일어나, 대사부전 · 자율신경계실조가 생긴다. 이 때문에 口脣乾燥 손의 화끈거림(虛熱) 四肢冷症 腰痛 등의 증상이 나타난다. 본 처방 약물들은 어혈을 없애고, 체내의 寒을 제거함으로써 대사순환부전을 개선시키는 작용이 있다. 따라서 본 처방은 손바닥의 화끈거림 구순건조 하복부냉증 · 통증이 있을 때 사용한다. 명확한 혀 소견이 있다. 즉, 생체의 기 순환부전으로 말초에 虛熱이 축적된 결과, 혀가 건조하고, 또한 어혈로 암적색 혀로 된다.

桂枝茯苓丸

체력이 중간부터 實證에 적합한 驅瘀血劑로 산부인과 영역에서는 가장 빈용되며 냉증의 상기에 효과가 있다. 월경곤란증, 자궁근종, 자궁내막증, 불임증, 갱년기장애 등에 널리 사용된다. 체력이 강한 여성에게 특히 골반 내에 혈류가 울체하고, 어혈상태를 나타내는 일이 많다. 기질적 질환 예에서는 자궁내막증, 자궁근종 합병례가 거론되고 있다. 이와 같은 질환에서는 종양표면이나 주위를 주행하고 있는 혈관이 노창되고, 울혈되어 있는 것이 종종 발견된다. 어혈이 존재한다면 이것으로 하복부종창감 긴장감 압통이나 저항을 발견하기 쉽다. 동시에 냉증과 上氣症을 잘 동반한다. 구성 한약을 보면 어혈을 개선하고, 혈행을 촉진한다. 목표증은 맥진에서는 有力, 緊한 실증형을 나타낸다. 복진에서는 하복부는 충실하고, 좌하복부에 압통을 발견하는 일이 많다. 혀 소견에서는 특징적으로 건조 · 암적색을 띠고, 혀 뒤 정맥의 어혈을 관찰한다. 말초혈관확장작용 혈액응고억제작용 혈소판응집억제작용을 가진다.

桃核承氣湯

강력한 實證에 적합한 驅瘀血劑로 냉증의 上氣에 효과가 있다. 월경불순, 월경곤란증, 자궁근종, 자궁내막증, 월경전증후군, 갱년기장애, 변비 등에 사용된다.

❸ 水滯에 의한 경우

麻黃附子細辛湯

호흡기 냉증에 사용한다. 노인들 감기와 알레르기성 비염에 효과가 있다〈그림 57〉.

苓薑朮甘湯

허리와 하지 냉증에 사용한다〈그림 58〉.

眞武湯

少陰의 葛根湯이라고 불릴 정도로 신진대사가 쇠약해진 사람에게 유용하다. 냉증, 설사, 현기증과 같은 水滯 증상을 호소하는 허약한 사람에게 효과가 있다〈그림 59〉.

❹ 脾胃虛에 의한 경우

人蔘湯

脾胃의 虛寒으로 소화기능이 저하된 경우에 처방한다. 寺師睦宗 선생에 의하면 불임증도 냉증으로 위장이 약한 사람은 먼저 위장을 튼튼하게 해야만 임신이 가능하다고 강조하였다. 人蔘湯 四君子湯 六君子湯 등으로 위장을 조정하고 나서 當歸芍藥散 등을 투여하면 좋다고 한다.

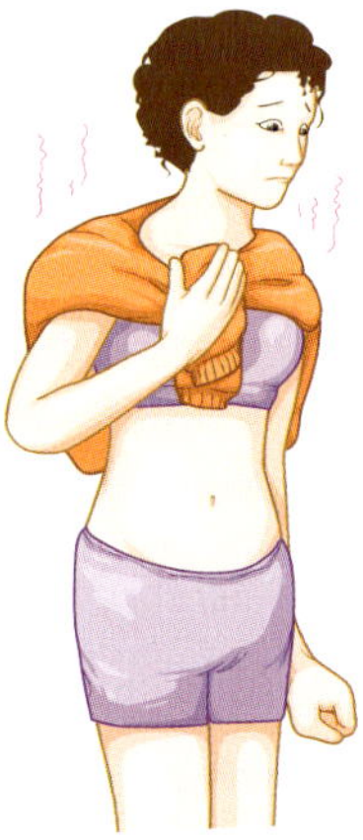

〈그림 57〉 麻黃附子細辛湯

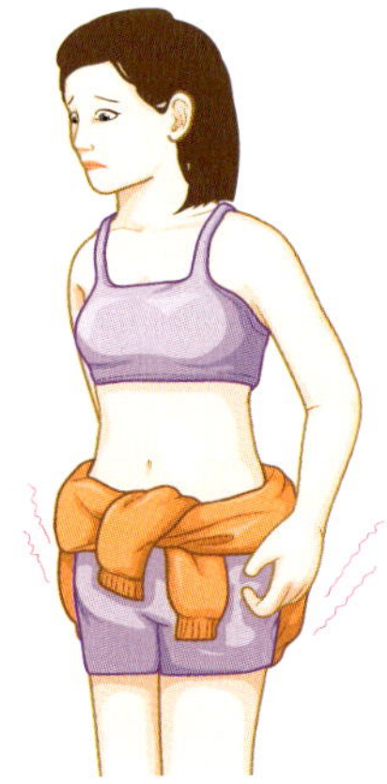

〈그림 58〉 苓桂朮甘湯

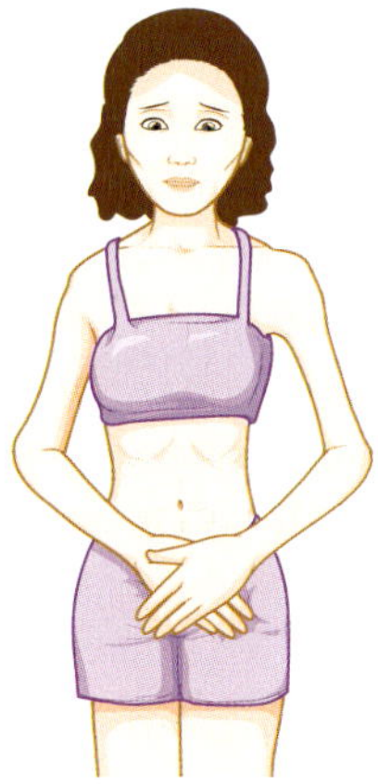

〈그림 59〉 眞武湯

증례 1

월경불순과 얼굴 화끈거림을 호소하는 36세 여성

《주증상》

월경불순, 얼굴 화끈거림

《병력》

월경주기는 계속 정상이었지만 일이 힘들어 수개월 전부터 점점 월경이 늦어지고 2~3개월에 한 번밖에 찾아오지 않고 얼굴이 화끈거리기 시작했다. 갱년기가 벌써 찾아 온 것이 아닌가 하여 내원하게 되었다.

《진찰》

- 162㎝, 55㎏
- 腹證: 중등도, 경증의 胸脇苦滿 있음
- 脈: 沈弱
- 舌: 微白苔 있음

《경과》

얼굴은 볼이 홍조를 띄지만 발은 만지면 차다. 냉증은 없는가 하고 물었더니 발은 항상 몹시 차다고 한다. 스트레스가 쌓이고 어깨결림도 심하다고 한다. 호르몬을 측정했지만 이상이 없어 아직 갱년기는 아니었다. 加味逍遙散을 투여하자 1개월 후에 화끈거림이 감소하고 어깨결림도 좋아졌다. 계속 같은 처방을 사용한 결과 월경은 늦어지는 경향이지만, 끊어지지 않고 화끈거림이 개선됨과 동시에 발 냉증도 신경 쓰지 않게 되었다.

[가와구치 케이코 선생 증례]

증례 2

임신, 출산을 희망하는 34세 여성

《주증상》

임신, 출산을 희망

《병력》

결혼 후 5년 반 동안 임신이 되지 않았다. 불임 전문클리닉에서 검사를 받고 자궁내막증이라는 진단을 받았다. 월경통이 심하고 손발이 몹시 차서 겨울에는 동상에 잘 걸린다. 기초체온은 二相性이지만 40~50일 주기로 고온기가 짧다.

《진찰》

160㎝, 52㎏

腹證: 力 弱, 臍上悸 있음

脈: 沈細

舌: 淡白, 苔 없음

《경과》

當歸四逆加吳茱萸生薑湯 엑기스 7.5g과 附子末 0.5g을 투여하였다. 1개월 후, 손발의 냉감이 개선되었기 때문에 약을 계속 복용하고 싶다고 했다. 그 후, 월경통도 감소하고 몸 상태가 좋다며 기뻐하였다. 기초체온은 고온기가 10일 이상 계속 이어졌다. 4개월 후 기초체온에서 고온이 지속되어 진찰한 결과 임신 5주였다.

[가와구치 케이코 선생 증례]

증례 3

등(背)의 냉증을 호소하는 64세 여성

《주증상》

등(背)의 냉증

《병력》

4개월전 2월부터 등이 오싹오싹하면서 한기가 들었다. 열은 없다. 내과에서 검사를 받았지만 이상이 없었다. 6월이 되어도 증상이 개선되지 않아 내과에서 소개를 받고 내원하였다.

《진찰》

- 158㎝, 54.5㎏
- 腹證: 腹力 弱, 臍上悸 있음

• 脈: 沈細
• 舌: 淡白, 舌苔 없음

《경과》

麻黃附子細辛湯을 처방하였다. 2주 후 마치 다른 사람처럼 얼굴이 밝아져서 찾아왔다. 등의 냉증이 상당히 좋아졌다고 한다. 이 처방이 마음에 들어 8개월 정도 계속 사용하였더니 등의 냉증은 없어졌다. 그러나 발의 냉증과 복통을 호소하였기 때문에 眞武湯과 附子末 1.5g으로 변경하였다. 약을 복용하지 않으면 발이 차서 양말을 3개 정도 신지 않으면 잠을 들지 못했지만, 양말 하나만으로도 잠을 들 수 있게 되었다. 거의 같은 처방을 5년간 유지하고 있다.

[가와구치 케이코 선생 증례]

증례 4

출산후유증으로 30년간 손발의 냉통이 있어온 70세 여성

《주증상》

양쪽 손과 발의 살갗이 기온이 내려가면 여기저기 아린 듯 한 통증

《병력》

30년 전 출산이후 몸조리에 실패하고부터, 찬 공기가 손발에 닿으면 증상이 심해져 여름에도 에어컨은 커녕 선풍기바람도 쏘이지 못한다고 했다. 나이가 들면서 증상은 점점 심해져 한여름에도 내복을 입고 지낸다고 했다. 따뜻하게 하고 땀을 내고 나면 아린 통증이 덜하다고 했다.

《경과》

桂枝茯苓丸과 當歸芍藥散을 합방해서 하루 3회 복용하게 하였다. 한 달이 지나고서 환자는 '느낌이 좋다'라고 했고 복용 2달이 지나고서 한여름에 다시 진료한 환자는 '이제는 에어컨을 쏘일 수 있다'라고 했다. 복용 3개월에는 제반 증상이 많이 호전된 상태였다.

[가와구치 케이코 선생 증례]

5 갱년기장애와 냉증

갱년기장애의 증례와 '갱년기장애 3대 처방'을 구분하는 포인트를 소개한다. 갱년기장애 3대 처방인 加味逍遙散 桂枝茯苓丸 當歸芍藥散의 감별을 살펴보면 연약한 체질에는 當歸芍藥散, 체력이 건실한 타입에는 桂枝茯苓丸, 이 둘의 중간타입에는 加味逍遙散이 적합하다. 병리적으로 구분하면 加味逍遙散은 氣의 이상, 桂枝茯苓丸은 血의 이상, 當歸芍藥散은 水의 이상에 해당한다. 氣의 이상은 불안한 마음, 血의 이상은 빈혈기미, 水의 이상은 잘 붓는 부종기미 등이 특징적이라고 할 수 있다.

증례 5

45세 여성으로 갱년기장애

주 증상은 상열하한, 즉 얼굴은 화끈거리는데 손발은 차다는 것이다. 하루에도 수 회 이와 같은 증상이 반복되어 열이 나면서 땀이 나고, 마음이 안정되지 않는다. 호르몬요법을 싫어하여 한방에 오게 되었다. 한방 진찰 결과 가슴 밑이 결린다는 胸脇苦滿이 나타났다. 설진에서는 혀끝이 발갛게 되어 있으며, 변비도 있어 加味逍遙散의 특징적인 증후로 판단되었다. 3주 처방으로 증상이 거의 없어지게 되었다.

[가와구치 케이코 선생 증례]

2 산과영역에서 냉증과 한방치료

임신시의 냉증은 모체만이 아니라 태아에게도 영향을 미칠 수 있고 나아가 산과합병증을 병발하거나 난산이 될 가능성도 있다. 그러므로 임신시에 냉증에 관한 한방치료를 이해하고 이를 치료에 도입함으로써 냉증 개선뿐만이 아니라 산과합병증을 막는다는 점에서도 유효하다. 본 편에서는 최근 오이타 대학의 산부인과 니시다 요시히로 선생이 기고한 「산과영역에서 냉증과 한방치료」를 중심으로 임산부의 냉증과 한방치료에 관한 포인트와 주의사항, 증례들을 고찰해 보도록 한다.

1 임신시 냉증개선의 중요성

임신시에는 순환혈액량이 최대 1.5배로 증대하여 이른바 水毒체질이 되기 때문에 냉증이 수반되면 임신 중의 마이너 트러블이 발생하기 쉬운 상태가 된다. 임신시의 냉증은 정도에 따라 모체만이 아니라 태아에게도 영향을 미칠 가능성이 있다. 모체는 배가 트기 쉽고 허리가 아프고 발이 붓는 등의 상태가 출현하는데 적절한 처치가 이루어지지 않으면 절박유산, 절박조산, 역아 등의 산과합병증이 병발한다. 몸에 냉증이 있으면 통증에 과민해지고 분만시의 진통을 견디지 못하거나 유효진통이 일어나지 않아 난산이 될 가능성조차 있다. 이런 상황에서 현대 서양의학 치료약에 냉증에 대한 약은 없고, 산과영역에서도 냉증의 존재를 인식하더라도 고작해야 상태관찰 또는 식사지도에 그치는 것이 현재상황이다.

그래서 임신시 냉증의 한방치료를 이해하고 환자에게 도입하는 것은 냉증 개선 외에도 산과합병증을 막는다는 점에서도 유효하다.

2 임신과 냉증의 한방의학적 사고

임신으로 여성의 몸은 생리학적, 면역학적, 내분비학적, 혈액학적으로 커다란 변화를 일으킨다. 한방의학적으로 임신은 '陰虛證' 이면서 '養胎우선' 의 상태에 있다고 할 수 있다. 즉 임신시에는 태아에 대한

양육이 우선시되고 모체는 氣, 血, 水의 균형을 무너뜨리기 쉬운 환경에 있다. 모체 상태를 한방의학적으로 표현하면, 다음과 같은 상태이다.

※ 한의학에서 표현하는 임신중 모체의 상태

- 陰血不足으로 인해 口渴, 便秘, 體熱感, 眩氣症 등을 일으킨다.
- 태아의 존재로 氣異常(특히 氣滯, 氣鬱)을 잘 일으키고 두통, 頭重感, 가슴 답답함, 정신적 변조를 초래한다.
- 순환혈액량의 증대로 水毒(水滯)이 되고 정신과민, 불면, 흉복부의 팽만감, 구토 등을 일으킨다.
- 血虛가 된다(임신성 빈혈).
- 脾胃虛 상태이다(위장장애, 입덧 등).
- 腎虛 · 水毒이다(요통, 부종, 이명 등).

여기에 모체의 냉증이 가미되면, 氣 · 血 · 水의 불균형이 더욱 촉진된다. 따라서 임신 중의 한방치료는 먼저 기본적으로 補溫 · 補血작용이 있는 當歸芍藥散 當歸四逆加吳茱萸湯 溫經湯 등을 사용하면서 앞에서 설명한 여러 증상에(마이너 트러블) 대처해 나가야한다. 냉증을 제거하는 것만으로도 전신의 여러 증상이 개선된 경우를 많이 경험한다.

예를 들면, 입덧은 병태가 胃氣上逆과 水毒이므로 치료는 氣를 순환시키고 水滯를 제거하며, 胃기능을 높이면 좋아진다는 원리이다. 입덧에 대한 빈용 처방의 하나인 小半夏加茯苓湯은 半夏 茯苓 生薑의 세 가지로 구성되어 있다. 半夏는 氣逆을 順氣하여 구토증을 완화시키고(중추성 鎭嘔制吐작용), 茯苓은 胃內停水를 제거하고(利水作用), 生薑은 몸을 따뜻하게 하고 위장 기능을 건강하게 하는(말초성 制吐작용) 생약으로 입덧의 합목적 치료약이라고도 할 수 있다. 小半夏加茯苓湯 외에 현재 입덧의 일본의료 보험적응이 되는 약은 半夏厚朴湯 人蔘湯 茯苓飮合半夏厚朴湯이 있는데 證에 맞추어 사용해야 한다.

3 임신중 한방치료에서 주의점

- 임신 중의 한방치료는 고전에 있는 「三禁」 '發汗, 瀉下, 小便의 利를 禁한다' 를 고려하여 사용에 주의를 기울여야 한다.
- 『黃帝內經』에는 다음과 같이 기재되어 있다. '약 처방할 이유가 있으면 손상시키는 일은 없다.' ; 이는 임신 중에도 이 약의 목표가 되는 증상이 있으면 위험은 없고 또한 태아에게 해를 미치지 않는다는 근거가 되는 조문이다.
- 대부분의 증상이 없어지면 바로 중지한다. 증상의 대부분이 치료가 되었을 경우에는 투약을 계속해서는 안 되고 중지해야 한다.

그러나 대부분의 한방약은 임신, 태아에게 비교적 안전하다고 생각되며 동물실험에서도 催奇形性 우려가 있는 한약에 관한 보고는 없다.

Note

임신 중의 금기 또는 신중히 투여해야 할 한약

- 금기(엑기스제에는 없다): 巴豆 大戟 芫花 牽牛子 莪朮 水蛭 虻蟲
- 신중한 투여: 大黃 芒硝 桃仁 紅花 牛膝 牡丹皮 枳實 附子 薏苡仁

:특히 瀉下劑, 驅瘀血劑 사용에서는 특히 주의를 기울일 필요도 있지만 이로 인해 지나치게 소극적이 될 필요는 없다고 생각한다.

산부인과 전문의의 입장에서 사용 시기는 다른 양약과 마찬가지로 임신초기에는(임신6-11주) 한방약이더라도 안전성이 확립되어 있는 것은 아니므로 사용하지 않는 것이 무난하다. 단, 냉증이 아주 심한 임산부나 습관 유산을 한 임부의 임신초기는 특히 중요하기 때문에 반대로 安胎藥을 중심으로 한 當歸芍藥散이나 면역이상으로 인한 반복유산의 유산방지를 목적으로 柴苓湯 등을 적극적으로 사용하고 있다. 사용에 있어서도 충분히 설명을 하고 증상과 진단에 따라 적정한 사용이 이루어지도록 노력한다.

증례 6

냉증을 수반한 발작성 두통을 호소하는 30세 임산부

《주증상》

두통

《병력》

30세 초산모로 선천적 냉증으로 위장이 허약하였다. 수년전부터 습관성 발작성 두통이 있어 시판되고 있는 소염진통약을 상용하고 있었다. 이번에는 임신초기부터 본원에서 보살피고 있다. 태아발육에는 특별한 문제는 없었지만, 임신 24주 때, 발작성 두통이 생겨 예전처럼 진통약을 복용해도 효과가 없어 본원에서 진료를 받았다.

《진찰》

152㎝, 42kg (임신전 40kg), 혈압 110/64mmHg

생화학적 검사 : Unremarkable

脈: 沈, 細, 손발은 아주 차다.

舌: 紅色, 白苔(+), 齒痕(+/-)

腹證: 임신에 상응하는 좌늑골 아래에 가벼운 胸脇苦滿과 壓痛이 있다.

《경과》

초진 진료 시부터 얼굴은 창백하고 구토증을 수반한 발작성 두통이 있었다. 吳茱萸로 체온상승작용(溫中散寒), 진통효과(止痛), 근이완효과를 기대하며 吳茱萸湯을 처방하였다. 다음날 두통은 소실되었다. 그 후에도 몇 번인가 발작성 두통 시, 그때그때 복용했다는 보고가 있다. 동시에 분만 직전까지는 當歸芍藥散을 복용하도록 하였는데 특별한 발작도 없이 무사히 출산하였다. 태아에게도 특별한 이상은 없었다. 현재는 경과 관찰중이다.

[니시다 요시히로 선생 증례]

증례 7

부종을 수반한 손가락 끝의 냉증, 저림이 있는 38세 초산모

《주증상》

손가락 끝의 저림

《병력》

근처 의원에서 불임치료를 통해 임신하였다. 기관지천식, 고혈압, 고령 임산으로 본원을 소개받고 오게 되었다. 임신 경과는 특별한 문제가 없었지만, 임신 31주 무렵부터 손가락 끝에 저림 증상이 나타났다. 31세 기관지천식(흡입약을 증상이 있을 때 복용), 37세 고혈압증(강압약 복용 중)을 진단 받았다.

《진찰》

154㎝, 74㎏ (임신전 67㎏), 혈압 123/82㎜Hg

생화학적 검사: Unremarkable

脈: 沈, 弦, 細, 손가락 끝은 아주 차다. 수관절 부종(+).

舌: 舌은 淡紅色, 白苔(+), 齒痕(+), 약간 胖大, 하퇴 이하의 부종(+).

腹證: 임신에 상응하고 특별한 소견은 없음

《경과》

양손의 정중신경영역 말초에 저림이 있고, 수관절부종으로 이른바 손목터널 증후군이라고 생각되었다. 말초 냉증 및 利水효과를 기대하며 그 날부터 當歸芍藥散을 처방하였다. 2주 후에는 손가락 끝이 따뜻해지고 손발 모두 부종이 경감하였다. 기대이상으로 천식도 안정되었다고 한다. 현재는 경과 관찰중에 있다.

[니시다 요시히로 선생 증례]

마무리

한방약에는 몸을 따뜻하게 하고 냉증을 개선하는 약이 다수 있으므로 여성의 QOL 향상 월경불순 월경곤란, 불임, 갱년기장애 등의 치료에 도움이 된다. 마지막으로 최근에 보고된 임산부의 냉증과 사소한 트러블에 관한 흥미로운 연구를 니시다 요시히로 선생은 다음과 같이 2가지를 소개하였다.

하나는 「냉증」을 호소하는 자궁경관미숙임부 14명에게 五積散을 복용하도록 해 냉증 개선과 함께 자궁경관 熟化효과가 나타나 무사히 출산하였다고 하는 보고이다.

다른 보고는 임신 전 냉증을 자각하지 않았던 임산부의 8.4%가 임신 중에 냉증을 느낀다. 한편 임신 안했을 때부터 냉증을 자각하고 있던 임산부의 약 60%가 임신 중에도 냉증을 느낀다고 한다. 그리고 사소한 트러블을 호소하는 비율은 임신전부터 냉증을 자각하고 있던 임부가 유의하게 높고, 임신말기의 긴장, 불안, 억울감, 피로감이 높다고 판명되었다

그러므로 임신을 예정하고 있는 여성은 임신전부터 냉증에 대한 의식을 높여 평소에 불규칙적인 생활습관이나 陰性식품 섭취를 될 수 있는 한 피하는 것이 중요하다.

Chapter 25

혈액내과 영역에서 냉증과 한방치료

실제 한방 임상에서 혈액질환에 대한 한방 단독치료 효과를 기대하기는 어려운 점이 많다. 그러나 혈액질환을 바탕으로 하고 있지만, 환자의 자각증상으로서 냉증 개선은 삶의 질 문제에서 중요하다. 한방에서 냉증의 개선은 증상 완화라는 측면이 있을 뿐 아니라, 간접적으로는 불량한 예후에도 영향을 미칠 가능성이 있어 적극적으로 치료에 임하는 것이 좋다. 필자들은 발표할 만한 임상증례를 가지고 있지 않지만, 최근에 내과 전문의인 야마시타 타로 선생이 〈혈액내과영역에서 냉증과 한방치료〉에서 증례를 소개하고 있다.

1 혈액내과 영역에서의 한방치료의 목표

혈액내과영역질환은 일반 임상에서 철결핍성 빈혈부터 백혈병, 악성림프종, 골수종 등의 혈액종양까지 폭이 매우 넓다. 이들 분야의 1차 치료는 서양의학이 중심이 되고 있다. 한방치료와의 병용요법 시에는 냉증과 권태감 등 자각증상 해소에 한방치료의 목표를 두어야 한다. 한방 문헌에서도 오늘날 철결핍성 빈혈을 시사하는 '黃胖', '萎黃病' 등의 용어가 있으며, 때로는 鍼砂湯이라고 하는 처방명이 있기도 하다. 여기서 鍼砂는 대장간에서 나오는 쇳가루이다. 苓桂朮甘湯에 牡蠣 人蔘 鍼砂를 가하여 동계를 동반한 빈혈치료 증례가 있다. 예전에도 이미 빈혈에 철분이 관여한다는 사실을 알고 있었다고 할 수 있다.

2 血虛 氣虛 그리고 냉증

빈혈을 비롯한 혈액질환은 血虛를 동반하는 것이 기본 병태이지만, 血虛 단독으로 존재하는 것은 드물다. 가령 血虛 단독으로 존재한다고 하더라도 '血虛' 만을 위주로 치료법을 강구해서는 안 된다. 항상

'氣' 를 염두 해야 한다는 치료원칙이다. 이에 대하여《內經 · 素問》을 보면 이들 관계를 확실히 하고 있다. "기는 혈을 이끄는 주체(帥)이며, 혈은 기의 바탕(母)이 된다" 라는 조문이다. 血虛를 치료하는 대표 처방인 當歸補血湯을 살펴보면 氣와 血의 관계가 구체적으로 적용된 명확한 예를 알 수 있다. 즉 當歸補血湯이라는 처방명이지만, 군약은 黃耆라는 사실이다. 黃耆라는 氣藥이 다른 血藥을 끌고 간다는 사실을 말해 주고 있다. 그렇다면 補血을 말하면서 먼저 氣의 작용을 알아볼 필요가 있다. 各家說이 있지만, 氣의 작용을 다음과 같이 정리할 수 있다.

- 推動작용: 생장 발육 장기의 일체 생리활동 혈의 순환
- 溫照작용: 전신 또는 각 조직을 따뜻하게 한다
- 防禦작용
- 固攝작용: 혈관에서 혈액이 새지 않도록, 또는 과도한 땀이 나지 않도록 한다
- 氣化작용: 기 · 혈 · 진액 사이에 작용

만약 氣虛에 의한 추동작용이 저하되면 혈액순환부전을 초래하고, 溫照작용의 저하로 냉증이 생기며, 固攝작용의 저하로는 혈관에서 혈액이 새는 일이 일어날 수 있다. 이와 같은 기와 혈의 기전에서 혈액질환에서는 냉증이 생길 가능성이 있게 된다.

補氣작용을 가진 대표 처방으로는 四君子湯 六君子湯 補中益氣湯 歸脾湯 등이 있는데, 이들 구성 약물은 黃芪 人蔘 白朮 大棗 甘草가 중심이다.

補血작용이 있는 대표 처방은 四物湯 當歸芍藥散 芎歸膠艾湯 十全大補湯 人蔘養榮湯 溫淸飮 등이 있으며, 주요한 구성약물은 當歸 芍藥 地黃 阿膠 등이다. 앞서 말하였지만, 보혈작용을 하는 처방에는 氣藥이 다수 들어 있어, 이들이 補血로 이끄는 구실을 한다. 四物湯 단독으로 補血효과를 기대하는 것은 어려운 사실이다. 어디까지나, 四物湯은 血虛치료의 기본 처방으로 이해하여야지, 독립적으로 작용하는 것은 아니다. 血은 氣 없이는 작용을 하지 못한다.

3 질환별 증례

1 빈혈성질환: 철결핍성 질환 골수이형성 증후군

많은 임상가들의 의견에 의하면 여성에게 많이 보이는 철결핍성 빈혈은 부인과 특유 질환에서 많이 보이며, 혈의 이상에 동반하여 몸이 잘 붓는 수의 이상이 동반된다고 하여 當歸芍藥散이 빈용 된다. 본 처방은 四物湯에서 소화에 부담이 되는 地黃이 없으면서 대신에 茯笭과 澤瀉 白朮로 부종을 뺀다. 아울러 白朮은 소화에도 순기능 작용을 가지고 있어 장기간 복용하는데 맞춰져 있다고 하겠다. 그러므로 본 처방의 기대효과로서는 몸이 가벼워지고, 몸이 천근만근이라는 권태감도 사라지며, 이런 결과로 몸이 따뜻

해진다는 느낌이 들게 한다.

골수이형성 증후군은 조혈간세포 레벨에서의 이상 클론 출현이 원인이며, 조혈장애를 주체로 하는 질환군이다. 중년 이후에 많으며, 만성적으로 이행하는 낮은 반응성의 혈구감소성 질환이다. 백혈병으로 되기도 하고 감염, 출혈이 사인으로 되는 예후 불량한 질환이다. 한방에서 쉽게 감염이 되는 것은 氣의 방어작용이 낮다고 보며, 출혈경향은 氣의 固攝기능저하이고, 빈혈은 血虛이다. 그러므로 대부분의 혈액질환 병태는 氣, 血 모두 부족하게 되는 氣血兩虛형이다. 이 때문에 氣血兩虛에서 기본 처방은 十全大補湯으로 한다. 그러나 건망이나 불면 등을 가지면 十全大補湯에서 흥분성을 가지는 川芎을 빼고, 補血安神작용을 가지는 遠志를 대신에 넣으며, 그리고 호흡기에 작용하는 止咳祛痰의 陳皮 五味子를 배합한 人蔘養榮湯을 사용한다.

증례 1

전신권태감을 호소하는 골수이형성 증후군 78세 남성

《주증상》

전신권태감

《병력》

수 년 전 여름, 대학병원에서 골수이형성 증후군(불응성빈혈, refractory anemia: RA)로 진단받았다. 국제예후판정 시스템 중간 위험군 – 1로, 비타민 K 복용만으로 경과 관찰중이다. 관리 목적으로 본 의원에 찾아왔다.

《진찰》

- 153cm, 39kg, 혈압135/71mmHg, 맥박56/분(부정맥 없음)
- 결막에 빈혈이 보인다. 팔에 자반이 나타난다.
- 백혈구 1760/㎕(호중구 49.5%, 림프구 17.0%, 단구 17.0%, 호산구 9.7%, 호염기구 1.1%), 적혈구 $236*10^4$/㎕, 혈색소 9.3g/dl, 헤마토크릿 26.9%, 혈소판 $13.9*10^4$/㎕.
- 야위고 수척, 안색불량, 마르고 윤기 없는 피부, 가는 목소리, 전체적으로 맥이 없어 보인다
- 脈: 沈細, 손에 찬 느낌이다
- 舌: 혀는 야위고 微白苔를 띤다.
- 腹證: 복력은 弱, 臍上下悸(+), 少腹不仁(+)

《경과》

비타민 K는 계속복용하게 하면서 氣血兩虛로 진단하여 十全大補湯을 시작하였다. 1개월 후, 재진 때 혈구수의 변화는 없었지만, 몸이 좋아지고 있다는 느낌이 들며, 손발이 따뜻해졌다는 평가를 하였다. 3개월 후, 백혈구 1900/㎕, 적혈구 $290*10^4$/㎕, 혈색소 10.7g/dl, 헤마토크릿 29.9%, 혈소판 $13.6*10^4$/㎕. 백혈구수, 빈혈 개선이 보였다. 이때쯤, 자각적인 냉증, 전신권태감은 거의 사라졌다. 그 후 순조로운 경과를 보여 왔으며, 간호를 하던 며느리의 입원으로 불면이 찾아와서 취침 전에 加味歸脾湯을 투여하여 해결하였다.

그런데 이번 加味歸脾湯의 효과인지는 모르지만, 피부자반이 없어지는 효과까지 얻게 되었다. 그 이후, 十全大補湯과 취침 전 加味歸脾湯 두 처방으로 계속하고 있으며, 혈구수 감소는 나타나지 않았다.
골수이형성 증후군 중간 위험군 -1의 50% 생존율이 3.5년으로 되어있는데, 약 3년간 혈구감소 진행도 없으며, 자각증상 개선도 보여 한방치료에 대한 기대효과를 인정하고 싶다.

[야마시타 타로 선생 증례]

2 특발성 혈소판감소성 자반병

'특발성 혈소판감소성 자반병'은 혈소판의 막단백에 대한 자가 항체가 나타나 혈소판에 결합한 결과, 주로 비장의 망내계 세포reticuloendothelial cell에서의 혈소판 파괴가 항진되어 혈소판감소를 초래하는 자가면역성 질환이다. 혈소판감소에 의한 출혈을 나타내는데, 이와 같은 병태는 한방적으로 氣의 固攝기능 저하로 설명할 수 있다. 따라서 補中益氣湯 歸脾湯 加味歸脾湯 등이 사용된다. 이들 투여로 혈소판 증가가 보고되고 있지만, 그보다 더 흥미 깊은 사실은 혈소판증가가 나타나지 않는 경우에서도 출혈경향 감소 등 임상증상의 개선이 나타난다는 보고이다.

증례 2

85세 여성의 특발성 혈소판감소성 자반병

《병력》

수 년 전 뇌출혈 발생, 이후 요양기관에서 입원을 계속하고 있으며, PEG튜브 영양상태(경피적 내시경 위 절개 후 튜브를 삽입한 상태에서 영양공급)이었다. 어느 8월, 채혈에서 혈소판 $15.0*10^4/\mu l$로 변화는 없었다. 같은 해 9월 18일, 다리에 자반이 나타나 신경 쓰이게 되었다. 9월 22일, 채혈 데이터에서 백혈구 $5090/\mu l$(호중구 55.7%, 림프구 23.8%, 단구 12.40%, 호산구 7.5%, 호염기구 0.6%), 적혈구 $422*10^4/\mu l$, 혈색소 13.5g/dl, 헤마토크릿 39.9%, 혈소판 $0.0*10^4/\mu l$이었다. 가족들의 요청도 있어 골수천자 등 정밀 검사는 시행하지 않았지만, 상황으로 보면 특발성 혈소판감소성 자반병을 강하게 의심하게 만들었다.

《진찰》

- 중간 몸집, 우반신마비, 발성 못함.
- 脈: 沈細
- 舌: 胖大, 齒痕舌, 黴白苔, 구강내 출혈 있음.
- 腹證: 복력 중간정도, 심하에 PEG tube가 있으며, PEG tube 중심으로 저항감이 있으면서 小腹不仁이 있다.

《경과》

가족들은 서양의학적으로 본격적인 치료를 원하지 않아, 한방에서 대처하기로 하였다. 脾虛가 깔려있다고 보고 加味歸脾湯을 투여하였다. 투여 후 5일째에 혈소판 0.2*10⁴/㎕, 투여 후 10일 째 0.9*10⁴/㎕으로 혈소판수는 점점 늘어났다. 한편, 임상증상에서는 투여 10일 째쯤부터 새로운 자반 출현이나 점막출혈 등이 눈에 보이게 줄어들었다. 투여 후 20일째 혈소판수는 11.0*10⁴/㎕, 25일 째에는 혈소판 14.0*10⁴/㎕로 정상으로 회복되었다. 이후에도 혈소판감소는 정상치를 유지하였다. 당사자 본인에게는 의사소통 불능으로 냉증에 대한 평가를 할 수 없었지만, 補脾劑 투여로 혈소판 수 회복에 앞서 출혈경향이 줄어들었기 때문에 이런 면에서 유효한 한방치료의 한 단면을 알 수 있었다.

[야마시타 타로 선생 증례]

3 암환자의 화학요법 또는 방사선 치료 후

물론 이들 질환은 혈액질환은 아니지만, 이들 치료 경과 중에 나타나는 증상 또는 부작용은 血虛에 해당하는 병태가 많이 보인다. 즉, 백혈구감소에 따른 감염에의 노출, 혈소판 감소에 따른 출혈경향, 식욕부진, 전신권태감, 냉증, 불면, 불안한 모습, 그리고 탈모, 거칠어지는 피부, 안색불량 등은 전형적인 血虛에 해당하는 증후군이다. 이들 증상들이 만성화됨으로써 자연적으로 血虛에 氣虛가 동반되는 氣血兩虛 형태를 띤다. 그러므로 補中益氣湯 보다는 十全大補湯 人蔘養榮湯, 냉증이 심해지면 眞武湯이 합방된다.

● 마무리

혈액질환영역에서는 氣血을 補하는 치료가 중심이 되며, 이들 치료로 냉증이 개선될 뿐 아니라 면역활성작용까지 기대된다. 특히 종양치료 때의 한방처방병용의 유효성은 임상적으로, 기초연구에서도 많이 증명되어 치료영역이 확대될 수 있다. 補劑의 기대치가 그 어느 분야보다 커질 수 있다.

Chapter 26

내분비·대사질환 영역에서 냉증과 한방치료

내분비 대사 영역에서 다루는 호르몬 체계는 우리 몸의 한열을 조절하는 축이라고 할 수 있다. 이 조절계에 이상이 생겨 신체 전반의 에너지가 부족하게 되면 전신의 냉증이 유발될 수 있다. 대표적으로 갑상선기능저하증과 부신기능저하증이 그러하다. 실제 임상에서는 해당 호르몬을 보충하여 유지시키더라도 증상은 해결되지 않는 경우를 종종 볼 수 있다.

1 갑상선기능저하증과 냉증

갑상선호르몬(3'-triiodothyronine: T3 및 thyroxin: T4)는 하수체에서 분비되는 갑상선자극호르몬(thyroid Stimulation Hormone: TSH)에 의하여 조정을 받으면서 갑상선에서 분비된다. 갑상선호르몬은 전신에 분포되어 있는 갑상선호르몬 수용체와 결합하여 세포에게 에너지 생산, 호흡량을 증대시키고, 그 결과로서 전신의 기초대사량 유지 · 항진에 기여한다.

1 갑상선기능저하증

❶ 분류

- **만성갑상선염(하시모토병):** 갑상선기능저하증을 일으키는 질환으로서 가장 빈도가 높다. 이 질환은 자가면역기전에 의하여 만성적으로 갑상선에 염증이 일어나고, 이로 인하여 갑상선 여포세포의 변성과 위축을 일으킨다.
- **무통성 갑상선염:** 갑상선 여포의 붕괴가 일어나서 갑상선 호르몬이 혈중에 유출되면서 일과성 갑상선호르몬 중독이 생기게 된다. 이 회복과정에서 일과성 갑상선 기능저하증이 일어난다.
- **중추성 갑상선기능저하증:** 분만시 대량출혈 등에 의하여 하수체빈혈성괴사에 의한 Sheehan증후군

등이 있다.

❷ 증상

갑상선 기능저하증 증상은 복잡하면서 다양한데, 일상임상에서 살펴볼 수 있는 증상을 다음과 같이 정리할 수 있다.

(1) **전신증상:** 쉬피로, 체중증가, 저체온(냉증 한기), 쉰목소리

(2) **소화기증상:** 비대한 혀, 변비, 식욕저하

(3) **순환기증상:** 점액수종, 심장서맥, 저혈압, 숨참

(4) **신경학적 증상:** 종아리근육경련, 아킬레스건 반사저하

(5) **피부증상:** 사지 · 안면 등의 점액수종, 발한감소, 피부건조 · 낙설 · 두발 · 눈썹외측 1/3탈모

(6) **정신신경증상:** 기억력저하, 언어완만, 활동력저하

(7) **성선증상:** 월경부전(과다월경 무월경)

(8) **기타:** 유즙분비, 난청, 빈혈

❸ 냉증과 병태

위의 증상들을 한의학적으로 해석하면 쉽게 피로함, 냉증, 저체온(냉증 · 한기), 식사부진, 저혈압, 서맥, 숨참, 아킬레스건 반사저하, 기억력저하, 언어완만, 활동성저하, 난청은 바로 氣虛에 해당한다.

氣虛증상이 진행하면 기의 추동작용저하에 기반한 水滯 및 血虛를 띤다고 생각한다. 체중증가, 쉰목소리(성대 등의 부종이 원인이다), 커진 혀, 점액수종심, 사지 · 안면 등의 점액수종은 水滯증상에 해당한다. 한편 저혈압, 종아리근육경련, 피부건조, 머리카락과 눈썹가장자리 1/3의 탈모, 성선증상, 빈혈은 血虛에 해당한다.

水滯, 血虛는 냉증을 한층 악화 시킨다. 病位로 생각한다면 太陰病에서 少陰病 범위에 해당한다. 갑상선기능저하가 심각하게 장기간 걸쳐 진행되는 과정에서 약제 감염 스트레스 등이 더해지면 저체온 호흡부전 순환허탈이라는 증상이 나타나는 점액수종성 혼수가 있는데, 이것은 厥陰病에 해당한다.

그리고 갑상선질환을 일으키는 밑바닥에는 瘀血이 있다고 생각된다. 갑상선종 그 자체를 瘀血로 간주할 수 있다. 잘 알려져 있듯이 갑상선질환은 여성들에게 압도적으로 많으며, 적지 않은 경험에서 자궁근종의 합병을 가지고 있다. 여성호르몬과 결합하는 에스트로겐 수용체가 갑상선에도 들어 있기 때문에 남성보다 갑상선에 자극을 많이 받기 때문인 것으로 생각되고 있으며 2010년에는 에스트로겐이 관여하는 갑상선결절과 자궁근종의 관련성이 보고되기도 하였다. 갑상선질환의 임상현장에서 여성, 자궁근종이라는 키워드와의 상호관련성이 있기 때문에 瘀血과 밀접하게 연결되어 있음을 알 수 있다.

❹ 빈용 한방처방

갑상선기능저하증의 치료는 어디까지나 갑상선호르몬 보충요법이 기본이다. 갑상선호르몬작용 그 자체는 氣라는 개념으로 포착할 수 있으므로, 이에 관련하여 많은 증상들이 개선될 수 있다. 한방치료의 적

응은 다음과 같이 요약할 수 있다.

- 서양의학적 치료로 갑상선호르몬 수치는 조절되고 있는데도 불구하고 냉증을 비롯한 여러 가지 증상이 남아있는 경우
- 서양의학적 치료를 필요로 하지 않는 잠재성 갑상선기능저하증, 무통성 갑상선염의 회복기에서 일과성 갑상선기능저하증 등

갑상선기능저하증에 대한 방제로서는 補中益氣湯 十全大補湯 當歸芍藥散 桂枝茯苓丸 芎歸調血飮(第一加減) 眞武湯 當歸四逆加吳茱萸生薑湯 四逆湯類등을 들 수 있다. 처방작용의 유사성을 가지고 감별을 해보고자 한다.

補中益氣湯 十全大補湯

氣虛를 중심으로 하면 당연히 補中益氣湯이지만, 氣虛에 血虛를 동반하면 十全大補湯이 적응으로 된다. 우리들이 十全大補湯을 잘 이해한다고 하지만, 반면에 너무 쉽게 간과하는 하는 측면도 있는 것 같다. 처방출전의 원전인 『和劑局方』에 의하면 氣·血虛를 치료하는 八物湯 적응증에 寒症을 대상으로 하는 黃嗜와 肉桂가 들어가 있다. 여기서 肉桂는 下元氣衰라는 목적도 포함된다. 그러므로 氣虛에 대한 기본방제로서 四君子湯, 血虛에 대한 기본방제로서 四物湯, 그리고 여기에 寒에 대하여 黃嗜와 肉桂가 들어가 있다고 이해하면 된다.

當歸芍藥散 桂枝茯苓丸(加薏苡仁)

當歸芍藥散은 血虛의 기본방제인 四物湯에서 地黃을 빼고, 水滯를 제거하기 위하여 蒼朮 澤瀉 茯苓을 더한 방제이다. 여기서 茯苓은 補氣작용도 겸하고 있다. 빈혈경향이 있으며, 허리와 하지가 쉽게 차고, 頭冒感, 頭重感 등의 증상, 연약하여 여성의 근육을 목표로 한다고 알려져 있다. 만약 냉증이 너무 심하면 附子를 더한다. 桂枝茯苓丸 또는 桂枝茯苓丸加薏苡仁은 當歸芍藥散과 같은 목표이나, 단지 실증경향에 사용한다. 이들 처방들은 瘀血을 개선함으로써 근본치료의 가능성이 있다고 생각한다.

芎歸調血飮 芎歸調血飮第一加減

芎歸調血飮第은 『萬病回春』의 「産後門」이 그 출전이다. 내용을 보면 산후에 일어날 수 있는 모든 증상, 氣血虛損, 脾胃虛弱, 혹은 분비물이 끊이지 않는 경우, 출혈과다, 혹은 식사를 잘하지 못한 경우, 혹은 감정기복이 있는 경우, 이런 문제들로 발열·오한이 있고, 自汗 口乾, 가슴이 답답하면서 숨이 차고, 명치 밑이 결리고, 옆구리가 당기는 경우가 적응증이다. 아울러 어지러우면서 눈앞이 어른거리고, 입이 벌어지지 않는 증상이 동반될 수 있다. 이와 같은 다양한 적응증 속에 갑상선기능저하증과 관련지을 수 있는 부분이 많이 있다. 구성한약은 當歸 川芎 地黃 白朮 茯苓 陳皮 香附子 牧丹皮 烏藥 大棗 益母草 生薑 甘草이다. 엑기스제로 배합한다면 當歸芍藥散에 六君子湯을 합방하면 芎歸調血飮과 기본적으로 방의가 통할 것으로 생각된다.

芎歸調血飮第一加減은 芎歸調血飮에 桂枝 芍藥 桃仁 紅花 牛膝 枳殼 木香 玄胡索을 가미한 一貫當醫學 처방이다. 이 처방의 목적은 驅瘀血작용과 기를 순환시키기 위한 작용을 강화한 것이다. 엑기스제제라면 當歸芍藥散合桂枝茯苓丸 또는 十全大補湯合桂枝茯苓丸合香蘇散이 해당할 것으로 생각된다.

眞武湯

이 처방은 少陰病의 대표적인 처방이다. 少陰病 정의는 『傷寒論』 중 「少陰病脈證辨治篇」이 이렇게 나와 있다. "맥은 아주 약하며 늘 드러누워 자려고 한다." 즉, 열생산을 포함하여 신진대사가 저하되어 활동성이 떨어져 있는 상태이다. 바로 이 상태는 갑상선기능저하증에서 정신신경증상(활동성저하), 순환기증상(혈압저하)에 해당한다. 다른 문헌에서 해석하기를 '이 처방은 內有水氣라는 목적에 사용된다. 水飮 때문에 心下悸가 있고, 몸이 떨리면서 넘어지려는 걸음걸이가 되며, 또는 마비불인, 손발이 오므라드는 증상, 혹은 부종, 소변불리...'이다. 이들 상태를 종합하면 갑상선기능저하증에 의한 부종경향에 해당한다고 할 수 있다. 즉, 茯笭 蒼朮 附子로 水滯를 걷어내고, 附子의 溫裏散寒 대사부활작용을 가진다고 볼 수 있다.

當歸四逆加吳茱萸生薑湯

『傷寒論』 「厥陰病脈證辨治篇」에 "수족이 아주 차면서 맥이 약하여 끊어지려고 하는 경우에는 當歸四逆湯을 처방한다. 만약 이 경우, 속에 장기간 냉증을 가진다면 當歸四逆加吳茱萸生薑湯 적절하다."라고 되어 있다. 이런 조문은 바로 바로 갑상선기능저하증에 동반되는 냉증에도 응용할 수 있는 실마리가 된다고 할 수 있다.

四逆湯類

眞武湯類 보다 훨씬 더 허증에 빠진 경우, 순환허탈에 빠지려고 하는 상태 등에 본 처방이 적합하다고 할 수 있다. 점액수종성 혼수 등에 적응증이 될 가능성도 있다. 엑기스제제라면 眞武湯合人蔘湯(附子가미)으로 대용할 수 있다.

기타

선천성 갑상선기능저하증(크레틴증)은 성인에게 나타나는 갑상선기능저하증 증상에 더하여 신체 · 지능발달장애 등이 동반된다. 한의학적으로 보면 소아의 성장발달은 선천의 氣 즉, 神氣가 담당한다고 되어 있다. 이것이 문제가 되면 五遲(立遲: 서기가 힘들어진다, 行遲: 걷기가 힘들어진다, 髮遲: 발모가 늦어진다, 齒遲: 치아발육이 늦어진다, 語遲: 발성이 느려진다), 五軟(頭頂軟: 목을 가누기 힘들어진다, 手軟: 물건을 잘 잡지 못한다, 脚軟: 보행곤란, 肌肉軟: 근육이 힘이 없다, 口軟: 음식물을 잘 씹지 못한다)이 발생하는데, 이들 증상을 살펴보면 선천성 갑상선기능저하증도 들어가 있다고 생각한다. 물론 이 경우, 서양의학적인 치료가 기본으로 되지만, 五遲 · 五軟에 대하여 六味地黃丸을 중심으로 한 처방이 응용될 수 있으며, 여기에 내증이 더해지면 附子가 들어간 八味地黃丸 적응증이 된다.

증례 1

전신의 오한과 사지 소력감을 호소하는 54세 남성

《주증상》

전신의 오한, 사지 소력감, 상지와 안면의 부종, 발음 어둔

《병력》

고혈압과 당뇨를 1년 전 진단받고 약물 복용 중이던 환자는 2011년 3월부터 갑자기 간헐적으로 숨이 차고, 말을 할 때 발음이 어둔해 지면서 걸음걸이가 부자연스러운 증상을 경험하게 되었다. 이에 환자는 서울소재 대형 병원 신경외과 진료를 통해 Br-MRI와 경추부 MRI 검사를 시행하였지만 증상을 설명할 수 있는 진단명을 받지 못하고 귀가하게 되었다. 이후에도 증상은 점점 심해졌으며, 한 두 달이 더 지나자 얼굴과 손부위의 부종이 발생하고 지속되자 2011년 6월 한방외래에 방문하였다.

《진찰》

처음 외래에서 환자를 보았을 때는 파킨슨병을 의심하였다. 어둔한 발음과 서툰 몸동작, 걸음걸이등이 파킨슨병에서 보이는 서동증과 비슷하였기 때문이다. 하지만 입원 후 자세한 증상 청취 과정에서 환자의 전신의 심한 소력감과 전신이 춥고 떨린다고 할 정도의 惡寒 호소를 확인 할 수 있었으며, 얼굴과 손의 부종 역시 이상운동증 이외에도 내과적 기저 질환이 있음을 시사하여, 혈액검사를 비롯한 내분비 호르몬 검사를 시행하였다. 환자의 갑상선 호르몬 수치는 갑상선 기능저하를 시사하고 있었으며, 초음파 검사상 Diffuse thyroid disease 양상을 보여 Hypothyroidism에 의한 제반 증상으로 판단하였다.

《경과》

한약은 보중익기탕을 처방하였으며 동시에 내분비내과에 의뢰하여 Synthiroxin 0.1mg를 복용하게 하였다. 약 4개월 후 입원당시의 전신의 오한감과 사지의 냉증과 소력감, 부종 등이 거의 호전되었으며, 보행장애와 발음 어둔 등의 이상운동 증상들을 포함한 제반 증상이 점차적으로 소실되었다.

증례 2

전신의 냉증을 호소하는 갑상선기능저하증 90대 여성

《병력》

수 년 전부터 인지증으로 요양기관에 입원 중. 특별히 마비는 동반되지 않았지만 거의 활동을 하지 않고, 낮에는 직원에 의하여 휠체어에 의지하여 지낸다. 말은 거의 하지 않으면서 물으면 고개만 까딱거리는 정도이다. 특별히 불평도 없다. 타각적으로는 여름에도 추위를 타서 긴 소매를 입으며, 양말도 두 겹을 겹쳐 신더라도 손발이 차다. 매년 겨울에는 양 발가락에 동상이 생긴다. 서양의학적으로는 갑상선호르몬

(free T4)은 정상, 갑상선자극호로몬(TSH)는 약간 상승, 다른 면역학적인 이상소견은 동반되지 않아, 잠재성 갑상선기능저하증으로 진단되었다. 이에 대한 특별한 치료는 필요하지 않다고 판단되었다.

《진찰》

- 야윈 형, 안색은 하얗고, 앉은 의자에 고개를 떨어뜨리고 있다. 말은 전혀 없으며, 컨디션이 좋을 때에는 묻는 말에 고개를 끄덕인다.
- 脈: 沈微細, 손등 · 바닥, 손가락 모두 얼음같이 차다. 족배동맥도 간신히 만져질 정도이다. 하체 전체가 차다. 양쪽 발가락은 붉으면서 암자색으로 동상을 동반한다.
- 舌: 시키는 대로 동작을 할 수 없어 관찰이 불가능하다.
- 腹證: 복직근 양측 모두 긴장경향, 小腹不仁이 있다. 양측 대퇴부근의 압통으로 얼굴을 찡그린다.

《경과》

수년에 걸쳐 반복되는 동상을 오래된 寒으로 포착하고, 복직근이 긴장경향, 厥陰肝經이 지나가는 대퇴부근 압통에서 이것은 바로 當歸四逆加吳茱萸生薑湯의 적응증으로 진단하여 투여하기 시작하였다. 원래 모든 약을 거부하면서 입으로 뱉어내 버리는 환자였다. 죽에 섞는 등 여러 가지 방법으로 2주간 복용시켰더니, 수족의 냉증이 현저히 개선되었다. 이 때문에 약을 계속 복용시키자, 다가온 겨울에는 다른 해보다 동상 정도가 가볍게 지나가게 되었다.

[야마시타 타로 선생 증례]

본 증례는 잠재성 갑상선기능저하증이고, 서양의학적으로는 치료 적응이 되지 않는다. 그리고 잠재성은 subclinical이며, 과연 본 증례의 냉증이 갑상선과 관련이 있는지는 불분명하다. 그러나 본 례에서 극적으로 냉증이 개선되어 앞으로 진료에 참고할 만하다고 생각한다.

2 부신기능저하증(Addison병)과 냉증

1 부신피질호르몬

부신피질에서는 glucocorticoid, mineral corticoid, androgen, 그리고 부신수질에서는 catecholamine이 분비된다.

❶ 코티졸

Glucocorticoid를 대표하는 것으로 코티졸cortisol이 있으며, 다음과 같은 작용이 있다.

- 당대사: 당 생산을 촉진하여 혈당을 올린다.
- 단백대사: 말초에서 단백질을 분해한다.

- 지질대사: 지방을 분해한다. 만성적인 과잉상태는 사지의 피하지방을 저하시키지만, 내장내 지방침착을 일으킨다.
- 면역억제, 항염증작용
- 골조직에 대한 작용: 골아세포계에 분화와 증식작용을 한다.
- 물 · 전해질 · 순환기계에 대한 작용: 利水, 심장자극, 교감신경자극, 혈압상승작용
- 중심신경계작용: 흥분성을 높인다.
- 스트레스 호르몬으로서 작용: 순환기능을 높이고, 에너지 대사를 항진시켜 긴급상태에 적응하도록 한다.

❷ 알도스테론

Mineral corticoid의 대표는 알도스테론(aldosterone)이며, 신세뇨관에 작용하여 Na의 재흡수와 K배설을 촉진한다. 결과적으로 순환 혈장량 상승을 일으킨다.

❸ 증상과 냉증 병태

부신피질기능저하증이란 부신피질에서 나오는 호르몬 분비 저하를 일으키는 상태이다. 부신기능저하증을 일으키는 질환으로서는 양측 부신의 후천적 만성적 병변(면역기전, 결핵, 암전이, 변성질환, 감염)에 의한 부신피질호르몬 저하를 일으키는 Addison병, 시상하부 · 하수체 레벨에서의 기능저하에 의한 2차성 부신피질저하증 (e.g. Sheehan증후군, 스테로이드 장기간 투여 후) 등이 알려지고 있다. 증상으로서는 다음과 같다.

- glucocorticoid 결핍증상: 쉬피로, 체중감소, 근력저하 · 탈력, 식욕부진, 오심 · 구토, 정신증상, 저혈당증상, 냉증, 빈혈
- mineral corticoid 결핍증상: (기립성) 저혈압(Na↓ K↑)
- adrenal androgen 결핍증상: 여성의 음모와 겨드랑이에서 탈모
- Feedback에 의한 부신피질자극호르몬(ACTH) 상승에 의한 증상: 색소침착

최초에는 쉽게 피로, 탈력, 식사부진, 오심이라는 비특이적 증상으로부터 시작되고, 비교적 완만하게 진행된다. 그러면서 서서히 저혈압, 색소침착, 탈모라는 증상이 더해진다. 이것을 한의학적으로 해석하면 위에 기술한 증상의 (1)은 대부분 냉증을 포함한다는 사실, (2)의 증상은 氣虛에 해당하며, (4)는 빈혈과 냉증으로 血虛 · 瘀血에 해당한다. 따라서 氣虛증상에 차례로 血의 이상도 나타난다고 생각할 수 있다. 『傷寒論』의 육병위로 본다면 太陰病에서 少陰病 범위에 걸쳐있다고 생각할 수 있다.

Addison 병 등에 감염, 외과적 침습 등 스트레스가 가해진 경우거나, 급성부신출혈, 수막염균 감염에 의한 Waterhouse-Friderichsen 증후군 등 급성부신부전(급성부신클리제)은 현저한 전신권태감, 승압제 저항성 쇼크 등을 초래하는 厥陰病에 해당한다.

❹ 빈용 한방처방

오늘날, 부신기능저하증 치료는 당연한 이야기이지만, hydrocortisol에 의한 호르몬 보충요법이다. 이 보충요법에 의하여 대부분 증상이 개선되지만, 냉증을 비롯한 미해결 증상에 대하여 한방약 투여 가능성이 있다고 생각된다.

이들 치료제로서는 補氣劑를 중심으로 한 방제가 우선이라고 생각한다. 惡心, 嘔吐라는 소화기증상을 동반하면 人蔘湯, 냉증 등이 있으면 적당하게 附子末을 추가한다(附子理中湯의 예). 기립성 저혈압 등을 동반하면 半夏白朮天麻湯이 적절하다고 생각된다. 여기에 신진대사가 쇠약해진 경우에는 眞武湯, 상태에 따라서는 四逆湯類를 처방할 수 있을 것이다.

3 신경성 食思부진증

신경성 食思부진증은 밥을 먹고자 하는 생각 자체가 없어져 문제되는 질환이다. 여기서 食思라는 단어는 식욕과는 다르다. 식욕이란 때가 되어 먹어야 되나, 뭘 먹고 싶은 생각이 없어 억지로 먹는 형태이다. 그러나 여기서 食思는 밥을 먹어야 할 시간, 즉 식사 때라는 것 자체를 모르고 지나는 경우이다. 그 심각성은 후자가 훨씬 심각하다. 이 질환은 주로 10~20대 전반 여성에게 많이 나타난다. 즉, 강한 슬림형 몸매 또는 비만 공포에 기반을 둔 의도적인 다이어트 때문에 결과적으로 극도의 수척을 나타낸다. 이 병태는 LH-RH계 이상, 지방세포로부터 분비되는 leptin이나 위에서 분비되는 ghrelin과의 관련도 지적된다. 그러므로 내분비계 질환이라는 측면역시 있다. 따라서 시상하부 펩타이드와의 관련, 섭식중추(뇌)의 이상이라는 측면, 정신적인 측면, 행동 면에서의 이상이라는 측면 등 다양한 각도에서 살펴보아야 한다. 다음에 진단 기준을 나타낸다.

❶ 진단기준

① 표준체중의 -20%이하로 야윔
② 식사행동의 이상(불식, 다식, 몰래 먹는 등)
③ 체중이나 체형에 대하여 왜곡된 인식을 가진다(체중증가에 대한 극도의 공포감 등)
④ 발증연령(30세 이하)
⑤ (여성의 경우) 무월경(기타 증상으로서 불특정부분에서 빽빽한 털, 서맥, 변비, 저혈압, 저체온, 부종 등을 동반하는 일도 있다. 때로는 남성들도 있다.)
⑥ 야위어 지게 하는 기질적 원인 질환은 없다.

[일본 노동후생성연구반]

❷ 증상과 병태

진단기준 이외의 증상으로서는 탈모, 미각이상, 북부팽만감, 매슥거림, 치핵, 핍뇨, 실금, 부종, 전해질이상에 의한 의식장애 · 경련, 근력저하, 근육통, 말초신경장애, 불면, 사고 · 판단 · 집중력저하 등이 거론되고 있다.

이들 증상을 한의학적 관점에서 본다면 氣의 이상(肝鬱, 氣滯, 氣虛), 血의 이상, 寒이 복잡하게 얽혀있다고 생각한다. 肝鬱기체에서 肝脾불화를 가져오고, 따라서 脾가 손상된 脾虛로 진행한다(肝脾不和). 脾의 손상으로 서서히 식욕저하를 가져오고, 다음으로 陰位로 빠져버린다고 생각할 수 있다. 맥진에서는 沈小, 沈小弱, 沈遲細 등을 나타내는 일이 많다. 즉, 대부분 氣의 沈鬱을 반영한다고 할 수 있다.

❸ 빈용 한방처방

半夏厚朴湯 등 順氣劑 小柴胡湯 抑肝扶脾散 柴芍六君子湯 延年半夏湯 등이다. 이들 모두는 肝鬱을 풀어지고, 여기에 氣를 순환시키는 방제라고 정리하면 되겠다. 복진에서 瘀血압통이 있으면 驅瘀血劑가 사용된다. 물론 少陰에서 厥陰으로 빠지면 眞武湯 四逆湯類를 사용하기도 한다.

증례 3

심한 냉증과 체중감소, 무월경이 발생한 20세 여성

《병력》

어느 해 봄, 도쿄에서 취직. 2개월의 연수를 거친 뒤 영업직 외근을 시작하였다. 취직 반년 후, 이미 스트레스 등을 느끼기 시작하면서 때로는 공황상태에 빠지기도 하였다. 심한 냉증도 느꼈다. 식사부진, 체중감소, 무월경 등이 겹치며, 7월에 들어서는 요양목적으로 고향에 돌아가 진료를 받게 되었다.

《진찰》

- 163cm, 35kg, 혈압 92/60mmHg
- 흉복부 피부에 점상 출혈이 발견, 하지부종
- 혈청총단백 4.6g/dL, 혈청알부민 3.2g/dL, AST 64 IU/L, ALT 154 IU/L
- 안색은 창백하며 생기가 없다. 쇠약이 두드러지고 기립보행이 곤란하여 휠체어에서 진료
- 脈 : 沈遲細
- 腹證 : 야위고 복직근이 뚜렷하다, 피부표면에 점상출혈이 보인다.

《경과》

少陰病에서 厥陰病에 걸쳐 있다고 생각하여 茯苓四逆湯을 투여하였다. 엑기스제제로 眞武湯에 人蔘湯을 합방하여 대응하였다. 10일 후 재진 시 혼자서 걸어 들어왔다. 식욕이 약간 생겨 조금씩 먹는다고 한다. 체중은 36.2kg으로 약간 증가. 냉증도 개선되었다고 한다. 다음 1주일 뒤에는 체중이 39.5kg으로 되었다. 초진에서 1개월 후에는 식사가 현저히 개선되었고, "꽤 원기를 회복하였다."라고 하였다. 그러나 "다리에 힘은 여전히 회복되고 있지 않다."는 것이다. 혈액검사에서 혈청총단백질 5.4g/dL, 혈청알부민 3.8g/dL로 개선을 보였다.

약간 오른쪽 흉협고만을 동반하여 柴芍六君子湯으로 처방을 변경. 엑기스제제로 四逆湯과 四君子湯을 합

방하여 대응하였다. 초진 2개월 후 재진 시, "식욕은 좋다. 거의 원기를 회복하여 외출할 기회가 늘어났다."고 하였다. 체중 44kg으로 거의 평소 몸무게로 회복. 혈청총단백질 6.1g/dL, 혈청알부민 4.2g/dL로 개선되었다.

초진 4개월 후 재진 시 월경이 다시 시작되었고, 체중은 44.2kg, 혈청총단백질 6.6g/dL, 혈청알부민 4.6g/dL로 정상을 나타내어 치료를 종료하였다.

[야마시타 타로 선생 증례]

마무리

이미 발증한 갑상선기능저하증과 부신피질기능저하증은 냉증의 정도가 심한 경우에 속한다고 볼 수 있다. 이러한 경우 호르몬치료에도 개선되지 않는 증상의 해결에 한방치료가 도움이 된다. 또한 최근 갑상선검진이 보편화 되면서 임상증상이 없는 subclinic 상태의 갑상선 기능저하증 환자들을 많이 접할 수 있다. 환자가 냉증호소외 심각한 쇠약이나 갑상선 특이증상이 없다면, 병태와 병위를 고려한 한방처방을 통해 냉증 개선을 도모할 수 있다. 이로서 나아가 발증을 늦추거나 예방하려는 시도 역시 무리한 목표는 아닐 것이다.

Chapter 27

치과구강 영역에서 냉증과 한방치료

최근에 들어와서 설통증이나 구강건조증, 미각장애 등 지금까지 난치성질환으로 알려져 왔던 증상들이 한방약 응용에 대한 관심이 높아지고 있다. 즉, 이들 질환 내지 증상들에 대한 한방약 유효성이 임상적으로 보고되면서 이해되고 있다. 물론 이들은 전체적인 체질도 고려되어야 하지만, 냉증과 관련된 경우가 많다.

1 치과구강영역의 특수성

치과구강영역은 특유의 해부학적 특징에서 한방의학적 치료를 할 때는 다음과 같이 몇 가지 고려하여야 할 경우가 많다. 즉, 치아와 골이라는 경조직과 치육 또는 점막 등의 연조직이 존재함으로 생활습관이나 식습관 등의 영향을 받는다. 이뿐만 아니라 저작운동이나 턱관절 움직임에 관련한 근육들의 혈행 상태, 그리고 조직액이나 체액 등의 水滯도 고려할 필요가 있다는 것이다.

구체적으로 치과구강영역은 식사나 언어라는 기능은 물론이고, 안면이나 구강 주위의 근육 움직임에도 주목하여야 한다. 그리고 구강점막이나 타액 등의 구강환경은 노화와 동반되어 여러 변화를 일으킨다고 알려져 있다. 이 때문에 근육에 관련한 증상이나 신경증상, 타액분비에 관련된 증상들이 잘 일어나게 된다. 이 모두 압력항진이 문제로 되는 예가 많다. 다음 표는 고령자에게 자주 일어나는 구강증상과 주된 원인을 다음의 표에 나타낸다〈표 20〉.

〈표 20〉 고령자의 구강증상과 주요 원인

구강증상	주요 원인
1. 미각장애	구강건조, 혀 점막의 위축, 혀의 혈행장애, 틀니장착
2. 저작장애	치주염, 흔들리는 치아, 구강건조
3. 연하장애	구강건조, 혀나 인두부의 기능장애
4. 구내 불쾌감	구강건조, 심인성스트레스, 취약해진 점막
5. 상처가 난다	얇게 된 점막 점막의 혈행장애, 구강건조, 날카로워진 치아나 틀니
6. 언어장애	구강건조, 타액점성증가, 입으로 식사를 하지 않는다
7. 구강건조감	구강건조, 약제부작용
8. 구취	구강 내 세균군 변화, 전신변화에 따른 설태변화, 구강청소미비
9. 통증	구강건조, 취약해진 점막
10. 턱관절	입으로 먹지 못한다. 구강건조로 인한 기능장애
11. 근육	입으로 먹지 못한다. 기능장애, 혈행장애
12. 색이나 형태	전신건강상태, 혈행장애, 설태변화, 혈류량감소
13. 흔들리는 치아	치아 동요, 치주염진행
14. 입이 더러워진다	구강청소도저하, 구강건조, 구강기능저하
15. 기타	전신기능저하로 숨이 차거나 기능장애가 일어난다

이 중 특히 타액분비에 관해서는 고령자의 약 30%정도 입이 마르다는 자각증상을 가진다고 하며, 가벼운 구강건조까지 넣으면 고령자의 약 60%가 구강건조를 자각하고 있다. 대체로 이들 구강건조증은 약제의 장기간 복용으로 인한 부작용으로 생기는 경우가 많다. 이와 같은 증례에서는 대부분 결과적으로 말초의 저항력이나 생체반응도 떨어져 있게 되고, 동시에 혀 소견에서도 냉증과 관련된 증상이 나타나기 쉽다.

이들 환자에게 나타나는 구강점막변화로서는 점막의 염증이나 통증도 잘 나타난다. 여기에 의치 불안정 등이 있으면 틀니성 궤양이나 통증도 증가하기 쉽다. 특히 전체 틀니는 점막에 의한 지지와 타액에 의한 유지도 중요한데, 타액분비가 저하됨으로써 의치가 맞아지지 않고, 대부분 벗겨지기 쉽게 된다.

혀 점막은 전신 상태에 대한 영향이 잘 나타나기 때문에 설진이라는 혀 진단방법이 예전부터 관찰대상으로 되어 왔다. 혀 유두가 위축된 平滑舌은 점막 재생력저하를 나타내고 있기 때문에 대부분 구강점막 전체도 약해져 있다. 이와 같은 환자에서는 틀니에 의한 상처도 나기 쉽다.

薄白舌이나 설첨부에 어혈반점이 나타나는 증례에서는 대부분 냉증과 관련되어 있다. 냉증이 있는 환자에서는 임상적으로 설통증이나 삼차신경통이 잘 나타난다. 혀의 통증이 말초 혈행불량과 관련되어 있다고 생각되는 증례에서는 혀끝이 울혈되기 쉬워 혈행불량으로 된다. 이에 따라 생체반응도 부족해지면 치아나 틀니 등 미세 표면의 거친 면이 마찰력을 항진시켜 통증을 일으키는 경우도 있다. 삼차신경통에서는 냉증이 근저에 있기 때문에 대부분 통증이 그다지 개선되지 않는다. 그러므로 냉증이 개선되면 증상이 의외로 개선되는 경우가 많다. 그리고 냉증 환자에서는 근육의 혈행도 저하되기 쉽기 때문에 구강 주위근육군의 뭉침 또는 통증 때문에 난치성 구강동통이 많이 일어난다.

한편 구강질환 가운데 우식에 이어 많이 보이는 치주염에서는 냉증이 있으면 생체반응이 약해지는 것이 문제가 된다. 이 때문에 약한 염증반응으로 급성증상이 나타나지 않지만, 만성적으로 진행되는 일이 있기 때문에 주의가 필요하다. 즉, 전형적 염증증상이 없는 상태에서 증상이 존재하기 때문에 놓칠 수 있어 치료에 고심하게 된다.

2 치과구강질환에서의 냉증과 질환별 빈용 처방

한방약은 서양의학적 약제와는 달리 인체의 밸런스를 정상적으로 되돌리는 작업으로 치료하기 때문에 설통증이나 삼차신경통 등의 치과구강영역 질환에서 냉증과 관련되어 있다고 생각하는 경우 냉증을 해소시키려는 시도가 중요하다. 이런 이유로 구강증상이 개선되는 증례가 많다. 그러나 구강증상 발현에는 여러 가지 인자가 관련되어 있기 때문에 한방만의 치료로 개선되지 않는 경우도 많다. 특히 치아를 악물거나, 치아를 가는 경우, 혀의 압박 등이 있는 경우는 이들에 대한 해소도 동시에 이루어져야 한다. 水滯가 있으면 치근막부 압력항진으로 치아가 이동하기 쉽고, 교합상태 변화로 위화감 때문에 치아를 악물게 되는 경우도 많게 된다. 그리고 앞으로 구부려 걷는 자세가 나타날 때는 혀가 앞으로 나오기 쉽고, 혀끝이나 입술 안쪽에 동통이 나타나기 쉽다. 따라서 치과구강영역 증상에서는 여러 관련인자를 해소할 필요가 있기 때문에 증상을 가진 지 오래 된 경우에는 치유까지 꽤 시간이 걸리게 된다.

냉증에 관련하여 水滯증상을 나타내는 환자에게 혀의 水滯상태이기도 한 胖大舌을 나타내는 경우가 많다. 이런 경우에는 혀가 구강용적에 비하여 크기 때문에 구강 내에서 기능하기가 어렵게 된다. 그 결과 혀에 힘이 너무 들어가게 되는 경우도 있다. 그리고 치아에 눌려짐으로써 양측 혀 가장자리에 치흔이 많이 보인다. 이들 환자에게는 어깨나 목 근육의 혈행도 저하되기 쉽다. 이 때문에 어깨나 목 결림이 구강 주위에 동통을 일으키기도 하며, 신경 압박증상을 나타내기도 한다.

3 설통증

설통증 환자 가운데 설질의 색이나 문진에서 냉증과 관련된다고 생각하는 경우에는 냉증을 개선하는 한방처방을 선택한다. 즉, 當歸芍藥散 五積散 桂枝茯苓丸 人蔘湯 桂枝加朮附湯 八味地黃湯 등이 유효하다. 胖大舌이 나타나는 경우에는 水滯에 의한 영향도 고려할 필요가 있으므로 五苓散 當歸芍藥散 등 이수작용이 들어간 제제도 효과적이다.

4 삼차신경통

삼차신경통에 대하여 서양의학적으로는 비타민B군이나 카버매저핀(Carbamazepine; 항경련제)을 투여하는 일이 많다. 이들 대부분의 원인이 신경압박이라는 사실이 밝혀지고 있기 때문에 이수작용이 있는 한방제제 사용이 늘고 있다. 桂枝加朮附湯이나 五苓散 사용으로 극적인 개선을 보인 증례도 많다. 냉증 증상이 심하면 修治附子末 등 附子제제를 가미하면 효과가 증강된다.

5 악관절증

악관절증상이 있는 환자에서는 구강주위 근육들에 혈행장애나 水滯가 일어나는 경우가 많다. 이 때문에 대응하는 방법으로는 利水와 혈행개선이 기본으로 된다. 여기에는 桂枝加朮附湯 五苓散의 이수제 외에, 當歸芍藥散이나 桂枝茯苓丸 加味逍遙散 등 빈혈에 효과가 있는 제제나 驅瘀血劑가 유효하게 된다. 근육동통이나 결림이 있는 경우에는 葛根湯도 유효하다.

6 구강건조증

약제성 구강건조증에서는 白虎加人蔘湯을 제1선택으로 하는 경우가 많다. 그러나 확실하게 증이 판단되면 해당 하는 처방을 사용한다. 구강건조나 타액분비 개선에 효과가 있는 한방약으로서는 白虎加人蔘湯 麥門冬湯 十全大補湯 八味地黃湯 柴胡桂枝乾薑湯 五積散 등이 있다. 냉증이 있는 환자에서는 이것을 고려한 처방이 효과적이다〈표 21〉.

반대설로 치흔이 있는 경우 또는 타액점성이 항진되어 있는 경우는 부종경향이 있다고 생각되기 때문에 五苓散이 효과적이다. 한편 혀가 정상보다 붉어 혈액 농축이나 탈수로 생각되는 경우, 혀 표면이 건조하며 가래가 달라붙어 기침을 하는 경우에는 麥門冬湯 滋陰降火湯 등의 적응이 된다. 빈혈경향으로 점막이 약하고 溝狀舌 등의 경우에는 十全大補湯이 효과적이다.

〈표 21〉 구강건조증의 한방처방

구강건조증에 효과가 있는 한방약 선택 포인트와 주 증상				
약제명	분류	主證	선택 포인트	주증상
白虎加人蔘湯	청열제	실~중	치수염 등 동통에도 유효	구강건조증
滋陰降火湯	자윤제	중~허	피부건조, 끈적한 가래	구강건조증
五苓散	이수제	실~허	설태습윤, 반대설, 치흔	두통 부종
麥門冬湯	자윤제	중~허	가래가 잘 떨어지지 않는다, 건조경향	기침, 기관지천식
十全大補湯	기혈쌍보	중~허	구상설, 쉬 피로	빈혈(설통증)
柴胡桂枝乾薑湯	화해제	중~허	안색불량, 정신증상	신경증
小柴胡湯	화해제	중간정도	구중불쾌, 입이 쓰다	림프선염
八味地黃湯	溫裏補陽	중~허	혀는 濕, 淡白	빈혈, 설통증
當歸芍藥散	이수제	중~허	냉증, 舌薄白苔	빈혈, 갱년기장애
柴朴湯	화해제	중~허	목이 막힌 느낌의 신경증	불안신경증표

7 미각장애

지금까지 '미각장애에는 아연 투여' 라고 알려져 있다. 그러나 현대사회에서 아연부족이 되는 식생활은 매우 한정되어 있어 일반적으로 아연부족이 되는 경우는 매우 적다고 생각된다. 임상적으로는 미뢰를 형성하는 설유두 위축이 영향을 미친다고 생각되는 증례가 많다.

한편, 미각을 지배하는 신경증상이 있는 경우라면 水滯 등의 영향을 고려할 필요가 있다. 용상유두의 미각수용체세포는 안면신경(고삭신경)을 매개로 하고, 혀 뒤 1/3에 분포하는 엽상유두 · 유곽유두의 미각은 설인신경을 매개로 하며, 후두 또는 식도부의 미각은 미주신경을 매개로 하여 연수에 연결된다. 혀 감촉 등 화학수용체를 매개로 하지 않는 미각자극은 삼차신경도 개입한다. 이들 신경증상이 水滯 또는 냉증의 영향으로 심해진다고 생각하면 桂枝加朮附湯 五苓散을 고려하고, 냉증 자체가심하면 附子를 가미한다.

8 구내염

아프타성 구내염 등은 구강점막의 사소한 외상 또는 咬傷으로 발증 한다. 점막 재생력이 저하되어 있기 때문에 2차 감염을 일으켜 통증과 궤양을 만든다. 따라서 한방의학적 대응으로서는 점막재생력 개선, 혈행장애를 일으키는 스트레스 완화, 타액 개선, 울혈 개선, 동통에 대한 방법이 고려된다.

점막재생 개선에는 十全大補湯 當歸芍藥散 등이 사용된다. 스트레스와 관련한 구내염 또는 지도모양 혀에는 半夏瀉心湯이 유효하다. 茵蔯蒿湯 黃連湯 黃連解毒湯 등은 울혈개선이 필요한 구내염에 좋다.

立效散은 점막표면의 동통완화에 유효하며, 잠깐 동안 입에 머문 다음 삼킨다. 타액분비저하나 구강건조와 관련한 구내염은 구강건조에 유효한 한방제제를 사용한다.

점막이 약하고, 평활설, 즉 설유두 위축이 보이면 미각저하를 초래하고, 대부분 보습능력이 떨어져 있으며, 구강건조를 호소하게 된다. 이들 증상에는 빈혈을 개선하는 한방제제가 효과적인데, 十全大補湯 當歸芍藥散 人蔘榮養湯 등이 대표적이다〈그림 60, 61〉. 냉증이 관련되어 있다고 생각되면 우선 냉증을 개선시킨다.

[카키노키 야스아키 선생 증례]

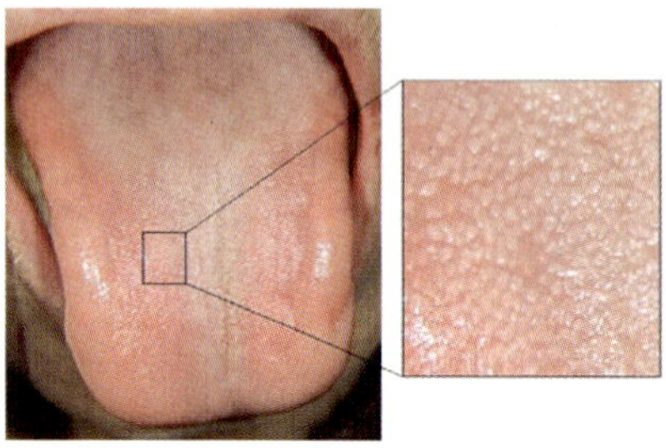

〈그림 60〉 평활설
〈설유두가 위축되어 평평하게 보인다. 설태도 보이지 않아 무태를 나타낸다〉

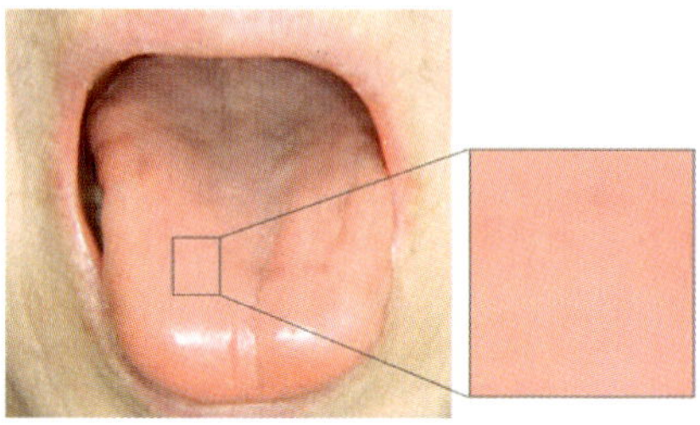

〈그림 61〉 평활설 증례(위의 그림)의 11일 후 소견
〈십전대보탕 7.5g 3분복 투여로 설유두가 개선되어 평활설및 무태가 좋아졌다〉

9 기타 구강질환

치통에 대해서는 음료수 등 물을 많이 마셔 냉증이 생기면 치수강이나 구강조직 내에 압력항진으로 통증이 심하게 되기 쉽다. 이수제와 함께 냉증 해소를 고려하면 효과적이다.

한편, 치주질환은 염증반응이 강한 염증형과 염증반응이 적은 면역저하형으로 나누어진다. 염증형에서는 치육의 염증이나 종창, 동통, 출혈, 배농 등이 뚜렷하게 나타나는 상태이다. 이때 한방제제로서는 葛根湯 黃連解毒湯 排膿散及湯 大柴胡湯 小柴胡湯加桔梗石膏 등이 유효하다.

면역력 저하형 또는 저항력 저하형에는 뚜렷한 치육의 염증소견이 없는데도 불구하고 조금씩 출혈 혹은 배농이 계속된다. 치육퇴축, 치아 흔들림, 치조골의 흡수가 나타나는데 냉증과 관련된 경우가 많다. 이와 같은 증례에서는 補中益氣湯 十全大補湯 十味敗毒散 溫淸飮 등도 사용된다.

● 마무리

난치성으로 알려진 치과구강질환에서는 많은 경우 한방약 처방이 이루어지고 있다. 이 경우 설진에 의한 관찰로서 체질을 개선하는 한방제제가 치료효과를 거두는 일이 많다. 특히 냉증이 심한 증례에서는 修治附子末 등 附子제제 응용이 효과적이다. 그러나 냉증과 관련한 증상이더라도 해부학적 특징에서 胖大舌 등 水滯증상을 나타내는 경우에는 五苓散을 비롯한 利水劑를 응용하는 것이 중요하다.

Chapter 28

만성통증 영역에서 냉증과 한방치료

실제 환자들은 '시리다' '차다' 라는 호소에 이어 '아리다' '아프다' 라는 좀 더 강조된 표현을 하기도 한다. 냉증에서 「통증」은 같은 카테고리에 넣어 생각할 수 있을 정도로 성격이 같다. 여기서는 「통증」이라는 주 증상에 '냉증' 이 기반을 둔 병태에 한방치료 적응을 논한다.

냉증은 동통의 직접적인 원인이 되기도 한다. 그러므로 냉증에 주목하여 특징적인 증후를 놓치지 않고 한방적으로 냉증을 해소시키는 전략을 취해 진통효과로 연결시킬 수도 있다. 통증 영역, 특히 만성통증 치료에서 서양의학만으로는 동통치료에 한계가 있다. 한방치료는 만성통증의 원인 중 하나인 '냉증' 에 대처할 수 있는 강력한 치료수단으로 주목받고 있다.

1 통증클리닉 영역과 냉증

통증 치료, 특히 만성동통 치료에서 냉증에 관한 문제는 피할 수 없는 중요한 문제이다. 냉증자체가 통증의 원인인 것은 말할 것도 없다. 「만성통증」은 통증을 일으키는 부위에 순환장애를 일으키고 조직의 흐름을 정체시켜, 냉증을 조장하는 결과를 초래한다. 이렇게 형성된 냉증은 또 다시 나아가서 통증을 증강시키는 '냉증과 통증의 악순환' 이 형성된다.

만성동통 치료에서 중요한 열쇠 중 하나는 이와 같은 악순환의 고리를 끊는 것이다. 신경블럭 치료는 통증을 즉시적으로 억제시키고 국소순환을 회복시키는 것이 목적 중 하나이다. 그렇지만 환자가 寒證·虛證에 놓여있고, 열 자체의 생산량이 줄어든 경우, 강력한 신경 블락 치료도 기대한 만큼 효과가 없는 경우가 종종 있다.

한방적으로 '냉증' 을 해소한다는 것은 악순환 차단효과를 나타내어 진통효과로 이어지며, 이러한 효과는 때로는 신경 블락 요법을 뛰어 넘는다.

2 통증 영역에서 냉증과 관련된 증후

1 관절통과 '냉증'

어느 관절에서도 수개월 이상 통증이 사라지지 않는 대부분의 증례들은 이미 염증기가 지나고 국소부위는 '냉한' 상태가 되어있다. 이 경우 환자는 따뜻하게 하면 기분이 좋아 목욕하는 동안에는 편안하다고 하는 등 溫補효과를 언급한다. 이 때 적응 방제에 附子末이나 附子劑를 합방하면 효과적이다.

증례 1

원인모를 손가락 통증을 호소하는 55세 여성

《주증상》

오른쪽 다섯 번째 손가락이 아프다.

《병력》

반년 전부터 아프기 시작했다. 정형외과에서 엑스레이 검사를 받았는데 낫지 않을 것이라고 했다. 움직이지 않으면 아프지 않지만, 힘을 쓰지 못하여 집안일이 힘들다. 목욕 중에는 편안하여 움직일 수가 있지만 아침에는 뻣뻣함을 느낀다. 遠位指節間관절은 약간 종창되어 있고 橈側으로 굴곡되어 있다. 류마티스성 관절염은 아니고 非류마티스성 관절염이라는 진단이 가능하다.

《진찰》

보통 키에 보통 살집. 脈은 緩脈, 舌은 瘀血소견이 뚜렷하다. 안색은 생기가 없고 전신적으로 瘀血體質이었다. 腹證에서는 좌측하복부에 저항이 느껴졌다.

《경과》

脈은 陰寒을 나타내지 않지만 목욕으로 증상이 경감한다는 점에서 문제의 관절에는 血·水의 정체에 더하여 '냉증'이 고착되었다고 보고 桂枝茯苓丸加薏苡仁과 桂枝加朮附湯을 병용하였다.

2주 후, 손가락 통증이 거의 해소되어 힘들어했던 집안일을 자유롭게 할 수 있게 되었다. '냉증'이 해소됨으로써 국소에 정체된 血·水에 영향을 미친 좋은 예이다.

[히리다 미치히코 선생 증례]

2 대상포진 통증과 '냉증'

증례 2

대상포진이 발생한 가냘픈 체격의 73세 남성

《주증상》

상지의 심한 통증

《병력》

완신경총 영역에 발증한 중증의 대상포진. 발증 후 1개월 남짓 경과되었지만 통증이 사라지지 않아서 경부 경막외 블럭을 계속 받으면서 거의 누워 지내고 있었다. 음식 섭취량도 저하되어 쇠약 일로에 있었다.

《진찰》

환자는 통증이 완화된다고 하며 따뜻한 수건으로 발증 부분인 상지를 덮고 있었다. 脈은 沈細弱이다

《경과》

대부분 누워 지내는 것은 少陰病으로 보고 麻黃附子細辛湯을 처방하였다. 처방한 다음날, 환자는 스스로 병상에서 일어나 병동을 돌아다녀 간호사들을 놀라게 하였다. 그 후, 빠른 속도로 통증은 해소되어 퇴원하였다.

[히리다 미치히코 선생 증례]

이 증례는 체력이 없는 노인에게 NSAIDs(비스테로이드성 소염진통제), 항불안약, 수면도입제, 지속적인 신경 블락과 서양의학적 치료를 장기간 연속적으로 실시한 결과 체력을 소모시키고 몸을 '냉증' 상태로 만들어 少陰病으로 빠지게 하였다고 할 수 있다. 냉증과 더불어 정착되어 버린 통증은 양약과 신경 블락으로 간단히 해소되기는커녕 오히려 냉증을 조장하고 통증을 더욱 깊이 뿌리내리게 한다.

대상포진 후, 대부분의 신경통은 냉증을 수반하므로 桂枝加朮附湯이나 葛根加朮附湯을 사용하면서 四物湯을 병용하여 효과를 보는 경우가 많다. 하지만, 이 증례처럼 냉증이 극에 달한 경우에는 麻黃附子細辛湯의 효과를 믿어야 한다.

3 중추신경통과 '냉증'

증례 3

10년 전 뇌출혈 후 중추성 통증이 지속되는 53세 남성

《주증상》

오른쪽 팔에 지속되는 극심한 통증

《병력》

10년 전에 좌기저핵부 출혈이 발증하여 오른쪽 편마비의 후유증이 있다. 우반신, 특히 상지에 참기 힘든 통증이 끊임없이 발생한다. 뇌신경외과, 정형외과에서는 일반 진통제를 계속 처방하면서 재활운동을 하는 지시만 있었다.

《경과》

얼음처럼 차가운 상지와 거의 잡히지 않은 맥을 참고로 麻黃附子細辛湯을 처방하였다. 체격은 탄탄한 편이다. 10일 후, 지금까지 아파서 카트조차 끌지 못했던 오른팔을 사용할 수 있게 되고 10년 동안 괴롭히던 고민이 거의 사라졌다.

[히리다 미치히코 선생 증례]

중추신경계가 손상된 후에 발생하는 이른바 '중추통'은 상당히 치료가 힘든 경우가 많지만, 통증에 냉증을 수반하는 경우와 열감을 수반하는 경우가 있다는 사실은 의외로 알려져 있지 않다. 전자는 '냉해지면 오히려 통증이 심해진다' '따뜻하게 하면 통증이 경감한다' '환측 팔다리는 매우 냉하고 맥이 잘 잡히지 않는다' 등의 증후를 목표로 麻黃附子細辛湯, 桂枝加朮附湯과 같은 附子劑를 사용하면 비교적 단기간에 통증이 가라앉는 경우가 있다.

위의 경우는 모두 '통증' 질환으로서 '냉증'에 주목하여 처방하지 않는 한 치료할 수 없었던 한방치료의 우수한 장점이라고 할 수 있다.

4 잠재된 냉증과 동통

동통증례에서 냉증이 잠재되어 있다는 점을 놓치지 않기 위해서는 입욕 등 따뜻하게 함으로써 통증이 어떻게 변화하는가, 또는 환자 자신이 통증이 있는 부위를 따뜻하게 하고 싶은지, 차게 하고 싶은지와 같은 문진을 통해 확인하는 것이 중요하다. 또한 국소 냉감, 脈狀의 특징을(냉증이 있을 때 脈은 沈細弱인 경우가 많다.) 파악하는 것이 중요하다. 이를 강조하기 위해 다음의 두 증례를 소개한다.

증례 4

냉증이 잠재되어 있는 요통

60대 여성으로 C형 간염으로 내과 통원중인데, 요통이 심하게 되었다. 정형외과에서 수술할 정도는 아니라는 진단으로 진통제와 파스 처방을 받았다. 별 효과가 없어 한방외래에 오게 되었다. 증상의 특징은 새벽 기상 시에 통증이 아주 심하고, 앞으로 몸을 수구려 청소기를 잡을 수 없고, 손으로 세수를 할 수 없다. 특히 '차면 통증이 심해지고', 허리를 두드려가면서 일어서야 하는 형국이다. '온찜질 파스 또는 뜨거운 목욕탕'에 들어가면 한결 부드러워진다는 것이다. 전형적인 苓姜朮甘湯 적응증에 해당한다.

[히리다 미치히코 선생 증례]

요통은 연령에 따라 그 정도와 원인이 상이하다. 냉증과 한방이라는 키워드에서는 노화라는 腎虛병태에 동반한 통증이 해당한다. 八未地黃丸 牛車腎氣丸이 기본 처방이다. 간혹 등이나 허리에 얼음을 얹어 놓은 듯 시리다는 경우를 본다. 이 경우에는 苓姜朮甘湯 기본방에 附子를 소량 넣는다.

증례 5

발병당시 냉자극이 잠재되어 있던 만성동통

60대 여성으로 손자와 공원에 놀러갔다가, 갑자기 두통, 요통, 하지통으로 움직일 수 없게 되었다. 이후, 콧물 눈물 침이 나오는 증상이 나타나게 되었다. 진통제는 위장이 약하여 먹을 수 없고, 파스 물리치료 신경블락 등의 치료를 받았다. 이 모두 효과가 없자, 한방외래에 오게 되었다. '어떠한 경우에 가장 아프냐?'고 묻자 새벽 4-6시에 가장 아프다고 한다. 치료처방 진단이 잘 내려지지 않아, 처음으로 되돌아가 첫 증상이 나타나게 된 상황부터 질문을 하게 되었다. 그날 공원에는 무척 추웠다는 인상 깊은 답을 받아내었다. 이 찬 날씨가 갑자기 통증을 유발하고, 콧물 눈물까지 내게 만들었다는 염증병태기전을 가정하게 되었다. 염증을 가라앉게 하기 위하여 柴胡가 들어간 小柴胡湯에 五苓散을 합한 柴苓湯을 투여하게 되었다. 3주 후에는 거의 증상이 사라지게 되는 효과를 보았다. 재진 때 들은 얘기로는 평소에도 담요 7장을 무릎에 덮고 지내며, 목욕탕에 들어 갈 때도 옷을 벗을 때의 寒氣가 싫어 목욕가운을 입을 채 탕에 들어간다는 습관이다. 그 뒤 五苓散을 계속 복용하면서 담요를 한 장 씩 벗기게 되었으며, 나중에는 자러 들어가기 전에 찬물을 먹고 싶어 질 정도로 냉증이 개선되었다. 냉증 중, 水滯 원인의 좋은 증례를 남겨 주었다. 한편 덧붙여 이 환자의 딸은 네프로제로 투석 일보 전까지 갔지만, 五苓散으로 신기능이 정상으로 되었다는 후문을 남겼다. 이 증례는 '모녀는 같다'는 경험을 들려주고 있다. 어머니에게 잘 들었다는 약이 딸에게 잘 듣고, 이와 반대로 딸에게 잘 통하는 약이 엄마에게도 통할 수 있다는 가정이 성립하는 경우도 있다.

[히리다 미치히코 선생 증례]

마무리

통증을 비롯하여 장기간 낫지 않는 다양한 질환에서는 항상 냉증관련인자를 생각해 보는 것이 임상에서 필요하다. 보통 때는 약물의 효과가 잘 나타나나, 만성화된다든지, 오히려 약물반응이 반대로 나타내는 경우는 생체반응이 약하여 질병과 충분히 투쟁할 수 있는 처지가 아니라는 가정이다. 즉, 이 경우 냉증을 우선으로 고려하여야 한다. 서양의학만으로 동통치료에 한계가 있다는 것은 동통치료 전문집단인 동통클리닉학회에서도 인정하고 있는 부분이다. 만성동통 중에서 '냉증'이 중요한 구성요인인 경우는 많고, 한방약이 이 영역에서 필수 치료수단이라고 하여도 과언이 아니다.

Chapter 29

고령자 냉증과 한방치료

고령자 냉증은 노화로 인한 전신적 신체기능저하에 기인하며 모든 장기 기능저하가 잠재적 냉증에 깊이 관여하고 있다. 또한 고령자는 여러 가지 질환을 동시에 앓고 있는 경우가 많아 이러한 면을 가장 유의해야 할 부분이다. 한편 각각의 장기별 질환에 구애받지 않고 전체적 치료를 유도하는 한방약의 다면적 효용은 이러한 고령자의 치료에 크게 도움이 된다.

1 고령자 냉증의 특징

고령자 냉증은 노화로 인한 전신적 신체기능저하에 기인한다. 특정 질환이 없더라도 심폐 · 신기능, 소화 · 대사계가 쇠퇴하여 에너지 생산능 저하, 나아가서는 자율신경기능 · 체온조절 반응저하 등, 모든 장기 기능저하가 잠재적 냉증에 깊이 관여한다. 고령자 냉증과 제질환을 고려할 때에는 배경에 있는 모든 장기능력 저하를 살피고 병태를 확인할 필요가 있다. 이는 청장년기 경우와 구별되는 상이점이다.

단, 실제 나이 chronological age와 생물학적 연령 biological age에는 개인차가 확실히 나타나 고령자를 일률적으로 논할 수는 없다. 최근, 고령자 종합기능평가(comprehensive geriatric assessment: CGA)수법을 이용하여 개별적인 질환 · 치료관리에 도움을 주고자 여러 시도가 이루어지고 있다. 그렇지만, 특히 개개의 병태 · 개체차는 한방학적 척도로 파악하는 편이 훨씬 이해도 쉽고 실천적이다.

2 고령자 냉증의 병태와 빈용 한방처방

냉증을 호소하는 고령자를 한방의학적 입장에서 보면, 陰證 · 虛證 · 寒證으로 분류된다. 氣血水의 관점에서는 氣虛 · 氣滯로 陽氣의 순환이 잘 되지 않고 血虛나 瘀血, 燥證(때로는 水滯)경향이 나타난다.

원래 쉽게 냉해지고, 외부요인인 추위에 노출되어(寒冷曝露) 몸의 균형이 잘 무너지는 상태에 있다고 할 수 있다.

또한 위에서 지적한 모든 장기 기능저하는 동양의학에서 모든 五臟의 기능실조(저하)에 부합하지만, 특히 脾虛, 腎虛로 표출되는 경우가 많다. 고령자의 脾虛, 腎虛와 다른 장부와의 상호관계를 냉증이라는 관점에서 병태를 파악하여 모든 질환에 대응할 필요가 있다. 고령자 陰證 · 虛證의 모든 질환에는 냉증이 직 · 간접으로 병상형성에 관여하는 경우가 많다.

냉증이 직접 요인인 병태는 장부에서는 中寒, 또는 寒疝이며 신경 및 관절 · 근질환에서는 경락의 中寒으로 인식된다. 한편 氣 · 血 · 水의 불균형이 주원인이고 냉증이 간접요인으로 병상을 악화시키는 경우도 드물지 않다. 오히려 고령자에 있어서는 만성질환의 주체가 되기도 한다.

구체적 질환과 빈용 처방에 관하여 다음의 〈표 22〉에 정리한다. 그렇지만, 뒤에 설명하는 것처럼 고령자는 복수질환자인 경우가 많아 본래는 한방 중심으로 관련 질환을 정리하여 대응해야 한다. 따라서 본편에서는 고령자의 냉증 관련 질환을 장부의 中寒과 氣 · 血 · 水에 얽혀 발증 · 악화하는 병태로 파악하고 대표적 한방약을 통해 증을 살펴보고자 한다. 또한 經絡의 中寒에 대한 대응도 다양하다.

〈표 22〉 고령자에게 있어 냉증 관련질환과 빈용약제

고령자에게 있어 냉증 관련질환과 빈용약제 (엑기스제)

질환영역	병명 · 증후	빈용처방
호흡기질환	상기도염 · 기관지염	桂枝湯 麻黃附子細辛湯 眞武湯 麥門冬湯
	COPD(기관지천식, 폐기종)	* 桂薑棗草黃辛附湯 苓甘薑味辛夏仁湯 (*桂薑棗草黃辛附湯은 麻黃附子細辛湯合桂枝湯으로 代用한다)
	폐섬유증	人參養榮湯
순환기질환	고혈압	眞武湯 八味地黃丸
	저혈압	眞武湯 補中益氣湯 半夏白朮天麻湯
	협심증 · 심장신경증	人蔘湯 當歸湯
	심계항진 · 숨참	炙甘草湯 小建中湯 眞武湯
소화기질환	위질환(위염, 위통, 체함 가슴탐, 트림, 식욕부진, 嘔氣)	六君子湯 四君子湯 人蔘湯 安中散 眞武湯
	장질환(설사, 복통, 소화불량 복부팽만, 하복통)	六君子湯 人蔘湯 附子理中湯 啓脾湯 大建中湯 當歸湯 當歸四逆加吳茱萸生薑湯 桂枝加芍藥湯 小建中湯 中建中湯 大建中湯 眞武湯 眞武湯合人蔘湯
	장질환(변비, 복통, 복부팽만)	桂枝加芍藥湯 小建中湯 大建中湯 桂枝加芍藥大黃湯 中建中湯

질환영역	병명 · 증후	빈용처방
소화기질환	痔질환	當歸建中湯 補中益氣湯 芎歸膠艾湯 當歸芍藥散 十全大補湯 紫雲膏
	탈항	補中益氣湯 當歸建中湯
대사 · 내분비	당뇨병(말초신경장애)	八味地黃丸 牛車腎氣丸
혈액질환	빈혈	歸脾湯 當歸芍藥散 十全大補湯
정신신경질환	뇌혈관후유증(반신불수 등)	八味地黃丸 當歸芍藥散 疏經活血湯
	두통 · 두중 · 편두통	半夏白朮天麻湯 吳茱萸湯 五積散 當歸四逆加吳茱萸生薑湯
	불면증 · 신경증 · 억울감	歸脾湯 四君子湯 六君子湯 香蘇散, 桂枝加龍骨牡蠣湯
정형외과질환	관절염 · 관절통(RA 등등)	桂枝加朮附湯 桂枝加苓朮附湯 八味地黃丸
	어깨결림, 신경통	芍藥甘草附子湯 當歸芍藥散加附子 大防風湯
	요통(좌골신경통 등), 하지통	當歸四逆加吳茱萸生薑湯 苓薑朮甘湯 疏經活血湯 五積散 桂薑棗草黃辛附湯 麻黃附子細辛湯合芍藥甘草湯(芍甘麻辛附湯)
비뇨기과질환	빈뇨, 배뇨곤란, 배뇨통, 잔뇨감 (방광염, 전립선비대, 신경인성방광, 과활동방광)	八味地黃丸 牛車腎氣丸 淸心蓮子飮 苓薑朮甘湯(加附子)
	陰痿 · 遺精	八味地黃丸 補中益氣湯 桂枝加龍骨牡蠣湯
이비과질환	鼻炎 · 鼻閉	麻黃附子細辛湯 桂薑棗草黃辛附湯 苓甘薑味辛夏仁湯
	어지러움, 메니에르병	眞武湯 半夏白朮天麻湯 當歸芍藥散 六君子湯
피부질환	피부염(습진, 소양증)	眞武湯 香蘇散 當歸飮子
	동상 · 동창	當歸四逆加吳茱萸生薑湯 當歸芍藥散 紫雲膏
안과질환	뿌연시야, 시력저하, 백내장	八味地黃丸
악성질환	암에 의한 쇠약 · 권태감	補中益氣湯 十全大補湯 人參養榮湯 黃芪健中湯 四君子湯 六君子湯

❶ 장부의 中寒과 대표적 처방 : 人蔘湯 附子理中湯 大建中湯 眞武湯

臟腑 냉증은 溫中散寒藥을 사용하지만, 기본 처방은 甘草乾薑湯이다. 이를 포함하는 엑기스처방에는 人蔘湯 附子理中湯 苓薑朮甘湯 小靑龍湯 苓甘薑味辛夏仁湯 當歸湯 등이 있다. 또한 중요 처방인 茯苓四逆湯은 眞武湯合人蔘湯으로 대용한다.

빈용되는 대표 처방에는 人蔘湯, 附子理中湯을 비롯하여 散中止痛效果가 더 강한 大建中湯, 溫陽利水의 眞武湯을 합하여 4제제를 들 수 있다. 이들 방제에 적합한 증례를 제시한다.

증례 1

人蔘湯, 附子理中湯證 79세 여성

2개월 전부터 위가 무겁고 아프면서 울렁울렁 거리고 식욕이 없다. 좌흉부에 둔통이 계속되고 좌계륵부에까지 통증이 느껴질 때도 있다. 손발이 차고 냉해지면 기침이 심해진다.

이러한 증상을 호소하면서 내원하였다. 脈은 弦小이고 舌은 약간 암적색이며 無苔이다. 복부는 연약하고 心下痞硬, 臍動悸, 少腹不仁이 잡힌다.

고령자의 虛寒證는 人蔘湯의 正證이다. 본 증례는 복약 1주일 후, 여러 증상은 씻은 듯이 사라졌다. 人蔘湯의 소화기증상은 "구토 및 설사(吐利), 두통발열, 몸의 동통, 열이 많아 수분을 취하려고 하는 경우 五苓散으로 다스린다. 냉기가 심해 수분을 필요로 하지 않는 경우는 理中丸으로 다스린다." (『傷寒論』: 「厥陰病霍亂篇」)이다. 흉부증상은 "胸痺, 心中痞氣, 氣結在胸, 胸滿, 脇下逆搶心, 枳實薤白桂枝湯이 이를 다스린다. 人蔘湯 또한 이를 치료한다."(『金匱要略』:「痞痛, 心痛, 短氣病脈證并治第九」)에 기술된 그대로이다. 또한 『類聚方廣義』에 기술된 "心下痞硬, 小便不利, 혹은 갑작스런 통증이 있고 혹은 胸中痞하는 이를 치료한다" 는 人蔘湯의 목표를 단적으로 정리되어 있다.

본 증례는 초가을 무렵부터 이른 봄까지 전신에 냉증이 심해지면 위통, 구토뿐만이 아니라 설사를 자주하고 권태감이 심해진다. 이 시기에는 附子를 가미한 附子理中湯을 투여하면 상태가 좋아진다. 『勿誤藥室方函口訣』에 "中寒, 霍亂, 모든 太陰의 구토 및 설사(吐利) 병에 사용하면 효과가 있다. 厥冷한 경우에는 附子를 가미하는 것이 마땅하다. 朮附와 같이 사용할 때는 附子湯, 眞武湯의 方意로 內濕을 제거하는 효과가 있다. 四逆湯과는 이 方意가 약간 다르다. 四逆湯은 下利淸穀이 제1의 목적이다. 이것은 구토 설사(吐利)를 목적으로 한다" 고 한다. 附子理中湯은 四逆湯과 四逆加人蔘湯의 方意를 내포한다. 下利淸穀이 아니더라도 人蔘湯證으로 심한 냉증과 쇠약경향을 목표로 사용하면 효과적이다.

[이나모토 요시히토 선생 증례 제공]

증례 2

大建中湯證 65세 여성

심한 냉증과 복만 · 변비를 주소로 내원하였다. 항상 배에서부터 등에 걸쳐 냉하므로 몸을 따뜻하게 하여 잠자리에 든다. 변비경향으로 배가 팽만해져 힘들어 했다. 1주일에 2회 정도 화장실에서 비대를 이용해 따뜻한 물로 관장을 하듯이 배변을 한다고 한다. 舌은 약간 암적색으로 살짝 부어 있으며 脈은 浮弦細이다. 복부는 부드럽고 복벽은 얇아 장관운동을 확인할 수 있고 少腹不仁을 수반한다. 냉증이 심해 大建中湯加附子를 투여하였는데, 복용 후에는 냉증이 완화되고 가스나 변이 쉽게 나와 몸 상태가 굉장히 좋아졌다고 한다.

[이나모토 요시히토 선생 증례 제공]

大建中湯은 人蔘湯과 쌍벽을 이루는 溫中散寒의 대표적 치료제이다. 본제는 脾虛에 한냉자극이 가해져 생긴 疝痛, 腹滿(만성위장염, 과민성 장증후군, 장관유착, 기능성 장바이러스, 虛寒證이 있는 요관결석)에 특출한 효과를 낸다. EBM도 많이 구축되어 있는데 높은 평가를 받고 있다.

大建中湯의 證治는 『金匱要略』「腹滿, 寒疝, 宿食病脈證并治」에 있지만, 『勿誤藥室方函口訣』에는 "뱃속의 寒氣로 인한 복통을 치료한다. 이러한 방의는 달리 없다. 혹은 심한 복통이 가슴에 치밀어 구토를 하거나, 가슴 속에 덩어리 같은 것이 뭉쳐있는 경우가 목표이다. 따라서 여러 積痛이 심해서 밑에서 위로 부글부글 밀어 올리는 것 같은 경우에 사용하면 효과가 있다"고 方意가 알기 쉽게 설명되어 있다.

고령자 陰證 · 虛證에서는 설사뿐만이 아니라 변비로 고생하는 분들도 많다. 당연히 太陰溫下劑로 桂枝加芍藥大黃湯이나 厚朴七物湯, 溫脾湯과 같은 大黃에 溫藥을 이용하여 下劑시키는 약방을 떠올리지만 극소량의 大黃으로 복부불쾌감을 유발시키는 경우도 있다. 순수하게 裏를 덥혀주는 大建中湯이나 여기에 小建中湯을 합방한 中建中湯, 또는 香蘇散과 같은 氣劑를 가미하면 오랫동안 고통을 겪어온 복만이나 변통이 개선되는 경우도 꽤 있다.

증례 3

眞武湯證 85세 남성

기초질환은 C형 간경변, 십이지장궤양, 폐섬유증이다. 어느 날 자동차 추돌사고로 전신 타박을 입고 종합병원에 입원하였다. 수개월 입원을 한 후 퇴원하였지만 "밤에 누우면 해소(건성 기침)가 멈추지 않아 잠을 들지 못하고 곧바로 숨이 차온다. 또한 몸이 나른하여 움직임이 둔하다. 위가 답답하여 토할 것 같고 배가 더부룩하며 식욕이 없고 변비증상이 있다. 손발을 중심으로 몸이 아주 차갑다."라고 호소하며 한방을 찾았다.

평소에는 체중이 49㎏인데 내원시에는 54㎏이었다. 체격은 작고 전신 피부에는 윤기가 없고 건조하며 양쪽 하퇴부종이 심했다. 脈은 沈小하고, 舌은 약간 암적색으로 습하다. 복부는 상복부를 중심으로 약간 팽만(緊滿)상태로 복부에코로 위축된 간경변과 대량의 흉복수가 확인되었다.

少陰虛證이다. 비대상성 간경변으로 인한 흉복수, 기침, 복만, 전신권태, 냉증과 같은 증상에 전면적으로 대응할 수 있는 약방으로는 가장 먼저 眞武湯을 후보로 내세울 수 있다. 『傷寒論』에 "少陰病에 걸려 2, 3일이 지나도 낫지 않고 4, 5일에 이르러 복통, 小便不利, 四肢沈重疼痛, 설사. 이것으로 水氣가 있다고 본다. 이때, 기침을 하거나 혹은 소변이 잘 나오며 혹은 설사를 하거나 구토를 하는 경우 眞武湯으로 다스린다."고 한다. 복통, 小便不利, 四肢沈重, 기침, 구토 등은, 본 증례에 나타나는 대부분의 증상과 일치한다.

眞武湯(附子 1.5g)을 투여하자 불과 2주 후에 체중은 원래 상태로 돌아왔다. 흉복부를 압박하고 있던 대량의 흉복수도 전신 부종도 완전히 소실되었다. 심하결림, 복부팽만도 사라져 환자가 기뻐하며 개선된 증상에 관하여 설명하였다.

[이나모토 요시히토 선생 증례 제공]

이렇게 짧은 기간에 흉복수가 소실되고 체중이 5㎏이나 준 것은 서양의학적 관점에서 보면 경이적이다. 하물며 단시간의 利水효과는 반대로 혈관내 탈수를 초래하고 때로는 고령자에게 뇌혈관장애나, 신기능장애를 일으키기 때문에 금기사항이라고 여겨져 왔다. 그런데 본 증례에서는 혈관내 탈수를 비롯하여 다른 폐해는 전혀 없고 물의 편재만을 치료하였다. 증이 맞으면 즉효가 나타나는 한방치료의 진수를 보여주었다. 또한 간경변과 흉복수만이 아니라 여러 기초질환에 관련된 다채로운 증후가 개선된 점은 주목할 만하다.

고령자는 모든 장기 기능저하와 더불어 복수질환자인(다장기질환) 경우가 많다. 이는 고령자에게 있어서 가장 유의해서 살펴야 하는 부분이다. 한방약 효용은 이 증치를 바탕으로 파악하고 부합한 증후라면 다장기에 걸쳐 해결될 가능성이 있다.

이번 眞武湯證의 다채로운 병증 개선도 그렇지만 人蔘湯 증에서의 胸痞치유도 마찬가지이다. 한방약의 다면적 효용에는 장기별 질환에 구애받지 않고 전체적인 치유로 유도한다는 점에서 이로운 면이 많다.

❷ 氣血水 · 五臟 실조가 주 원인인 냉증과 대표적 처방 : 六君子湯 十全大補湯

고령자 냉증 관련질환에 관한 치료 지침은 오로지 溫裏散寒藥에만 국한되어 있는 것은 아니다. 고령자 陰證 · 虛證에서 모든 장기 기능저하(脾虛 · 腎虛를 주체로 한 五臟의 기능 저하)는 氣虛 · 氣滯를 나타낸다. 또한 氣의 推動 · 溫煦작용을 저하시켜 점점 냉증을 심화시키고 무기력 · 권태감을 비롯한 모든 증상을 악화시키는 요인이다. 이와 같이 氣血水병리와 五臟에 냉증과 관련지어 병증을 판단해야 할 국면은 아주 많다.

냉증이 氣虛 · 氣滯와 관련이 있을 때 사용하는 기본방제 중 하나가 四君子湯이다. 이것을 포함한 대표적 치료제에는 六君子湯, 十全大補湯, 加味歸脾湯, 啓脾湯 등이 있다. 茯苓을 뺀 補中益氣湯도 포함시켜 이들 방제는 고령자 虛寒에는 모두 빈용된다. 六君子湯과 十全大補湯의 전형적인 증례를 살펴본다.

증례 4

六君子湯證 79세 여성

주소는 전신의 냉증과 극명한 권태 식욕부진 빈뇨이다. "식욕이 없다. 몸이 쉽게 냉해지고 식후에 바로 설사를 한다. 배가 자주 땡땡해지고 구토증도 약간 있고, 복명도 있다. 목에 담이 있어 막히는 경우가 있다." 빈뇨(4~5회)도 약간 있어 잠을 푹 자지 못한다. 근처 병원에서 大建中湯, 桂枝加芍藥湯, 비오페르민(Biofermin-유산균제제)을 처방받았지만 호전되지 않았다.

근처 병원의 소화기과에서 치료를 받고 있었지만 위에서 설명한 증상은 1년이 지나도 개선되지 않아 정신과를 소개받았다. 그곳에서 이미프라민 염산염(Imipramine HCL-삼환계항우울제), 알프라졸람(Alprazolam-항불안제), 프로톤펌프 저해제(Proton Pump Inhibitor-위산분비억제제)를 투여받았다. 그렇지만, "손이 떨리고 점점 상태가 나빠졌다. 식욕이 없고 몸도 힘들어 아무런 의욕도 없다"는 증상을 호소하며 본원을 찾았다.

고개를 숙이고 있어 기운이 없어 보였고 억울 경향이 있고 목소리도 작다. 설은 암적색으로 약간 비대하고 치흔이 있으며 습한 백태가 끼어 있었다. 脈은 浮弦弱數이며 복력은 연약하고 振水音, 心下悸, 少腹不仁이 있다.

[이나모토 요시히토 선생 증례 제공]

이 증례는 陰證 · 虛證, 脾虛 · 氣虛氣滯, 痰飮證, 즉 전형적인 六君子湯證이다. 본제를 투여한 2주 후에는 권태감이 절반 정도 해소되었다. 1개월 후에는 위 상태가 좋아지고 복만 · 설사, 나른함, 전신 냉증도 소실되었다. 외출을 해도 예전과는 완전히 상태가 달랐다고 한다. 빈뇨는 비위를 튼튼하게 한 후에 腎虛를 배려하면서 六君子湯에 八味地黃丸을 겸용하였다. 2개월 후에는 상태가 양호해졌다. 밤에는 빈뇨가 개선되어 편히 쉴 수 있었다. 환자 스스로가 건강해졌다고 느끼면서 목소리도 표정도 밝아졌다. 초진 시에 가장 신경이 쓰였던 억울 증상은 깨끗이 개선되었다.

六君子湯

六君子湯은 일본한방에서는 太陰虛證에 마른형으로 이완성 혹은 무력성체질의 위부불쾌감, 식욕저하, 전신권태를 목표로 일상적으로 빈용되는 처방이다. 본제는 四君子湯과 二陳湯을 합방한 것으로 脾虛에 痰飮이 있는 증이 적응된다.

구체적인 증후로는 식욕부진, 구토증, 음식 맛을 못 느낌, 조금만 먹어도 배가 부름,전신권태감과 같은 脾虛를 주체로 하는 제증상이 나타난다. 소화기질환으로는 만성위염, 특히 기능성 위장증이 많은데 이 중에서도 최근에는 RomeⅢ분류에서 식후수소증후군(PDS)형에 사용되는 경우가 많다. 그 밖에 虛證의 위식도역류증(GERD)과 만성설사증, 수술 후 식사부진이나 경도의 복만감, 기능성 장폐색과 같은 병태나 위십이지장궤양 등의 기질적질환에도 증을 잘 살피면 충분한 효과가 있다.

또한 六君子湯의 출전인 『萬病回春』에는 "모든 痰飮이 변하여 백가지 병이 된다."고 한다. 이처럼 脾虛에 痰飮이 관여된 증상으로 기침을 비롯한 호흡기질환, 어지럼증(현훈), 억울 · 불안증상을 중심으로 한 정신실조에도 임상에서 널리 응용할 수 있는 약방이다.

정신심리적 이상과 냉증의 관계를 한방의학적 관점에서 주목하는 것은 고령자의료에서 아주 중요한 의미를 가진다. 고령자의 제질환에는 각각 정도는 차이가 날지라도 억울, 비애, 불안과 같은 정신심리적증상이 병존하는 경우가 많다. 전신기능저하, 즉 脾虛 · 腎虛나 心血虛, 혹은 肝陰虛와 같은 오장 기능저하가 일본한방에서 말하는 氣虛 · 氣滯 · 水毒(痰飮)을 유발하고 전신권태감 무기력 억울감 냉증을 잠재적으로 형성한다. 따라서 움직이고 싶은 마음이 없이 꼼짝하지 않고 집에만 있으려고 하는 언뜻 우울병이나 인지증인 것처럼 보이는 경우라도 氣血水병리와 오장기능실조에 연관된 냉증과 관련은 없는지 의심해 볼 필요가 있다. 虛寒證에서 고령자의 의욕을 향상시키는 데에는 脾虛와 腎虛를 개선하고 氣血水의 균형을 조절함과 동시에 냉증을 해소하는 것이 중요하다. 六君子湯이 대표적 처방중의 하나이다.

八味地黃丸

한편 八味地黃丸은 고령자 陰證 · 虛證에는 필요불가결한 腎虛(腎陽虛)의 중심적 약방이다. 『勿誤藥室方函口訣』에 "이 처방은 오로지 下焦를 치료한다. 때문에 『金匱要略』에는 少腹不仁, 혹은 小便自利, 혹은 轉胞(尿閉)에 사용한다고 되어있다. 또 虛腫 혹은 虛勞腰痛 등에 사용하면 효과가 있다"고 알기 쉽게 사용목표가 정리되어 있다. 그렇지만 증치에 따라 비뇨기과질환(전립선비대 과활동방광 등의 배뇨장애, 발기장애, 만성신염 네프로제(腎陽虛의 수종), 당뇨병, 하지 탈력감(허리와 무릎이 나른하고 힘이 없다), 고령자 지적감퇴 · 인지증, 백내장 등 폭넓게 사용된다.

고령자 특유의 임상 증후인 인지증, 잘못 삼킴, 넘어짐, 대소변 실금, 억울 등을 노년증후군(geriatric syndrome)이라고 한다. 八味地黃丸이나 六君子湯, 또는 四君子湯이 기본인 歸脾湯은 이러한 병태에 빈용되는 한방치료의 중요한 방제이다.

그런데 고령자 陰證 · 虛證에서는 이환기간이 긴 만성난치 증례도 상당수 있다. 교원병이나 신경근질환, 뇌혈관장애 후유증으로 누워 지내는 상태거나 암 말기상태 등에는 補劑를 이용해 QOL향상에 전념해야 되는 경우가 있다. 이처럼 전신쇠약상태에서는 쉽게 냉해지고 기혈 모두 허해져 보제에서는 氣血雙補 처방이 선택된다. 氣血兩虛에 대한 기본처방은 八珍湯이다. 여기에 桂枝, 黃耆를 가미한 十全大補湯, 十全大補湯에서 川芎을 제외하고 五味子 遠志 陳皮를 가미한 것이 人蔘榮養湯이다. 그럼 만성난치의 교원병에 효과가 있었던 十全大補湯證의 증례를 하나 소개하고자 한다.

증례 5

十全大補湯證 75세 여성

쇼그렌증후군, 폐섬유증으로 대학병원에 통원 치료 중(PSL 5㎎, 기타 복용 중)이다. 이곳에서 몇 년 동안 치료를 받고 있지만 구강건조, 탈모, 쉰 목소리, 동작시 호흡곤란, 건성 기침은 개선되지 않고 있다. 최근에는 몸이 빨리 냉해지고 기력도 저하되었다면서 본원에서 진료를 받게 되었다.

억울 경향이 있고 전신 건조와 피부 위축은 표정을 더욱 어둡게 만들었다. 손발은 차갑고 거칠며 맥은 沈小하다. 설, 인후는 건조하고 口蓋垂도 현저하게 단축되어 있었다. 복력은 전체적으로 연약하고 心下悸와 경도의 少腹硬滿이 있다. 陰虛證, 심한 氣血兩虛, 寒證燥證으로 十全大補湯과 麥門冬湯에 附子를 가미하여 두 처방을 겸용하였다. 복용 반년 후에는 구내건조는 경감하고 목소리는 쉰 상태였지만 건성 기침은 소실되었다. 청진에서는 수포음이 거의 들리지 않았다. 전신 냉증이나 피부 건조, 권태감도 현저하게 개선되었다.

현재 같은 처방을 복용한지 8년이 경과하였는데 1년 전에 자택에서 넘어져 우측 장골골절, 요추골절이 있었다. 근처 정형외과에 입원하여 치료를 받았지만 진통제 때문에 위통이 발생해 중지하였다고 한다. 이때도 냉증과 氣血兩虛에 주목하여 十全大補湯과 桂枝加苓朮附湯을 겸용하였다. 불과 2주 만에 발, 허리의 통증은 경감되었다.

[이나모토 요시히토 선생 증례 제공]

十全大補湯

十全大補湯은 『勿誤藥室方函口訣』에 "남성, 여성, 모든 허증과 부족 증상, 五勞七傷, 모든 질병 후 본래 상태에 이르지 못한 경우에 치료한다"고 되어 있다. 氣血 모두 虛한 상태에 매우 어려운 국면에서 효용이 높다.

단, 극히 쇠약한 상태라면 본제처럼 地黃劑나 眞武湯과 같은 방제를 복용할 수 없는 경우도 있다. 이때는 百百漢陰(도도칸인)이 『漢陰臆乘』에서 기록한 것처럼 六君子湯 등 脾氣를 강화하는 약방을 선택한다.

● 마무리

2010년 일본 고령화율(65세 이상의 인구 비율)은 22.57%로 세계 제1위이다. 2025년에는 30%까지 상승할 것으로 예상된다. 말 그대로 세계 제일의 장수국가인 것은 좋지만 현재 고령기를 유지해주는 의료비는 총의료비의 1/3에 이르고 예전보다 국가부담에 대한 압박이 심하다. 이런 배경에는 복수질환을 앓고 있는 고령자가 여러 진료과에서 진료를 받으며 다제복용을 피할 수 없는 장기별 진료 시스템의 폐해도 지적되고 있다. 우리나라의 고령화율은 2011년을 기준으로 11.3%이나 2050년에는 35.1%까지 상승, 일본에 이어 세계 2위의 고령화 사회가 예상되며 심지어 그 속도는 일본을 앞지르는 수준이다.

고령자의료에는 전인적 · 포괄적 입장에서 진료가 불가피하고 한방의학적 시점은 그 근간을 이룬다. 따라서 이번 주제인 냉증에 주목하여 살피는 것도 중요한 의의가 있다. 陰證 · 虛證의 고령자가 안고 있는 복수질환에 裏寒이라는 개념을 도입시켜 냉증을 해소하여 기혈수를 조절한다. 이것은 생체의 抗病반응을 부활시켜 증상개선뿐만 아니라 심신양면의 기능향상에 크게 도움이 된다. 한방의학을 고령자의료의 중핵에 놓고 생각하면 의료경제효과에도 기여하고, 고령기 QOL에 주목한 성공적인 노후(successful aging)를 영위하는 데에 실효성을 높여줄 것이라고 본다.

Chapter 30

여름의 냉증과 한방치료

한방 병리인자에서 기후요소는 '六氣'라고 하여 바람 · 추위 · 무더위 · 습기 · 건조 · 강렬한 태양열기가 질병을 일으키는 원인으로 본다. 냉증 환자들이 계절적으로 여름이 가장 놓을 것 같지만 그러나 의외로 "에어컨 켜놓은 차를 타고 여행을 갈 수 없 없다." "다른 식구들은 에어컨을 켜자는데 난 견디지 못한다." "한여름인데도 겨울용 이불을 덮어야 한다." "여름에도 덧버선을 신고 산다."라는 호소를 듣게 된다. 다시 말하면 임상현장에는 1년 내내 냉증으로 고생하는 사람이 끊임없이 찾아온다. 특히 여름은 체온보다 높은 외부 기온과 냉방이 너무 잘된 전철이나 회사 등의 옥외와 실내의 심한 온도차, 찬 음료수와 음식물의 지나친 섭취, 더운 여름의 수면부족 등의 외적요인으로 체온 조절을 하고 있는 자율신경의 균형이 깨져 냉증에 걸리는 사람이 늘어나는 것도 어쩌면 당연한 일이다. 수족냉증 클리닉의 월별 초진환자 분포에서도 여름 시즌이 겨울 시즌에 비해 내원하는 환자수가 크게 적지 않다는 것을 알 수 있었다(chapter 7 그림 27 참조).

1 냉증의 외적 요인

최근 케이블 텔레비전의 동물관련 드라마나 다큐먼터리 프로그램을 자주 보는데, 아프리카에서는 동물의 왕 라이언도 여름의 한낮 더위는 견디기 힘들어 낮에는 나무 그늘에서 휴식을 취하고 밤이 되면 포식활동을 한다.

그러면 여름에 인간은 어떻게 살아가는가. 지혜가 있는 우리들 인간은 여름 더위에 두 가지 방법으로 대처해 왔다. 하나는 바깥의 더위를 피해 좀 더 서늘한 환경을 찾아 이동한다. 궁극적으로는 냉방 시설이 갖추어진 곳으로 들어가게 된다. 다른 하나는 무슨 방법이든 몸의 중심부분을 차게 하는 무언가를 섭취하는 것이다. 이 때 균형이 깨지는 것이 여름 냉증의 본태라고 할 수 있다. 경험상 여름에 냉증으로 고통받는 환자들은 대부분 선풍기나 에어컨 바람을 쏘이는 게 힘들다는 호소가 빠지지 않는다. 겨울이야 날이 춥긴 하나 꽁꽁 싸매고 다닐 수라도 있지만, 여름의 의복은 얇고 짧다. 게다가 실외에서 흘린 땀이 시원한 실내에서 증발되면서 체온을 더 낮게 만든다. 순간의 갈증으로 마시게 되는 찬 음료와 시원한 과일들은 또 어떠한지.

2 냉음료 섭취가 두통에 미치는 영향

찬 음료나 빙과류를 먹을 때 순간적으로 머릿속이 '땡' 하는 통증을 누구나 한번쯤은 경험해 보았을 것이다. 'Ice cream headache' 'Brain Freeze' 라고 불리는 이러한 통증은 수 초 내에 사라지는 일시적인 현상이긴 하지만, 냉자극이 두부에 미치는 영향이 만만치 않음을 뒷받침 한다. 최근 하버드대 의대 세라도르 박사의 연구팀은 냉음료를 통해 전달되는 냉자극이 뇌의 자기 방어기제를 가동시켜 뇌가 차가움을 느끼는 순간 따뜻하게 유지하기 위해 혈류를 뇌조직에 공급하려고 혈관을 확장시키며, 급격한 혈관 확장으로 순간적으로 두통이 발생하는 기전을 밝혀 학술대회에 발표하였다(Experimental Biology. 2012). 급속하게 혈류가 증가하면 뇌를 감싸고 있는 두개골이 압력을 느끼게 되어 두통이 나타나게 되며, 다시 혈관이 수축하게 되면 통증은 가라앉는다. 이러한 냉자극이 반복 혹은 지속된다면 뇌혈관운동 조절에 부담으로 작용할 수 있다. 다음의 증례를 살펴보자.

증례 1

왼쪽 측두부 두통을 호소하는 30세 여성

《주증상》

왼쪽 측두부 두통

《병력》

2010년 7월 중순에 창백한 얼굴로 찡그리며 내원하였다. 은행창구에서 근무하는데 직장에서는 언제나 같은 장소에 앉아서 손님과 대응하고 있다고 한다. 7월부터 에어콘이 들어왔다. 그 냉기가 자신의 머리 왼쪽에 직접 닿았지만, 업무상 자리를 옮길 수도 없고 계속해서 참고 있었는데 좌측두부가 욱신욱신 거리면서 아팠다고 한다.

가까운 병원에서 찍은 CT scan은 이상이 없다. 진통제는 효과가 없을 뿐 만 아니라 오히려 소화가 안되고 부종도 나타났기 때문에 바로 복용을 중지하였다. 다른 의사는 편두통이라고 하여 Triptan계 약을 처방받았다. 너무 가격이 비싸서 놀랐지만, 효과도 없어서 한방을 찾았다고 한다.

《진찰》

마른형으로 원래 냉증이고 생리불순이 있다.

脈: 가라앉아 弱하고 齒痕舌이다.

腹證: 腹力도 약하여 太陰病의 虛證이라고 판단되었다.

《경과》

보통 냉증 여성의 聖藥이라고 하는 當歸芍藥散을 생각할 수 있지만, 주소가 寒氣가 닿은 부위에 통증을 느낀다는 점에서 五積散 1회 2.5g을 1일 3회 투여하였다. 1주 후에 내원하였는데 효과는 극적으로 나타나 두 번 복용으로 좌측두부 통증까지 없어졌다고 했다.

[오리베 카즈히로 선생 증례]

이처럼 냉증인 사람이 냉기로 인하여 발생한 통증에 대하여 현대 양약, 예를 들면 해열소염진통제는 별로 효과가 없을 뿐만 아니라 오히려 여러 부작용이 나타날 수 있다. 이 분야는 한방약의 독무대라고 해도 과언이 아니다. 특히 본 증례에 사용한 五積散은 寒冷 때문에 발생한 통증에 대하여 첫 번째 선택약으로 생각해도 될 만한 방제이다. 五積散은 散寒劑로 분류되어 있다. 「溫經」에도 「溫中」에도 모두 작용하므로 결국 '經絡 · 臟腑의 中寒, 寒濕' 에 효용이 있는 방제이다. 응용범위는 대단히 넓기 때문에 한방을 전문으로 다루는 사람들은 반드시 익혀둘 필요가 있는 처방 중 하나이다.

증례 2

속이 더부룩하고 불편함을 호소하는 40세 여성

《주증상》

속이 더부룩하고 답답함, 통증 호소

《병력》

최근 지인이 권해 물을 많이 마시게 되었다. 여름에 더위를 먹어 영양을 취하려고 지난 1주일 동안 감이나 배, 수박을 매일 먹었다. 어제는 팥빙수를 먹었는데 오늘 아침부터 위가 더부룩하면서 답답하고 쿡쿡 쑤신 듯이 아파서 내원하였다.

《진찰》

체력은 약간 虛상태

脈: 沈細

舌: 偏痰 · 齒痕 · 白滑苔

腹證: 腹力은 弱하고 心下痞硬이 있다. 게다가 여기저기 살펴보니 냉기가 느껴졌다.

《경과》
원래 냉증유형으로 위가 약한 사람이 차가운 것을 지나치게 섭취한 결과 일어난 胃寒證으로 보고 이런 경우 제1선택약인 人蔘湯을 1회 2.5g씩 1일 3회, 1주일 투여하였더니 완전히 치유되었다.

[이나모토 요시히토 선생 증례 제공]

최근에는 순환기내과 전문의들이 혈전예방을 목표로 물을 많이 마시도록 권장하고 있다. 이런 영향으로 체질에 상관없이 수분을 많이 취하는 사람이 늘게 되었다. 서양 사람처럼 육식을 위주로 하면서 체력이 있고 한방의학적으로는 陽證 · 熱證에 해당하며 다혈증 경향이면 자동차의 냉각장치인 래디에이터와 같은 역할을 기대하며 수분을 많이 취하는 것이 좋다. 하지만 동양인 특히 고령자에게 비교적 많이 있는 虛證이고 冷證인 사람이라면 맞지 않는 지침이다. 오히려 수분과잉섭취로 水毒으로 될 가능성도 있다.

3 여름철 냉증에 빈용하는 한방처방

여름철 냉증의 한방처방을 원인에 따라 간단하게 다음과 같이 정리해 본다.

- 에어컨 병으로 인한 냉증…五積散, 當歸芍藥散
- 차가운 음료로 인한 위장 장애…人蔘湯(加附子), 六君子湯
- 더위병…補中益氣湯, 淸暑益氣湯

● 마무리

지혜와 기술을 갖춘 현대인은 외부의 더위로부터 몸을 지키려고 여러 피서방법을 생각해 낸다. 외부에서는 좀 더 시원한 장소로 이동하고 마지막으로 집에서는 에어컨이 켜진 실내에서 지내게 된다. 내부에서는 몸의 중심을 차게 할 목적으로 찬 음식을 많이 취하게 된다. 즉 陰暑가 된다. 그 결과 여름인데도 불구하고 냉증으로 인한 병태가 특히 虛證 경향인 사람에게 자주 발생하게 된다. 환자들에게 체질에 맞는 피서법을 취하는 것이 좋다고 조언하면서도, 지금 에어컨이 켜진 방에서 좋아하는 아이스크림을 2개나 먹고 냉커피를 마시는 습관을 버릴 수가 없다. 조금 있다가 中寒에 대비하여 五積散과 人蔘湯을 먹으려 한다. 말하는 것은 쉽지만 행동으로 옮기는 것은 이처럼 어려운 일이다.

Chapter 31

냉증에 의한 급성질환과 한방치료

임상에서 갑자기 발증한 급성질환 중에, 한냉이 원인으로 나타나는 질환이 있다. 이번에는 냉증이라는 증상이 아니라, '冷' 이라는 원인인자로서 나타나는 질환의 한방치료를 살펴보고자 한다. 한냉이 원인으로 나타나는 질환은 다양하지만, 그 중에서 가장 자주 만나는 것은 격렬한 복통을 호소하는 발작성 복부산통이다. 고전에서 寒疝이라고 부르는 질환이다. 격렬한 복통을 호소하는 경우, 응급처치를 요하는 경우도 적지 않다. 특히 陽病位에 있는 증례에서 잘 듣는 진통진경제도 寒證 · 虛證례에서는 듣지 않는 어려운 경우도 있다. 이러한 경우 한방치료에서는 溫裏散寒劑로 대응하여 단시간에 즉효를 거두는 경우도 적지 않다. 어떻게 보면 寒疝치료는 한방치료가 우선하는 영역이라고 생각할 수 있다.

한편, 한냉에 의한 급성질환에서 보다 심각한 병태로서는 吐瀉를 비롯한 다양한 증상을 나타내는 급성열성질환을 들 수 있다. 陰病期(厥陰病)의 열성질환으로서 특징적인 眞寒假熱을 띄는 경우가 많으며, 이런 경우 한방치료의 참묘미를 느낄 수 있다.

1 寒疝과 한방치료

寒疝이라고 하는 질환은 虛寒으로 냉해지기 쉬운 체질이 한기에 노출되어 나타나는 腹部疝痛을 주체로 하는 증후군이라고 정의된다. 이 병태의 처방으로서는 『傷寒論 · 厥陰病篇』 『金匱 要略』의 「腹痛 寒疝宿食病脈證并治 第 10」에 자세히 나와 있다.

구체적으로는 當歸四逆加吳茱萸生薑湯 四逆湯類 大建中湯 附子粳米湯 大黃附子湯 赤丸 大烏頭煎 當歸生薑羊肉湯 烏頭桂枝湯 烏頭湯이 열거되어 있다. 이 가운데 가장 많이 임상에서 사용하는 처방은 當歸四逆加吳茱萸生薑湯이다. 四逆湯類 방의와 흡사한 附子理中湯(人蔘湯 + 附子)을 응용하는 경우도 많다.

❶ 當歸四逆加吳茱萸生薑湯證 : 寒疝

이 처방은 원전인 『傷寒論』 『厥陰病篇』 조문에 다음과 같이 나와 있다. "手足厥寒 脈細欲絕者 當歸四逆湯主之. 若其人內久有寒 宜當歸四逆加吳茱萸生薑湯."

『勿誤藥室方函口訣』에서는 "當歸四逆湯은 厥陰表寒의 厥冷을 치료하는 처방이다. 원래는 桂枝湯의 변방이다. 桂枝湯의 證이 있으면서 血分이 폐색된 자에게 효과가 있다. 또한 當歸四逆加吳茱萸生薑湯은 후세의 疝積을 치료하는 기본방이 된다."라고 해설되어 있다.

그리고 오츠카 케이세츠 선생의 저작집 제5권에 『寒疝증후군A형 提唱』이라는 제목의 논문이 실려 있다. 여기에는 다수의 當歸四逆加吳茱萸生薑湯이 유효하였던 증례를 정리하고, 그 특징을 후세에 알아보기 쉽도록 다시 조명하여 요약하고 있다. 산기(疝氣)증후군A형의 임상특징은 〈chapter 10. 소화기영역의 냉증치료, 73p〉 정리되어 있다. 본 처방의 실제 임상운용은 '手足厥寒 脈細欲絕者 內久有寒' 또는 '桂枝湯證을 가지고 있으면서 血分이 막혀있는 자' 로 되는 虛寒의 寒疝을 대상으로 한다. 오츠카 케이세츠 선생의 〈산기(疝氣)증후군A형〉 7항목을 검토한 다음, 當歸四逆加吳茱萸生薑湯證을 결정하는 것이 현실적이다. 이나모토 선생의 증례를 다음과 같이 제시한다.

증례 1

17세 여자 고등학생

2000년 1월 어느 날 아침, 학교에 가기위해 집을 나서자 갑자기 하복통이 나타났다. 칼로 찌르는 듯한 통증으로 참을 수 없어 현관 앞에서 바로 쓰러져 어머니에게 업혀 내원하였다. 쓰러진 채로 처치실 침대에 누이었다. 평소에도 냉증이 있었다.

- 내원 시 혈압은 102/60 mmHg, 안면창백, 찡그린 얼굴로 脈은 沈細微
- 배꼽 밑에 뚜렷한 압통이 있으며, 복진은 할 수 없을 정도로 힘든 상태였다.

당일 아침에 겨울 찬 공기가 강하게 스며들어 한기에 침범된 疝痛발작, 즉 寒疝으로 추정하였다. 곧바로 當歸四逆加吳茱萸生薑湯을 따뜻하게 하여 복용시키고, 두 명의 환자를 본 다음, 처치실에 들어가 보았다. 얼굴색이 붉은 빛을 띠기 시작하더니, 곧장 하복부통이 소실됨을 확인할 수 있었다.

[이나모토 요시히토 선생 증례 제공]

증례 2

여름에 심해지는 신경성 복통 38세 여성

《주증상》

하복부통

《병력》

3년 전부터 밤에서 아침에 걸쳐 찌르는 듯 한 하복부통이 간헐적으로 반복되어 잠을 잘 수 없었다. 차면 흉늑부나 배부에까지 막대기로 찌르는 듯한 통을 느끼기도 하고, 하복부통과 동시에 메스꺼움 구토까지 일어나는 경우도 있었다. 이 때문에 밤에 몇 번이나 응급실에 가기도 하였으며, 때로는 입원 치료까지 한 적도 있었다. 그러나 소화기내과 부인과에서의 정밀검사에서 기질적인 문제는 없으며, 신경증이라는 설명을 받았다. 이와 같은 증상은 계절에 상관없으며, 단지 한 여름에 자주 나타나는 경향이다.

2003년 11월 7일 오전 3시부터 10분 간격으로 반복되는 쥐어짜는 하복통으로 한 숨도 잘 수 없었다. 동일 오전 8시 30분, 병원 문을 여는 동시에 하복부를 움켜쥐고 진찰에 뛰어 들어 왔다.

《진찰》

- 안색창백, 찡그린 인상이다.
- 脈: 沈細微, 舌은 淡白 薄白苔
- 腹證: 臍上悸와 양측에 少腹硬滿을 발견한다.

《경과》

전형적인 급성기 寒疝으로 생각되어 當歸四逆加吳茱萸生薑湯을 溫服시키면서 쥐어짜는 듯 한 간헐적 동통이라는 점에서 卵巢莖 뒤틀림 등 부인과 질환도 검토해 볼 필요가 있어 복부 초음파를 시행하였다. 수분간 검사를 시행하는 동안, 증상이 사라졌다는 신기한 환자의 목소리에 끄덕하면서 초음파 프로브를 약간 강하게 눌러 보았다. 압통은 완전히 사라졌다.

[이나모토 요시히토 선생 증례 제공]

본 증례는 한 처방만으로 그동안 반복 고생시키던 산통발작이 없어지는 경험을 하였다. 그러나 그 후 경과에서 하복통이 심해질 때는 安中散을 합방하자, 훨씬 더 효과적이라는 것을 확인하였다. 와다 토가쿠의 『蕉窓雜話』에 다음과 같은 지침이 있다. "延胡索은 胸膈에도 小腹에도 나타나는 통증을 완화한다." 이 조문은 실제로 경험해 보면 고개가 저절로 끄덕여지는 혜안임을 알 수 있다. 이런 점을 고려한다면 當歸四逆加吳茱萸湯證에서 하복통이 한층 심한 증례에는 延胡索을 함유하는 散寒劑, 즉 安中散을 합방하는 것이 임상의 묘미이다.

증례 3

자궁암 수술 후 하복부 불편감이 지속되는 70세 여성

《주증상》

하복부 산통

《병력》

평소에 수족이 차서 견디기 힘들었다. 위가 그득하고 하복부가 찌르는 듯이 아프곤 했다. 식욕은 없으며, 불면, 두통, 요통을 호소하였다. 1993년 자궁암 수술을 받았지만, 그 후 재발하여 화학요법, 방사선요법을 반복하여 받아왔다. 그 후에도 치료를 받아 온 부인과에 통원하고 있었지만, 앞서 열거한 증상들이 하루하루 심해지게 되었다. 특히 반복되는 하복부의 산통에 고심하고 있었으며, 2001년 2월 본원에 오게 되었다.

《진찰》

- 수술력: 18세 자궁후굴, 21세 충수염, 24세 좌난소종양, 25세 장폐색, 60세 자궁암, 61세 방사선요법과 수술 후 유착. 이상 질환으로 합계 7회에 걸쳐 수술을 받았다.
- 초진 시 표정은 차디 찬 모습이고, 하복부에는 수술흔적이 여러 곳 보이고 있었으며, 그 부위에 약간만 대더라도 통증 때문에 몸을 움치려 든다.
- 脈: 沈細微
- 舌: 淡紅, 약간 濕潤한 白苔 있음
- 腹證: 뚜렷한 心下痞硬, 심한 少腹硬滿(右)

《경과》

하복부의 찌르는 듯한 통증, 두통, 요통은 Polysurgery를 배경으로 한다고 생각한다. 虛寒의 증에 寒冷에 의한 미세순환장애가 상호관련한 寒疝으로 진단하여 當歸四逆加吳茱萸生薑湯에 附子末 3g을 추가하여 투여하였다. 긴 세월에 걸쳐 괴롭히던 모든 증상이 불과 2주간이라는 짧은 기간에 놀라 울 정도로 현저하게 줄어들게 되었다. 그러나 식욕부진과 위불쾌감, 전신 냉증은 그대로 남아있었다. 이에 대하여 心下痞硬을 참고로 하여 附子理中湯을 겸용함으로써 개선하였다.

[이나모토 요시히토 선생 증례 제공]

이 증례는 급성기 병태로 내원 한 경우는 아니지만, 오츠카 케이세츠 선생이 제창한 〈산기(疝氣)증후군 A형〉에 적합한 전형적인 증례이다. 만성적으로 장기간에 걸친 경과 중에 하복부의 산통발작이 반복적으로 나타났지만, 본 처방을 복용한 뒤 급성기 증상이 사라졌다는 것은 너무나 특별하였기 때문에 일부러 소개한다. 전신 냉증이 심할 때는 乾薑 附子를 넣은 四逆湯의 방의로서 처방하고, 여기에 心下痞硬이 뚜렷하면 人蔘이 들어간 附子理中湯을 합방함으로써 보다 훨씬 효과적인 경우가 많다.

❷ 附子理中湯(人蔘湯 + 附子)證: 寒疝과 구토 설사

寒疝에도 경증에서 심한 것까지 한의학에서 말하는 深淺, 輕重이 있다. 앞에서 언급한 것처럼, 보다 심각한 裏寒.衰弱경향에 있는 경우는 四逆湯 四逆加人蔘湯의 방의를 나타내는 附子理中湯을 합방한다.

본 처방의 방의는 『勿誤藥室方函口訣』에 "虛損久痢 四肢厥冷을 치료한다. 霍亂吐瀉 증후에서 四肢厥冷이 있는 자는 四逆湯을 사용하기 보다는 이 처방으로 신속하게 대응하여야 한다"고 나와 있다. 그러나 久痢나 霍亂吐瀉뿐만 아니라 人蔘湯證으로서 복통을 주체로 하는 寒疝諸症에서 보다 이한 쇠약이 현저하면 이 처방 하나 또는 다른 처방과의 합방을 통하여 특효를 나타내는 경우가 많다. 우선 安中散 大建中湯의 합방이 유효하다. 구체적 증례를 제시한다.

증례 4

구토와 설사를 자주하는 60세 여성

《주증상》

한 밤중에 몸이 싸늘해지면서 구토 7~8회, 물 같은 설사 10회

《병력》

2008년 1월 21일, 모 종합병원 응급실에 상기증상으로 진료하였다. 제토제와 수액을 맞으면서 돔페리돈(Domperidone: 위장관운동촉진제), 레보후록사신(Levofloxacin: 항생제), 락토민(Lactomin-정장제)을 처방받았다. 그러나 한번 복용하자 모두 토해버렸다.

다음 날 아침, "아주 심한 메슥거림과 전신 권태, 한기를 느끼면서 머리도 무겁고 식사를 할 수 없었다" 라는 호소로 본원에 오게 되었다.

《진찰》

- 손은 차고, 心下部中心에 복부 냉감도 뚜렷했다
- 脈: 沈弦弱. 心下痞硬이 있었다.

《경과》

통원 치료 시, 탈수경향이 있더라도 아무 생각 없이 수액을 공급하면 냉증은 더 심해지고, 복통, 메슥거림, 설사가 훨씬 악화되는 경우가 많다. 따라서 이 경우에는 附子理中湯을 따뜻하게 복용하게 하여 증상 경감을 목표로 한다. 본 케이스는 당일 3회 복용으로 다음 날, 심하게 치밀어 오르던 메슥거림, 설사 모두 한꺼번에 없어졌다.

[이나모토 요시히토 선생 증례 제공]

증례 5

심와부 산통을 호소하는 64세 여성

2007년 11월 16일, 아침부터 心窩部에 꽉 밀어닥치는 통증과 메슥거림, 寒氣가 계속되었다. 내원하자 그대로 침대에 쓰러졌다. 야위고 가녀린 체형으로 脈은 沈弦細 했다. 몸은 아주 차가웠으며, 뚜렷한 心下痞硬 소견이다. 본 례는 心下部痛이 중심이기 때문에 곧 바로 附子理中湯과 安中散을 溫服시키면서 쉬게 하였다. 복약 30분 뒤, 스스로 진찰실로 걸어 들어와서 안도의 얼굴을 지었다.

[이나모토 요시히토 선생 증례 제공]

安中散은 『勿誤藥室方函口訣』에 "만성, 급성, 脾疼翻胃(胃痛嘔吐), 脹滿, 腹脇을 찌르는 증상, 그리고 婦人의 血氣刺痛을 치료한다. 이 처방은 세상에서 澼囊(위확장)의 주처방이 된다. 吐水가 심한 자에게 효과가 있다. 통증이 심한 자를 주로 다스린다."고 해설되어 있다. 이 '통증이 심한 자를 주로 다스린다'는 조문이 포인트이다. 이 보다 虛證을 띄는 자의 위염(심와부동통증후군; EPS type의 기능성 소화불량)이나 소화성궤양에 의한 心下部痛, 血氣刺痛을 溫中散寒함으로서 치료로 끌고 간다.

냉하기 쉬운 太陰病體質에서 心下部痛과 心下痞硬이 나타나는 자에게는 人蔘湯이나 理中湯과 安中散을 합방함으로써 만성기, 급성기 불문하고 효과가 있는 경우가 많다.

증례 6

등까지 뚫는 듯한 아주 심한 심하부 통증의 17세 여성

《주증상》

급성적인 심하부 통증

《병력》

2006년 5월 21일, 밤에 심한 心下部痛(메슥거림은 없고, 설사 1회)이 나타났다. 종합병원 응급실을 방문. 진통제 주사를 2회 맞았지만, 효과는 없고, 다음 날 투여된 임시복용약인 butropium(위장운동 조절 및 진경제)을 먹고서 참을 수 있었다. 그러나 17시경부터 몸이 싸늘해지기 시작하면서 통증도 심해지고, 등까지 뚫는 아픔으로 견딜 수 없게 되어 엄마에게 업힌 채로 본원에 오게 되었다.

《진찰》

- 내원 시, 혈압은 104/64mmHg, 체온은 37℃, 맥은 沈細
- 수족은 차디찼지만, 냉증을 호소하지 않았다. 얼굴에는 붉은 기미가 돌았다.

• 호흡은 거칠면서 煩躁상태이고, 통증으로 누울 수가 없었다. 어떻게 해서 와위를 취하여 心下部를 약간만 건드려도 통증을 호소하여 腹診이 불가능하였다. 침대에서 담요를 뒤집어쓴 채 양손을 웅크려 잡고 산통을 이겨내고 있었다.

《경과》

위급한 증으로 병증상은 通脈四逆湯證의 '少陰病 裏寒外熱 手足厥冷 脈微欲絕 身反不惡寒 其人面色赤或腹痛' 조문에 부합한다. 더구나 大建中湯證의 '心胸中大寒痛 嘔不能飮食 腹中寒 不可觸近'을 아울러는 증상이다. 따라서 이 두 처방의 방의를 가지는 附子理中湯과 大建中湯을 합방하여 위에 서술한 자세 그대로에서 온복시켰다.

복약 20분후, 아직 약간 心下部痛이 남아있지만 본인 스스로 조절할 수 있는 단계로 되고, 처치실에서 진료실까지 걸어 나올 수 있을 정도로 회복되었다. 붉은 기운이 감돌 던 표정은 본래 얼굴색인 흰 얼굴로 돌아왔다. 이 처방을 3일 복용하고 나서 모든 증상이 완전히 소실되었다.

[이나모토 요시히토 선생 증례 제공]

급격한 산통발작을 없애기 위해서는 빠르면서 강력한 작용으로 裏寒을 몰아낼 필요가 있다. 이때 附子理中湯과 大建中湯의 합방으로 효과를 보는 경우가 드물지 않다. 급성기에 엑기스제 사용이 가능하면 속효성이 있다는 점에서 일상진료에서 유용성이 높은 처방의 조합으로 생각한다.

2 精氣가 쇠약해진 급성질환: 茯苓四逆湯證

四逆湯류는 虛寒證보다 좀 더 심한 급성질환 또는 만성화 되어 잘 낫지 않는 질환에 활용된다. 그러므로 우리들 한방의학을 하는 사람들은 이 처방에 은혜를 입는 일이 아주 많이 있을 정도로 중요한 처방이다. 四逆湯類 중에서도 가장 화려한 명성을 가진 茯苓四逆湯은 전탕제로 해서 복용시킬 수 있고, 아니면 방의를 살려 엑기스제인 人蔘湯合眞武湯 또는 附子理中湯合眞武湯으로 자주 사용할 수 있다.

茯苓四逆湯의 방의는 『傷寒論』에 "發汗 若下之 病乃不解 煩躁者 茯苓四逆湯主之"라고 되어 있다. 그리고 『勿誤藥室方函口訣』에는 "이 처방은 茯苓을 君藥으로 하면서 煩躁 치료함으로 목적으로 한다. 『本草』에 의하면 茯苓은 주로 煩滿을 치료한다는 조문이 있는데, 이 말이 정말 들어맞는 것 같다. 四逆湯의 證으로서 땀이 나면서 번조가 끊이지 않는 경우에 이 처방이 아니면 고칠 수 없다" 고 되어 있다. 그러나 『類聚方廣義』의 주석에는 "모든 만성질환에서 정기가 쇠약해지고 매슥거리면서 음식을 먹지 못하고, 腹痛 泄瀉 寒하며, 얼굴 사지에 약간 부은 자를 치료한다."고 하여 구체적인 병증을 나열하여 보다 이해하기 쉽도록 하였다. 다음에 증례를 제시한다.

증례 7

27세 여성. 냉증과 번조를 동반한 메슥거림과 구토

《주증상》

급성적인 구토와 오한

《병력》

2007년 10월 28일 밤 22시에 한 살 된 애기를 재우면서 자신도 모르게 잠들었다. 한 밤중인 1시경에 몸이 차갑다는 것을 느껴 잠에서 깨어났다. 한기가 심하게 갑자기 몰아닥쳐 메슥거리기 시작하였으며, 세 번 구토하였다. 설사도 없고 복통도 없지만, 심한 메슥거림이 계속되고 으슬으슬 추워 상쾌하게 되지 않았다. 안면이 창백하게 되고, 번조상태로 남편에게 안겨 내원하였다. 그대로 처치실에 눕게하였다.

《진찰》

- 체온 35.7˚C, 154cm, 46kg
- 舌: 淡白濕
- 脈: 弱小
- 腹證: 腹力은 약하며 心下痞硬이 나타났다.

《경과》

전신 냉증과 쇠약, 메슥거림, 脈狀, 腹診, 그리고 무엇보다 煩躁證에 착안하여 茯苓四逆湯의 방의로 진단하였다. 附子理中湯合眞武湯을 溫服시킨 다음, 증상의 변화를 시간대별로 관찰하였다. 즉, 같은 날 내원한 다음 오전 10시에 附子理中湯合眞武湯을 溫服시켰다. 10시 5분에 오한이 줄어들게 되고(그러나 메슥거림은 아직 남아있다.), 10시 10분에는 오한이 완전히 사라졌다. 울렁울렁 거리던 메슥거림도 줄어들게 되고, 얼굴에 화색이 감돌게 되었다. 10시 25분. 메슥거림과 오한은 사라지고, 몸 자체가 꽤 편하게 되었다. 물론 표정도 훨씬 부드러워졌다. 당일 귀가가 곤란하다고 생각되었던 환자가 단시간에 개선된, 즉효의 한방의학 묘미를 느끼게 되었다.

[이나모토 요시히토 선생 증례 제공]

증례 8

32세 여성. 극도로 허약한 구토와 설사의 급증

본 증례는 소화기영역에서 냉증 부분에 실려 있다. 급성기 질환에서 냉증의 원인에 대한 한방의학 치료를 맛볼 수 있는 증례이다. 〈79쪽〉 참조.

증례 9

69세 여성. 갑자기 전신쇠약을 초래한 급성 신우신염 증례

《주증상》

수 일전부터 지속되는 잔뇨감, 배뇨통, 하복부 불쾌감

《병력》

"2006년 3월 24일 23시경, 아주 심한 오한이 밀어 닥쳐 하반신이 움직일 수 없을 정도로 되면서 의식도 가물 해졌다. 1시간 뒤에 정신을 차리자, 몸이 무거워 견딜 수 없게 되었다. 하반신은 무겁게 되고, 잔뇨감, 배뇨통, 하복부 불쾌감이 계속되면서 소변도 혼탁하게 되었다. 입이 마르나, 지금은 요배부통증과 惡寒은 없다"라는 호소로 다음 날 아침에 본원에서 진료를 받게 되었다.

《진찰》

- 내원 시, 체온은 38.1℃, 양하지를 중심으로 아주 심한 전신의 중압감을 호소했다. 목소리는 작아지고, 하-하-하는 숨넘어가는 양상이다.
- 얼굴은 볼에 희미한 정도의 분홍빛이었다.
- 脈: 沈微細
- 舌: 약간 암적색으로 습함.
- 腹證: 체표의 체열감이 있고, 복력은 약하다. 心下悸와 臍上悸가 뚜렷하다. 右腰背部에 타진 상 통증이 발견된다.

《경과》

염증반응은 CRP: 7.86, WBC: 12400으로 높아서 신우신염에 의한 발열, 탈수증상이라고 진단하였다. 동양의학적으로는 少陰病에서 厥陰病의 걸친 虛證, 煩躁를 동반한 眞寒假熱로 파악하였다. 煎湯劑로 茯苓四逆湯과 경구항생제인 Levofloxacin을 투여하였다. 다음 날, 체온 37.2℃, "탕약을 마시고 나니, 천근만근 하던 두 다리와 몸이 가볍게 되었다. 이와 더불어 기분이 상쾌하게 되었다"고 얼굴에 미소를 지었다. 잔뇨감 등 요로증상도 가볍게 되었지만 식욕은 아직 회복되지 않았다.

4일 후 내원 시, 체온은 36.6℃로 불과 3일 만에 정상적으로 돌아왔으며, 권태감과 요로증상도 거의 소실되었다.

[이나모토 요시히토 선생 증례 제공]

아주 심한 전신쇠약을 동반한 陰證 · 虛證에서의 급성신염은 원래 입원치료를 요하는 경우가 대부분이다. 그리고 항생제와 수액만으로는 장기화 되는 경우도 드물지 않다. 이번 증례에서 隋症(수증)치료의 신속한 치유기전은 특별히 관심을 가져 볼 가치가 있다고 생각한다.

마무리

항간에는 한방약은 속효성이 부족하여 장복하여야 할 필요성만 강조되고 있다. 그러나 실제 임상에서는 반드시 그렇지 않다. 서양의학적으로 대응곤란한 급성질환에서 신속하게 효과를 나타내는 경우가 적지 않다. 다시 말하면 陰證·虛證의 급성복증이나 寒疝으로 진단되는 병태, 전신쇠약을 동반한 그 어느 것이나 모두 어려운 국면이다. 이런 경우 약을 복용하게 한 다음, 분 단위로 즉효를 보게 되는 경우가 있다.

이와 더불어 격렬한 편두통에 吳茱萸湯이나 桂枝人蔘湯, 장폐색이나 요로결석에는 大建中湯, 일어서기가 힘드는 虛證의 고혈압성 뇌증에 眞武湯, 협심증 양상의 흉통에 當歸湯加附子, 넘어지면 그대로 일어서기 힘드는 고령자의 虛證 요통에 甘草附子湯, 설사를 하면서 쇠약해진 심한 천식에 茯苓四逆湯이라는 증례들이다. 이와 같은 예를 통하여 한방의학에서 신속하면서도 크게 효과를 거두는 증례는 열거할 수 없을 정도로 많다.

오츠카 케이세츠 선생 저작집 제5권에 「급성병과 한방」이라는 논문이 있다. 여기에서 "한방을 잘 연구해보면 급성기 치료에 적합한 한방요법이 갖추어져 있다는 것을 알게 된다. 급성병에서도 조금씩 조금씩 한방치료를 사용하다 보면 한방의 진면목은 지금 이상으로 드높여질 것이다. 한방의 급성치료가 널리 확대된다면, 그때 한방의학이 대중 속으로 뿌리를 내리게 될 것이다. 이렇게 되면 한방의학은 새로운 진전이 이루어질 것이다. 우리들은 이와 같은 날이 하루라도 빨리 올 수 있기를 갈망한다."라고 하였다. 급성기 질환에 대한 한방치료의 중요성을 강조하면서 장래에 대한 과제와 포부를 밝히고 있다.

서양의학적으로 치료가 곤란한 급성질환에 대하여 한방치료로 구하는 경우가 드물지 않은데도 불구하고, 아직 인식도가 낮아 대부분 응급상황에서 한방치료를 준비하고 있지 못한 상황이다. 한냉의 원인 질환에 구애받지 말고, 보다 적극적으로 급성기 질환에 한방치료로 대응하기 위한 정리가 필요하다. 이들 유효성을 널리 알릴 필요가 그 어느 때 보다 절실하다. 응급의료의 한 축을 담당할 준비된 한방치료가 갖추어진다면 우리들 격이 높아질 것이다.

P | A | R | T 04

냉증과 생활관리

Chapter 32 몸을 따뜻하게하는 생활습관

앞의 파트에서 냉증이 다양한 영역의 질병으로 나타났을 때 치료법을 정리해 보았다면, 이제는 냉증의 예방 혹은 냉증을 풀어주는데 도움이 될 만한 생활 관리를 간략하게 언급해 보는 것으로 전체를 마무리 하려 한다.

질병이라는 것은 그 사람의 행동이 원인이 되어 일어나는 현상이라고들 한다. 진화하는 과정에서 습득한 기능을 너무 많이 사용하였을 때, 또는 너무 사용하지 않았을 때 일어나는 현상이다. 또한 자율신경계 밸런스 시스템의 한계를 넘어서는 스트레스로부터 일어난다. 깊은 고민, 과로 등에 의한 스트레스가 자율신경계라고 하는 밸런스 시스템의 한계를 넘어 가해졌을 때는 질병이라는 것이 일어난다. 이러한 관점은 앞서 논했던 '냉증의 원인' 과도 상통한다. 특히 현대인의 몸을 차게 하는 생활환경인자들은 대부분 변화된 행동양식에서 비롯되는 것들이다. 전통의학을 하는 사람으로서 세세하게 환자의 양생을 챙기는 것은 기본이나, 그렇다고 해서 인간의 현실을 고려하지 않은 무리한 권고는 무성의한 '잔소리' 가 될지도 모른다. 본 편에서는 비교적 간단하여 실행하는데 큰 무리가 없지만 습관이 되면 냉증의 해소에 도움이 되는 목욕법과 생강홍차를 소개한다.

1 몸을 따뜻하게 하는 생활습관

1 입욕

요즘엔 욕조에 물을 받아놓고 입욕을 즐기는 사람들이 많지 않다. 하지만 냉증을 느끼는 환자들에겐 온탕에서 적어도 10분 정도 몸을 담그는 목욕법을 권유한다. 간단하게 샤워만 하는 것은 위생의 기능밖에 없지만, 입욕을 하게 되면 건강까지 챙길 수 있다. 온열욕이 혈액순환에 좋다는 것은 이미 과학적으로도 증명된 사실이다. 일본 가고시마 의대 정충화 교수팀은 '심장질환 환자를 위한 온열요법' 을 연구개발하였다. 이는 프로그램은 원적외선 사우나를 이용하여 섭씨 60도 정도의 내부 온도의 사우나(일반 사우나 보다 낮은 온도)에서 15분간, 사우나를 하고 나와서 이불을 덥고 약 30분을 보내는 프로그램이다. 정충화 교수에 따르면 이 온열요법은 적당히 따뜻한 온도가 말초 혈관을 늘려 심장의 부담을 줄여 주고, 심박수를 10% 증가시켜주며, 이완기 혈압을 10mmHg가량 감소시킨다고 한다. 이미 심부전과, 말초혈관장애, 만성피로증후군, 만성통증 환자에게 효과를 입증하였으며, 관련 내용들은 'Circulation'을 비롯한 해외 학술지에 발표되어 있다. 강동경희대학교병원은 국내에서는 최초로 심장질환 환자의 치료에 온열요법을 도입하여 시행중이다.

또한 따뜻한 물에 몸을 담그면 아세틸콜린이 분비되어 긴장을 풀 때 나오는 뇌파인 알파파가 나와 심신을 이완시킨다. 이 외에도 면역기능이 촉진되고 혈전을 없애는 '플라즈민' 효소가 혈액내에서 향상된다. 하지만 42도 이상의 너무 뜨거운 탕에서는 이러한 작용들이 오히려 역효과가 난다고 하므로, 41도 이하의 따뜻한 입욕을 권장한다.

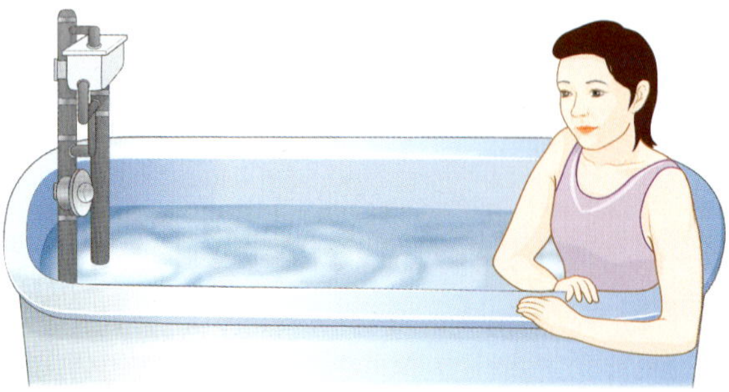

〈그림 62〉 냉증 완화에 도움이 되는 반신욕

또한 목까지 전신을 담그면 숨을 쉬기가 힘들고 답답한 사람은 반신욕을 권유한다. 실제로 입욕 시 몸 전체를 담그게 되면 수압 때문에 가슴둘레가 약 2cm 정도 줄어들고 흉곽에 압박이 가해진다. 자신의 상태에 따라 반신욕과 족욕 등을 활용하는 것이 좋다.

2 약탕

조금 더 부지런하거나 혹은 냉증이 심한 사람들은 약탕을 권해본다. 계절 과일이나 식물을 그대로 혹은 건조시켜 욕조에 띄우는 약탕은 방향성분과 비타민, 미네랄 등이 더운물 속에 녹아 들어가 온열 효과와 더불어 피부를 좋게 하여 미용 효과까지 얻을 수 있다. 또한 방향성분이 많은 귤피, 생강, 쑥, 마늘, 로즈마리 등의 허브제품 등을 이용하게 되면 코 점막을 통해 뇌로 전달되어 약리 작용을 촉진하는 효과가 있다. 일상생활에서 입욕제로 추천되는 것들은 다음과 같다.

- 생강목욕: 생강은 기, 혈, 물의 흐름을 촉진하는 없어서는 안 되는 약재이다. 『傷寒論』에는 생강은 水毒을 제거한다고 기록되어 있다. 몸을 따뜻하게 하는 것은 물론 혈액의 흐름을 촉진하고 내장기능을 활발하게 만드는 효과가 있으며, 목욕물에 넣으면 뛰어난 보온 효과를 발휘한다. 생강을 1개만 갈아서 욕조에 넣게 되면 훌륭한 생강 입욕제가 될 수 있다. 몸이 찬 체질은 상시 즐겨도 좋고, 감기 예

방, 신경통, 요통, 류머티즘, 불면증 등에 보조적인 생활 관리법으로 추천할 수 있겠다.

- 귤 목욕: 진피를 떠올리면 된다. 귤껍질 역시 방향성이 좋아 기분전환이나 스트레스 해소에 효과가 있다. 귤 3~4개 분량의 껍질을 사용하는 것이 좋다.
- 이밖에 마늘 목욕(냉체질, 어깨결림, 어지럼증), 차조기 목욕(육체 피로, 정신 피로, 권태), 레몬 목욕(피부 미용, 스트레스, 불면), 장미 목욕(스트레스, 숙취) 등이 추천된다.

3 생강홍차

식생활 관리 역시 냉증의 개선에 중요하며 일반적인 식생활 관리는 냉증환자에게서도 중요하다. 제철에 나는 야채와 과일, 해산물 등을 계절별로 즐기는 것은 건강을 위하는 것일 뿐 아니라 지루한 일상의 낙일 것이다. 그 외, 냉증 개선을 위한 식습관으로 '생강홍차' 가 있다.

하루 3~4 잔의 커피를 마시는 사람이라면, 한잔 정도는 생강홍차를 마시는 것이 좋다. 일본에서는 매일 아침 생강홍차를 마시는 것이 음성체질의 개선에 도움이 된다하여 많이들 즐긴다. 홍차는 다양한 연령층이 좋아하며, 홍차속의 카페인은 강심 · 이뇨 작용이 있고, 붉은 색소인 테아플라빈은 인플루엔자 바이러스를 죽이는 효과가 있다고 밝혀졌다.

집에서 홍차에 생강을 갈아 흑설탕이나 꿀을 넣어 달게 마시면 되고, 시중에 판매하는 생강홍차(진저 블랙티 종류) 중 기호에 맞는 것을 구입하여 즐기는 것도 현대인에게는 충분하다

이외에도 관절이 시리고 만성적인 통증과 부종에 시달리는 경우에는 생강 습포를 만들어 찜질을 하도록 한다. 생강을 갈아 물에 적당히 섞어 불에 데운 다음에 두꺼운 수건을 뜨거운 생강즙에 젖게 한다. 수건이 식기 전에 꺼내어 비닐에 담고 다시 마른 수건으로 덮어 주머니 모양을 만든 다음 환부에 갖다 대고 찜질은 하면 된다. 만드는 과정에서 화상에 주의하자. 피부가 아플 정도로 해서는 아니 되며, 따뜻한 기운이 전해지면서 느낌이 좋다고 할 정도만 찜질을 해주면 된다.

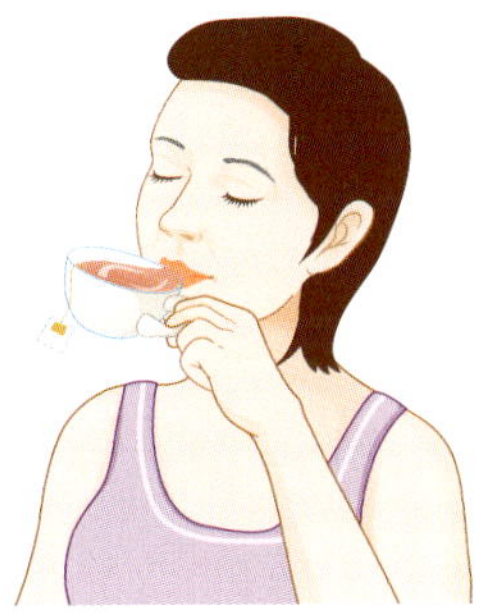
〈그림 63〉 생강홍차 마시기

● 마무리

냉증이 없는 사람들도 긴장하고 마음이 조급하면 손발이 차가워지고 얼굴색이 어두워진다. 냉증의 시작이다. 스트레스가 없는 삶은 없다. 좋아하는 일을 하면서 한번이라도 더 웃고, 긍정적으로 생각하며, 스스로를 아끼고 바지런하게 살다보면 스트레스에서 회복하는 능력이 늘어난다. 몸과 마음이 따뜻하고 가벼워진다.

참고문헌

| 국내 |

대한체열진단학회. Physcial Properties of Infrared Light in Biomedical Application. *대한체열진단학회지*. 2001;1(1).

박호철, 혈관외과 분야에서의 레이노질환의 치료. *2011 대한중풍학회 가을 연수강좌*; 2011 2011.9; 서울. 군자출판사.

아보 도오루 . 알기 쉬운 체온면역학. 서울: 중앙생활사 중앙경제평론사; 2011.

원장원. 알기쉬운 수족냉증의 진단과 관리. 2011년 대한중풍학회 가을 연수강좌; 2011 2011.9; 서울. 군자출판사.

원장원. 손발 찬 증상을 어떻게 진단하고 설명할 것인가? *2009 대한 중풍학회 봄 연수강좌*; 2009 2009.4.26; 서울. 군자출판사.

이시하라 유미 . 면역력 건강음식. 서울: 예림인쇄; 2012.

이시하라 유미. 체온 혁명. 서울: 황금비늘; 2005.

최재호, 김은숙, 황재호, 이진무, 이창훈, 조정훈, et al. 수족냉증 환자의 실태 및 HRV(Heart Rate Variability)를 이용한 자율신경계 기능 평가 연구. *대한한방체열의학회지*. 2006;5(1):1-13.

최환석, 옥선명, 변준희, 정상훈, 박경수, 박정욱, et al. 수족부 감각이상자에서 레이노병의 유병률. *대한가정의학회지*. 2003; 24: 1085-91.

이수림, 이경섭 외. Literature survey on women' s syndromes due to cold. *대한한방부인과학회지*. 1996; 9(1):55-80.

| 국외 |

가와구치 게이코. 산부인과영역의 냉증과 한방치료, *Kampo Square*. 2010; 121.

나카노 코이치. 냉증, *산부인과치료*. 2007; 94(증간): 767-771.

니시노 모토코. 냉증, *한방과 최신치료*. 1993; 2(4): 359-363.

니시다 요시히로. 산과영역의 냉증과 한방치료, *Kampo Square*. 2010; 133.

마쯔오 히로야. 냉증, *한방과 최신치료*. 2003; 12(1); 15-18.
사카구치 순지 외. 「냉증」의 정의 명확화. *關西鍼灸短期大學年報*. 1997; 13: 58-63.
사카구치 순지 외. 하지혈관반응을 이용한 본 젊은 여성의 냉증 평가. *자율신경*, 2011; 48(5): 372-76.
사키야마 타케시. 어린의 냉증과 한방치료. *Kampo Square*. 2012; 161
사토 신이치. 신경내과영역의 냉증과 한방치료. *Kampo Square*. 2011; 135.
시노자키 토시로. 정형외과영역의 냉증과 한방치료. *Kampo Square*. 2010; 129
시로타 후미히코. 고혈압증 · 저혈압증 · 냉증 · 말초순환장애의 침구치료. *현대동양의학*. 1990; 11(2): 452-456.
아키야마 유지 외. 레이노현상에 대한 sarpogrelate hydrochloride와 한방방제(황련해독탕 또는 당귀작약산)의 병용요법에 대하여. *일본동양의학잡지*. 2001; 51(5): 1101-1108.
야마다 노리코, 요시무라 히로유키. 여성의 냉증을 식별하는 지표와 정신약리학으로의 응용, *일본신경정신약리학잡지*. 2009; 29: 171-179.
야마시타 타로. 말초순환장애 - 레이노현상을 중심으로 -. *일본의사잡지*. 1997; 118(6): 645-648.
야마시타 타로. 혈액내과영역에서 냉증과 한방치료. *Kampo Square*. 2012; 163.
야마자키 타이지. 외과영역의 냉증과 한방치료. *Kampo Square*. 2011; 139
오리베 카즈히로. 냉증에 관한 총론과 한방치료. *Kampo Square*. 2010; 115.
오리베 카즈히로. 순환기영역의 냉증과 한방치료. *Kampo Square*. 2010; 125.
오리베 카즈히로. 여름의 냉증과 한방치료. *Kampo Square*. 2010; 123.
오리베 카즈히로. 류마티스 · 교원병의 냉증과 한방치료. *Kampo Square*. 2012; 179.
오오타 히로효. 스코어에 의한 냉증의 평가와 한방 방제. *Phil 한방*. 2006; 14: 15-6.
오타 히로타카. 냉증과 한방약, *산부인과치료*. 2009; 98(1); 47-50.
와타나베 카코. 냉증변비에 당귀사역가오수유생강탕이 유효하였던 증례. *Phil한방*. 2010; 31: 10-11.
요모다 마리. 피부과영역의 냉증과 한방치료. *Kampo Square*. 2010; 131.
우치조노 아키히로. 이비인후과영역의 냉증과 한방치료. *Kampo Square*. 2011; 141
이나모토 요시히토. 고령자의 냉증과 한방치료. *Kampo Square*. 147, 2011
이나모토 요시히토. 냉증에 의한 급성질환과 한방치료 (1). *Kampo Square*. 2011; 151.
이나모토 요시히토. 냉증에 의한 급성질환과 한방치료 (2). *Kampo Square*. 2011; 153.
이나모토 요시히토. 소화기영역의 냉증과 한방치료 (1). *Kampo Square*. 2010; 116.
이나모토 요시히토. 소화기영역의 냉증과 한방치료 (2). *Kampo Square*. 2010; 117.
이시우치 히로토. 남성비뇨기과영역의 냉증과 한방치료. *Kampo Square*. 2011; 143.
이시우치 히로토. 여성비뇨기과영역의 냉증과 한방치료. *Kampo Square*. 2011; 145.
카나우치 히데오. 레이노병과 만성동맥폐색증. 교원병에서 레이노현상의 임상증상과 서모그래피를 이용한 피부온도 비교 - 당귀사역가오수유생강탕의 약효평가 - *공립 토요오카병원 紀要*. 1999; 11: 69-76.

카지이 노부히로. 호흡기영역의 냉증과 한방치료. *Kampo Square*. 2010; 127

카키노키 야스아키. 치과구강영역의 냉증과 한방치료. *Kampo Square*. 2011; 155.

카키사코 신이치. 뇌신경외과영역의 냉증과 한방치료. *Kampo Square*. 2011; 157.

타케타 마코트. 안과영역에서 냉증과 한방치료. *Kampo Square*. 2012; 177.

하사미 나오미. 정신과영역의 냉증과 한방치료. *Kampo Square*. 2011; 137.

후지나미 마쯔요, 아오쯔카 신이치, 오카와 마사코, 키노시타 마키코, 수미야 모리토. 교원병환자의 말초순환장애에 대한 인삼양영탕의 효과 - 서모그래피에 의한 비교 - *Progress in Medicine*. 1997; 17: 670-674.

히라다 미치히코. 통증클리닉영역의 냉증과 한방치료. *Kampo Square*. 2010; 119.

히로야 마츠오. 냉증. *한방최신치료*. 2003; 12(1): 15-8.

岡本昭二, 田邊惠美子. 강피증에서 레이노증상. *일본의사회잡지*. 1988; 100(11): 1-2.

菅沼榮 『어떻게 변증론치할 것인가 - 한방엑기스제제의 중의학적 운용』. 동양학술출판사.

今田屋 章. 말초순환장애. *Internal Medicine*. 1991; 67(4): 640-643.

松田邦夫, 稻木一元. 냉증 · 말초순환장애. *Therapy*. 73(8): 1665-1673

松下 哲, 稻木一元, 시로타 후미히코. 순환기질환 〈고혈압증 · 저혈압증 · 말초순환장애 · 냉증〉치료에 대하여. *현대동양의학*. 1990; 11(2): 458-470.

林純 西田欣廣 犬塚央 岸田友紀. 좌담회 「냉증」을 어떻게 이해할 것인가. *한방과 진료*. 2011; 2: 2(74-84).

田村多繪子. 전신성강피증환자의 수족냉증(레이노현상)에 대한 쯔무라 인삼양영탕의 유용성. *NIKKEI MEDICAL*, 1996; 5(10).

中野賴子. 냉증. *Therapy*. 1995; 77(6): 1843-1847.

Baumhakel M, Bohm M. Recent achievements in the management of Raynaud' s phenomenon. Vascular Health Risk Management. 2010; 6: 207-214.

Block JA, Sequeira W. Raynaud' s phenomenon. *The Lancet*. 2001; 357(9273): 2042-8.

Cutolo M, Pizzorni C, Sulli A. Capillaroscopy. *Best Practice & Research Clinical Rheumatology*. 2005; 19(3): 437-52.

Fujita S, Ikeda Y, Miyata M, Shinsato T, Kubozono T, Kuwahata S, et al. Effect of Waon therapy on oxidative stress in chronic heart failure. *Circulation journal: official journal of the Japanese Circulation Society*. 2011; 75(2): 348-56. Epub 2010/12/22.

Kihara T, Miyata M, Fukudome T, Ikeda Y, Shinsato T, Kubozono T, et al. Waon therapy improves the prognosis of patients with chronic heart failure. *Journal of Cardiology*. 2009; 53(2): 214-8.

Kuwahata S, Miyata M, Fujita S, Kubozono T, Shinsato T, Ikeda Y, et al. Improvement of autonomic nervous activity by Waon therapy in patients with chronic heart failure.

Journal of Cardiology. 2011; 57(1): 100–6.

L.Clement D, T.Shepherd J. Vascular Diseases in the Limbs. St.Louis, Missouri: Mosby; 1993.

LeRoy EC, Medsger TA, Jr. Raynaud's phenomenon: a proposal for classification. *Clinical and experimental rheumatology*. 1992; 10(5): 485–8.

Loebe M, Heidrieh H. The Carpal Tunnel Syndrome – A Disease Underlying Raynaud's Phenomenon? *Angiology*. 1988; 39(10): 891–901.

Mayfield J and Sugarman J. The use of Semmes-Weinstein monofilament and other threshold tests for preventing foot ulceration and amputation in persons with diabetes. *J Fam Pract*. 2000; 49(11): S17–S29

Melillo G, Musso T, Sica A, Taylor LS, Cox GW, Varesio L. A hypoxia-responsive element mediates a novel pathway of activation of the inducible nitric oxide synthase promoter. *The Journal of Experimental Medicine*. 1995; 182(6): 1683–93.

Nielsen SL, Parving HH, Hansen JE. Myxoedema and Raynaud's phenomenon. *Acta endocrinologica*. 1982;101(1): 32–4. Epub 1982/09/01.

Serrador J. cerebral vascular blood flow changes during 'Brain Freeze'. *The journal of the Federation of American Societies for Experimental Biology*. 2012;2b:685.

Shin S, Ku Y, Park MS, Suh JS. Slit-flow ektacytometry: laser diffraction in a slit rheometer. *Clinical cytometry*. 2005; 65(1): 6–13.

Suter LG, Murabito JM, Felson DT, Fraenkel L. The incidence and natural history of Raynaud's phenomenon in the community. *Arthritis & Rheumatism*. 2005; 52(4): 1259–63.

Wigley FM. Raynaud's phenomenon. *NEJM*. 2002; 347: 1001–8

Daig I, Heinemann LA, Kim S, Leungwattanakij S, Badia X, Myon E, et al. e Aging Males' Symptoms (AMS) scale: review of its methodological characteristics. *Health Qual Life Outcomes*. 2003;1:77

Heinemann, L. A. J., T. Zimmermann, A. Vermeulen, C. Thiel, and W. Hummel. A new' aging males' symptoms' rating scale. *The Aging Male 2*, no. 2. 1999; 105–114.

색인

| 일반색인 |

ㄱ

ㄴ

ㄷ

ㄹ

ㅁ

ㅂ

ㅅ

ㅇ

ㅈ

ㅎ

기타